T0222171

Jan Ruckenbiel

Gesundheit, Arbeit und Zusammenhalt

Soziologische Studien

Band 45

Jan Ruckenbiel

Gesundheit, Arbeit und Zusammenhalt

Betriebliche Gesundheitsförderung
durch Arbeitsgestaltung

Centaurus Verlag & Media UG

Zum Autor

Jan Ruckenbiel wurde in Norddeutschland geboren. Geprägt durch intensive Arbeits- erfahrungen im Hamburger Hafen interessierte er sich schon früh für arbeits- medizinische Fragen. Nach dem Studium arbeitete er zuerst in verschiedenen Pro- jekten der Empirischen Sozialforschung und wissenschaftlichen Begleitung, oft an der Nahtstelle von Wirtschaft und Gesellschaft und mit quantifizierenden Metho- den. Er lebt heute im Rheinland und ist als promovierter Sozialwissenschaftler im Betrieblichen Gesundheitsmanagement tätig.

Bibliografische Informationen der Deutschen Nationalbibliothek
Die Deutsche Nationalbibliothek verzeichnet diese Publikation in der
Deutschen Nationalbibliografie; detaillierte bibliografische Daten sind
im Internet über http://dnb.d-nb.de abrufbar.

ISBN 978-3-86226-231-1   ISBN 978-3-86226-986-0 (eBook)
DOI 10.1007/978-3-86226-986-0
ISSN 0937-664X

Gedruckt auf säurefreiem und chlorfrei gebleichtem Papier.

© *CENTAURUS Verlag & Media KG, Freiburg 2013*
www.centaurus-verlag.de

Satz: Vorlage des Autors
Umschlaggestaltung: Jasmin Morgenthaler, Visuelle Kommunikation
Umschlagabbildung: OGOWIN – Stahlgießerei Friedrich-Wilhelms-Hütte Mühlheim. Mit- arbeiter beim Abguss der Formen auf der Formanlage. Bild-ID 642. Copyright BMU/Oberhäuser

Mein Dank gilt allen, die durch ihr Mitwirken und ihr Dasein zum Werden des Werkes beigetragen haben.

Möge es als Baustein für den weiteren Ausbau gesunden Arbeitens dienen.

Inhaltsverzeichnis

I.   EINLEITUNG   1

II. MENSCH UND GESUNDHEIT   9

1. Zum Begriff der Gesundheit   9

2. Salutogenese   11
   2.1 Generalisierte Widerstandsressourcen und soziales Kapital   13
   2.2 Der Kohärenzsinn: Verstehbarkeit, Handhabbarkeit, Sinnhaftigkeit   20
   2.3 Stressorbewertung   26
   2.4 Ergänzende Stresskonzepte   31
   2.5. Zur Gesundheitswirksamkeit von Vertrauen, sozialer Unterstützung und
       Gruppenkohäsion   38
   2.6 Resilienz und Fehlerfreundlichkeit   52
   2.7 Arbeitsethik und Arbeitssucht   54

3. Das Anforderungs-Kontroll-Modell   63

4. Das Modell beruflicher Gratifikationskrisen   65

5. Empirische Evidenz und Anmerkungen zu den Modellen   68

III. FORSCHUNGSSTAND UND METHODIK DER EMPIRISCHEN
     UNTERSUCHUNG   77

1. Handlungsspielraum und Gruppenkohäsion als Moderatoren der
Arbeitsüberlastung   77

2. Das Untersuchungsmodell: Demand-Control-Cohesion   79

3. Datenerhebung, Konstruktion der Maße und statistisches Vorgehen   85

4. Hypothesen   92

IV. HANDLUNGSSPIELRAUM UND GRUPPENKOHÄSION ALS
MODERATOREN DER ARBEITSÜBERLASTUNG   93

1. Ergebnisse   93

2. Diskussion   103

3. Zusammenfassung   121

V. ORGANISATION, UMWELT UND GESUNDHEIT
ARBEITSBEZOGENE WECHSELWIRKUNGEN ZWISCHEN
MENSCH,WIRTSCHAFT UND GESELLSCHAFT   123

1. Organisation   124
  1.1 Zur Koordination intraorganisationalen Handelns: Rollen,
      Arbeitsanforderungen und Zielvereinbarungen   127
  1.2 Kommunikation: Individualisierungstendenzen der Arbeitsbelastung   135
  1.3 Handlungsspielräume: Gesundheitsbrunnen und Unsicherheitsquelle   138
  1.4 Zur Soziogenese von Emotionen, Stress und Burnout am Arbeitsplatz 140

2. Betriebliches Gesundheitsmanagement   146

3. Gesellschaft, Arbeit, Individualisierung und Kohäsion   151
  3.1 Die Gesellschaft als Bühne gesunden Lebens   151
  3.2 Die neue Unsicherheit der Arbeit und der Arbeitenden 154
  3.3 Ungenügenheitserleben und generalisierte Lebensunsicherheit. Risiken
      von Globalisierung und Beschleunigung   156
  3.4 Gesundheit als kollektive Herausforderung   159

4. Die gesunde Organisation – zwischen Mensch und Umwelt   159
  4.1 Reboundeffekte zwischen Organisation und Umwelt   159
  4.2 Ziele und Zielkonflikte: Profit, Legitimität und Gesundheit   160
  4.3 Die reziproke Organisation: Sinn erschließen, Verstehbarkeit fördern,
      Handhabbarkeit sichern   162

VI. ZUSAMMENFASSUNG   164

VII. AUSBLICK   171

VIII. LITERATURVERZEICHNIS   175

IX. VORABVERÖFFENTLICHUNGEN   212

X. ANHANG   213

XI. ABKÜRZUNGSVERZEICHNIS   220

Verzeichnis der Abbildungen, Graphiken und Tabellen

Abbildungen

Abb. 2.1: Klassifikation von Stressbewältigungsstrategien   48

Abb. 2.2: Arten der Stressbewältigung   48

Abb. 2.3: Einwirkungen Dritter auf Stresswahrnehmung und   49
Stressentstehung

Abb. 3.1: Darstellung der Moderatorbeziehung in Modellen   88

Abb. 3.2: Der Einfluss von Arbeitsüberlastung, Entscheidungsspielraum
und Gruppenkohäsion auf die Gesundheit   89

Abb. 5.1: Modell der organisationalen Bewältigung   147

Abb.10.1: Gesundheitspotentiale und Gesundheitsressourcen bei der
Stressbewältigung   215

Abb.10.2: Einwirkungen Dritter auf Stresswahrnehmung und   218
Stressentstehung (ausführlichere Darstellung)

Graphiken

Graphik 1: Arbeitsüberlastung   95

Graphik 2: Gruppenkohäsion   96

Graphik 3: Entscheidungs- und Kontrollspielraum   97

Graphik 4: Zerssens Beschwerdenliste   219

Tabellen

Tabelle 1: Kennwerte der eingesetzten Items und Skalen   95

Tabellen 2a bis Tabelle 5: Lineare Regressionen auf Zerssens Symptome

Tabelle 2a: Handlungsspielraum, Arbeitsüberlastung und Gesundheit   97

Tabelle 2b: Gruppenkohäsion, Arbeitsüberlastung und Gesundheit   98

Tabelle 2c: Handlungsspielraum, Gruppenkohäsion, Arbeitsüberlastung
und Gesundheit   98

Tabelle 2d: Kollinearitätsdiagnose 99

Tabelle 3a: Handlungsspielraum als Moderator 100

Tabelle 3b: Gruppenkohäsion als Moderator 100

Tabelle 4: Gruppenkohäsion & Handlungsspielraum als Moderatoren 101

Tabelle 5: Handlungsspielraum, Gruppenkohäsion & Arbeitsüberlastung 102

I. Einleitung

Gesundheit ist ein Balanceakt. Ständig ist sie neu auszutarieren.[1] Die vorliegende Studie untersucht Zusammenhänge von Gesundheit, Arbeit und Zusammenhalt, und fragt nach organisationalen und sozialen Faktoren, die zum Gelingen dieses fortwährenden Balancierens beitragen.

Der Mensch besteht aus Körper, Geist und Psyche und ist im Kern ein soziales Wesen. Er lebt zumeist mit anderen. Er begegnet sich im Gegenüber. Er schafft und bewältigt Welt als Individuum, Gruppe, Organisation, Gesellschaft oder Staat. Als autonomes Wesen hat er ein Bedürfnis nach Handhabbarkeit, nach eigenen Handlungs- und Entscheidungsspielräumen. Zugleich sucht er Verstehbarkeit und Sinn. Diese werden wiederum mit zur Voraussetzung für Motivation und Zielsetzung, um den anhaltenden Sturm der äußeren Reize zu filtern und einzuordnen. Gesundheit wird dabei zum Produkt gespeicherter Erfahrungen und Verletzungen, aktueller Bewältigungsvorgänge und Zukunftserwartungen.

Generelle Bedeutung

Psychosoziale Anforderungen, die nicht ohne Anspannung zu bewältigen sind, finden sich in allen Lebensbereichen. Es kann sich um einschneidende Lebensereignisse, chronische Stressoren oder alltägliche Widrigkeiten handeln. Die Stressverarbeitung wird mitbestimmt durch die Resistenz der Persönlichkeit, ihre individuellen Bewältigungsfähigkeiten und ihre soziale Unterstützung.[2]

Soziale Beziehungen haben Auswirkungen nicht nur auf die psychische Verfassung, sondern auch auf die physische Gesundheit. Denn soziale Beziehungen beeinflussen die Wahrnehmung der Welt. Sie beeinflussen Emotionen, Kognitionen und das Verhalten von Beschäftigten, so dass die individuelle Bewältigung belastender Arbeitssituationen von gesellschaftlichen und zwischenmenschlichen Bedingungen und Abläufen vermutlich entscheidend mitbestimmt wird.

---

[1] Antonovsky, Aaron (1997): Salutogenese: Zur Entmystifizierung der Gesundheit. Tübingen (Dt. erweiterte Ausgabe von Alexa Franke) Original (1987): Unraveling the Mystery of Health – How People Manage Stress and Stay Well. San Francisco.

[2] Marmot, Michael (2000): Multilevel Approaches to Understanding Social Determinants. In: Berkman, Lisa F.; Kawachi, Ichiro (Hg.): Social Epidemiology. Oxford, S. 349-367.

In der Arbeitswelt ist ein abnehmender Anteil körperlich schwerer Arbeiten und zugleich die Zunahme psychischer und psychosomatischer Krankheiten zu beobachten. Dennoch stellen körperliche Erkrankungen immer noch den größten Anteil an den Ursachen für Arbeitsunfähigkeitstage.[3] Zugleich unterliegen die äußeren Arbeitsbedingungen und organisatorischen Arbeitsformen seit den 1990'er Jahren einem weitreichenden Wandel.[4] Dieser Wandel wird sowohl von der Einführung neuer Techniken und Kommunikationsformen wie auch expandierenden weltweiten Konkurrenzverhältnissen angetrieben. Den wirtschaftlich-technologischen Wandel kennzeichnende Stichworte sind Virtualisierung, Beschleunigung, Arbeitsverdichtung, Entgrenzung von Arbeit und Freizeit sowie Globalisierung.

Die neuen Arbeitsformen und betrieblichen Rollenerwartungen wirken sich auf die Art des Zusammenarbeitens aus.[5] Neue – oder neu entdeckte – Krankheitsbilder, wie z. B. ‚Burnout‘, werden nicht nur allgemein bekannt, sondern durchlebt.[6]

Die größere Lebenserwartung läßt die Zeitspanne im Rentenalter wachsen, steigert das Interesse an Fragen guter gesundheitlicher Lebensqualität, richtiger Lebensführung und letztendlich auch an gesunden Arbeitsbedingungen. Zudem gibt es bei den Krankenversicherungen und in den Betrieben – u. a. aus Gründen der Fehlzeitenreduzierung, der Produktivität, Qualität und Planungssicherheit – eine zunehmende Aufgeschlossenheit für Fragen der Betrieblichen Gesundheitsförderung.

Mit der Ottawa Charta von 1986, der Verankerung der Betrieblichen Gesundheitsförderung als gesetzlichen Präventionsauftrag in §20 SGB V im Jahre 1989 sowie der 1996 in §5 des Arbeitsschutzgesetzes eingeführten Pflicht zur Gefährdungsbeurteilung wurden gesetzliche Krankenkassen, betrieblicher Arbeitsschutz, Berufsgenossenschaften und staatlicher Arbeitsschutz zu Akteuren der Gesundheitsförderung. Dennoch ist die Betriebliche Gesundheitsförderung in Deutschland bisher weder flächen- noch branchendeckend.[7] Auch wenn in großen Industrieunternehmen betriebliche Gesundheitsförderung, in der einen oder anderen Form, durchaus

---

[3] Badura, B.; Schröder, H.; Klose, J. (Hg.) (2010): Fehlzeiten-Report 2009: Schwerpunktthema Arbeit und Psyche: Belastungen reduzieren – Wohlbefinden fördern. Berlin.

[4] Badura, Bernhard; Pfaff, Holger (1989): Stress ein Modernisierungsrisiko? Kölner Zeitschrift für Soziologie und Sozialpsychologie, Jg. 41, S.644-668.

[5] Hochschild, Arlie Russell (2006): Das gekaufte Herz. Die Kommerzialisierung der Gefühle. Frankfurt a.M., New York .

[6] Burisch, Matthias (2006): Das Burnout Syndrom. Heidelberg.

[7] Hollederer, A. (2007): Betriebliche Gesundheitsförderung in Deutschland – Ergebnisse des IAB-Betriebspanels 2002 und 2004. Gesundheitswesen 69(2), S.63-76.

verbreitet ist. Hierbei scheinen verhaltensorientierte Ansätze vor zu herrschen und ist die theoretische Fundierung wie auch die Prozeß- und Ergebnisevaluation der Maßnahmen ausbaufähig.

Aktueller Bezug

Dabei stellen körperliche Beschwerden des Muskel-Skelettapparates die wichtigste Krankheit bei Fehlzeiten in Deutschland wie auch in anderen Industriestaaten dar. Zugleich wächst der Anteil an psychisch Erkrankten anhaltend ebenso wie das Phänomen des Präsentismus.[8]

Mehr als ein Fünftel aller Erwerbstätigen ging im Jahre 2008 aus gesundheitlichen Gründen frühzeitig in den Ruhestand. Ihr Eintrittsalter lag mit durchschnittlich 55 Jahren rund 8 ½ Jahre niedriger als bei denjenigen, die in den regulären Altersruhestand gingen.[9]

„Betrachtet man alle Personen, die sich 2009 im Ruhestand befanden, so war gerade die Hälfte davon (50,0%) regulär wegen ihres Alters in den Ruhestand gegangen. Neben den 27,8% der Ruheständler, die aus gesundheitlichen Gründen ihre Erwerbstätigkeit aufgegeben hatten, hatten weitere 22,2% Vorruhestandsregelungen genutzt oder waren aus der Arbeitslosigkeit in den Ruhestand gegangen."[10]

Zudem werden aufgrund des demographischen Wandels längere Lebensarbeitszeiten diskutiert, und dies hat inzwischen in Deutschland, aber auch in anderen europäischen Staaten, u. a. zu der gesetzlichen Festschreibung eines erhöhten Renteneintrittsalters geführt. Somit gewinnen Fragen des Erhalts der individuellen Leistungsfähigkeit und der gesundheitsgerechten Gestaltung von Aufgaben und Organisationsformen an Bedeutung.

---

[8] Kocyba, Hermann; Voswinkel, Stephan (2008): Krankheitsverleugnung – Das Janusgesicht sinkender Fehlzeiten, GESIS: Industrie- und Betriebssoziologie (2008) S.11-S.23. (Original WSI Mitteilungen 60, 3/2007 S.131-137.)

[9] Statistisches Bundesamt (DESTATIS) (2010): Pressemitteilung Nr.333 vom 21.09.2010. http://www.destatis.de/jetspeed/portal/cms/Sites/destatis/Internet/DE/Presse/pm/2010/09/PD10__33 3__132,templateId=renderPrint.psml (21.09.2010).

[10] Statistisches Bundesamt (DESTATIS) (2010): Pressemitteilung Nr.333 vom 21.09.2010.

3

Forschungslage

Neben klassischen Themen des Arbeitsschutzes und Gratifikationsaspekten wird seit drei Jahrzehnten der Einfluss von Entscheidungsspielräumen und der sozialen Beziehungen[11] auf die Gesundheit und das Krankheitsgeschehen am Arbeitsplatz diskutiert. Im Jahre 1979 wurde das *Demand-Control Modell* veröffentlicht. Es beschreibt den Zusammenhang von Arbeitsanforderungen und Handlungsspielräumen mit der Gesundheit.[12] Später wurde es um den Einfluß der sozialen Unterstützung erweitert (**Demand-Control-Support Modell**).[13]

Seitdem gab es vielfach einen erheblichen Wandel in den Arbeitsbedingungen. Das ‚Null-Puffer-Prinzip' der lean production führte zur Arbeitsverdichtung. Die Folgen einer straffen Arbeitstaktung sind reduzierte Kommunikations- und Erholungsgelegenheiten und geringe Freiheitsgrade.

In den internationalen Reviews zur psychsozialen Gesundheit ist es aber gängige Praxis, die Befunde zum DCS Modell, wie auch anderer Modelle, durch das Summieren von positiven und negativen Studien zusammenzufassen und zu bewerten – unabhängig von Zeit und Ort.

Die Forschungslage in Deutschland ist, trotz einzelner größerer Studien[14], vergleichsweise dünn und zeichnet sich durch eine relative Vernachlässigung – verglichen z. B. mit den Anstrengungen in skandinavischen Ländern – psychosozialer Risikofaktoren aus. Man kann konstatieren, dass sich der Großteil der vorhandenen Forschungsergebnisse auf das Zustandekommen psychischer Gesundheit oder den Gesundungsprozess im Rahmen der Rehabilitation bezieht. Physische Auswirkungen sozialer Unterstützung auf nicht kranke Personen werden hierzulande nur selten untersucht. Wenn derartige Untersuchungen stattfinden, dann am ehesten im Dienstleistungsbereich.

---

[11] House, James S., Landis, Karl, and Umberson, Debra (1988): Social relationships and health. Science, Vol 241, Issue 4865, 540-545.

[12] Karasek, Robert A. Jr. (1979): Job Demands, Job Decision Latitude, and Mental Strain: Implications for Job Redesign. Administrative Science Quarterly, June 1979, Volume 24, S.285-308.

[13] Johnson; J.V.; Hall, E.M. (1988): Job strain, workplace social support, and cardiovascular disease: A cross sectional study of a random sample of the Swedish working population. Am. J. of Public Health, 78, S.1336-1342.

[14] Ladwig, K.-H.; Marten-Mittag; B.; Baumert, J. (2005): Psychosoziale Belastungsfaktoren als Risiko für das Auftreten einer koronaren Herzerkrankung – Eine Bestandsaufnahme unter besonderer Berücksichtigung der KORA-Forschungsplattform. Gesundheitswesen 67, S.86-93.

Groß angelegte Studien, die auf Karaseks Demand-Control Modell zurückgreifen, wurden, vor allem im Ausland, über Beschäftigte des öffentlichen Sektors oder dem nahestehende Firmen, angefertigt. Längsschnittstudien aus dem öffentlichen Dienst in Großbritannien, die sogennanten Whitehall Studien[15], sowie Finnland[16], Frankreich[17] und Gemeindestudien aus den USA[18] lassen inzwischen einen deutlichen Zusammenhang zwischen psychosozialen Einflussfaktoren, insbesondere Entscheidungsspielräumen und Herz- Kreislauferkrankungen erkennen. Gleiches gilt für den Einfluss ausgewählter psychosozialer Faktoren des Anforderung–Kontroll-Modells auf krankheitsbedingte Fehlzeiten.[19]

Für die Forschungslage insgesamt gilt, dass die Befunde nicht eindeutig sind: Während Entscheidungsspielräume häufiger als Gesundheitsressource nachgewiesen werden konnten, fallen die Befunde für soziale Faktoren widersprüchlich aus.[20]

Studien, die im Rahmen des Demand-Control-Support Modells den Zusammenhang von psychosozialen Einflüssen und körperlicher Gesundheit als Ganzes untersuchen, sind im Ausland relativ selten[21], für Deutschland kaum[22] und für die hiesige Automobilindustrie gar nicht vorhanden. So bestehen Lücken in der empirischen Überprüfung bezüglich unterschiedlicher Arbeitsfelder und insbesondere im Hinblick auf ausgewählte psychosoziale Determinanten und Outcomes.[23] Dieses

---

[15] Meena Kumari et al (2004): Prospective Study of Social and Other Risk Factors for Incidence of Type 2 Diabetes in the Whitehall II Study. Arch Intern Med. 2004;164:1873-1880.
[16] Kouvonen, A. et al. (2006): Psychometric evaluation of a short measure of social capital at work. BMC Public Health 6: Art. No. 251, OCT 13, 2006.
[17] Melchior, M. et al. (2003): Do psychosocial work factors and social relations exert independent effects on sickness absence? A six year prospective study of the GAZEL cohort Journal of Epidemiology and Community Health 2003;57: S.285-293.
[18] So die Tecumseh, Alameda County, Gothenburg u.a. Studien zum Einfluss sozialer Integration auf die Sterblichkeitsraten.Schneider, Mark A. (2006): The Theory Primer: A Sociological Guide, Lanham/Maryland S.224ff.
[19] Gimeno, David et al. (2004): Psychosocial factors and work related sickness absence among permanent and non-permanent employees, *Journal of Epidemiology and Community Health* 2004; 58: S.870-876.
[20] Häusser, J. A. et al. (2010): 'Ten years on: A review of recent research on the Job Demand-Control (-Support) model and psychological well-being', Work & Stress, 24: 1, S.1-35. (Online publication date: 30 March 2010).
[21] De Lange, A.H. et al. (2002): Effects of stable and changing demand control histories on worker health. Scand J Work Environ Health 2002;28(2): S.94–108.
[22] Hollmann, Sven et al. (2000): Handlungsspielräume bei der Arbeit: Ein Schutzfaktor für Muskel-Skelett-Beschwerden bei psychischen und körperlichen Belastungen? In: Arbeitsphysiologie heute, Bd.2, S.79-89. Untersucht wurden gut 400 Beschäftigte in deutschen Altenheimen.
[23] Frieling, E.; Gösel, Ch. (2003): Betriebliche Gesundheitspolitik – Wo besteht in der deutschen Wirtschaft besonderer Handlungsbedarf? Expertise für die Expertenkommision <Betriebliche Ge-

Desiderat besteht, obwohl bereits in den 1980ern eine Untersuchung zur sozialen Unterstützung in der Metallindindustrie vorgenommen und 1999 veröffentlicht wurde.[24]

Erkenntnisleitendes Interesse

Ziel ist es hier nicht, den Erfolg spezieller Interventionsmaßnahmen, sondern die Relevanz ausgewählter Faktoren am Arbeitsplatz auf das Gesundheitserleben nachzuweisen[25] und so einen Forschungsbeitrag zum Zusammenhang von Arbeitsbelastung, psychosozialen Arbeitsbedingungen und der Gesundheit zu leisten.

Dazu gehört es, den Stellenwert der Arbeit und anderer Faktoren für die Gesundheit theoretisch einzugrenzen und so eine nachvollziehbare Vorstellung nicht von krankmachenden, sondern gesunderhaltenden Mechanismen zu entwickeln.

Es wird der Frage nachgegangen, welche Voraussetzungen gegeben sein müssen, um die soziale Kohäsion zu wirksamer sozialer Unterstützung und einer wertvollen Gesundheitsressource werden zu lassen.

Zudem wird so getestet, ob bereits niederschwellige Krankheitssymptome, die lange vor einer gravierenden, möglicherweise irreparablen, Schädigung auftreten, hiervon beeinflusst werden. Für die betriebliche Praxis verdient dabei besonderes Interesse auch die Frage, inwieweit schon eine Querschnittstudie zeitnah zur Aufklärung gesundheitsrelevanter organisatorischer und sozialer Arbeitsbedingungen beitragen kann.

So ist ein Beitrag zu der Frage zu leisten, ‚Wirken Kohäsion und Autonomie gesundheitsfördernd und, wenn ja, wie?‘ Ziel ist es auch, ein klares Modell auf seine Wirksamkeit in Deutschland – am Beispiel der Automobilindustrie – empirisch zu testen und zu erweitern. Ein derart, auf der Grundlage des Demand-Control-Support-Ansatzes, modifiziertes Modell kann auch zum Ausgangspunkt für weitere Forschung in anderen Branchen werden. Zudem kann die Studie möglicherweise als Beitrag zu den Grundlagen der Verhältnisprävention dienen und so die empirisch

---

sundheitspolitik> der Bertelsmann Stiftung und der Hans-Böckler-Stiftung, Kassel. Unveröffentlichtes Manuskript.

[24] Frese, Michael (1999): Social Support as a Moderator of the Relationship Between Work Stressors and Psychological Dysfunctioning: A Longitudinal Study With Objective Measures. Journal of Occupational Health Psychology, Volume 4, Issue 3, July 1999, S.179-192. N=90.

[25] Frieling & Gösel (2003).

fundierte Argumentationsbasis für verhältnisorientierte Ansätze im Betrieblichen Gesundheitsmanagement weiter verbreitern.

Aufbau der Arbeit

Zu Beginn der Arbeit wird der Frage nachgegangen ‚Wie entsteht Gesundheit?'. Dazu gehören vor allem Konzepte der Salutogenese und der transaktionalen Stressbewältigung, aber auch des Sozialkapitals. Es folgt eine Auswahl empirischer Studien zum Einfluss von psychosozialen Gesundheitsfaktoren.

Darauf aufbauend wird ein Modell sozialer und organisational regulierter Stressbewältigung in Arbeitsgruppen rekonstruiert (**Demand-Control-Support** Modell) und später zum **Demand-Control-Cohesion** Modell modifiziert.

Der empirische Teil beginnt mit einer Übersicht über die Forschungslage zum Demand-Control-Support Modell. Für die Überprüfung der aus dem Demand-Control-Cohesion Modell abgeleiteten Hypothesen werden Daten aus der Mitarbeiterbefragung von 1796 Beschäftigten aus einem deutschen Automobilwerk verwendet und einer Sekundäranalyse unterzogen. Gesundheit wird als subjektives Gesundheitsgefühl anhand einer 24 Items umfassenden Skala zu körperlichen Symptomen erfaßt. Gruppenkohäsion, Entscheidungs- und Handlungsspielräume bei der Arbeit sowie das Ausmaß der Arbeitsüberlastung werden mit validierten Skalen ermittelt und die Effekte auf die Gesundheit mit Hilfe linearer Regressionen analysiert und diskutiert. So werden soziale Faktoren, die die Gesundheit und die Stressbewältigung am Arbeitsplatz vermutlich entscheidend beeinflussen, untersucht – speziell darauf hin, ob und wie Kohäsion und Autonomie am Arbeitsplatz auf die körperliche Gesundheit wirken. Wirken diese direkt oder/und belastungspuffernd? Wirken die Faktoren einzeln oder/und gemeinsam oder auch nur gemeinsam? Das bedeutet, es wird der Wirksamkeit von Direkteffekten, Puffereffekten und Interaktionseffekten der psychosozialen Größen auf die Gesundheit nach gegangen.

Weiterhin werden inner- und außerorganisationale Faktoren des Arbeitslebens, jenseits der Arbeitsgruppe, betrachtet. Hier werden die Einflüsse von Gesellschaft, technologischem und arbeitsorganisatorischem Wandel skizziert. So wird die bei Betriebsstudien naheliegende, isolierte, kontextfreie Betrachtung um gesundheitsprägende Einflüsse der Wirtschafts-, Arbeits- und Gesellschaftsentwicklung ergänzt.

Die abschließende Einbettung der empirischen Ergebnisse in größere Entwicklungslinien der Arbeits- und Wirtschaftsentwicklung soll die Möglichkeit eröffnen, Grenzen, Risiken und Chancen betrieblichen Gesundheitsmanagements besser zu erkennen und für Weichenstellungen in der Organisation, Firmenkultur und bei der strategischen Planung betrieblicher Gesundheitsförderung zu nutzen. Den Abschluß bilden Folgerungen für Forschung und betriebliche Praxis sowie ein kurzer Ausblick.

II. Mensch und Gesundheit

Was ist Gesundheit? Wie entsteht Gesundheit und wie wird sie aufrechterhalten? Als Grundgerüst für die Klärung dieser Fragen dient Antonovskys Modell der Salutogenese[26]. Hieran anknüpfend werden Konzepte zu sozialen und psychischen Einflussfaktoren wie Kohärenz, soziales Kapital, Resilienz, Arbeitsethik, Arbeitssucht und Verhaltenstypen aufgegriffen. Als alternative Gesundheitsmodelle, die sich explizit auf Arbeit und Gesundheit beziehen, folgen das Gratifikationskrisenmodell und das Anforderungskontrollmodell. Am Schluss des Kapitels steht ein Abriss der modellbezogenen empirischen Forschungsbefunde.

1. Zum Begriff der Gesundheit

Die Vorstellungen darüber wie Gesundheit zu definieren sei und was Gesundheit ausmache, sind ebenso vielgestaltig, wie zeit- und gesellschaftsabhängig. Galt beispielsweise im Barock Leibesfülle als Ausdruck von Macht wie auch Schönheit und Gesundheit, ist zweihundert Jahre später eben diese Leibesfülle herzinfarktverdächtig.[27]

Gesundheit im engeren Sinne bedeutet das subjektive Empfinden des Fehlens körperlicher, geistiger und seelischer Störungen oder Veränderungen bzw. ein Zustand, in dem Erkrankungen und pathologische Veränderungen nicht nachgewiesen werden können. Diese Definition entspricht dem exakten Gegenteil von „Krankheit".[28] Da aber, mit Plato, alles Leben Leiden ist, wäre der ‚Gesunde im engeren Sinne' tot.[29]

---

[26] Aaron Antonovsky (1997): Salutogenese: Zur Entmystifizierung der Gesundheit. Tübingen (Dt. erweiterte Ausgabe von Alexa Franke) Original (1987): Unraveling the Mystery of Health – How People Manage Stress and Stay Well. San Francisco.

[27] Gesundheit ist ein Konstrukt, das sich nicht nur mit gesellschaftlichen Veränderungen sondern auch mit fortschreitendem Lebensalter wandelt. Eckhard Schiffer (2001): Wie Gesundheit entsteht. Salutogenese: Schatzsuche statt Fehlerfahndung. Weinheim und Basel, S.36.

[28] http://www.praevention.at/seiten/index.php/nav.22/view.142/level.3/ (02.06.2006).

[29] „Alles Leben ist leiden." Plato.

Gesundheit im weiteren Sinne beschrieb die WHO 1946 als „einen Zustand vollständigen körperlichen, geistigen und sozialen Wohlbefindens und daher weit mehr als die bloße Abwesenheit von Krankheit oder Gebrechen".[30]

Für Sigmund Freud bedeutete Gesundheit „lieben und arbeiten zu können" und Gesundheit, möglicherweise just so, permanent zu produzieren:

> „Die Gesundheit eines Menschen ist eben kein Kapital, das man aufzehren kann, sondern sie ist überhaupt nur dort vorhanden, wo sie in jedem Augenblick des Lebens erzeugt wird. Wird sie nicht erzeugt, dann ist der Mensch bereits krank."[31]

Talcott Parsons betonte die Fähigkeit zur Rollenerfüllung des Individuums: "Gesundheit ist ein Zustand optimaler Leistungsfähigkeit eines Individuums, für die wirksame Erfüllung der Rollen und Aufgaben für die es sozialisiert worden ist."[32]

Den Bezug zur Gesellschaft in Form der ,sozialen Leistungserbringung' erweiterte die WHO 1986 um die Fähigkeit, die Umwelt mit gestalten zu können: Gesundheit ist „das Ausmaß, in dem Einzelne oder Gruppen in der Lage sind, einerseits ihre Wünsche und Hoffnungen zu verwirklichen und ihre Bedürfnisse zu befriedigen, andererseits aber auch ihre Umwelt meistern oder verändern können."[33] In diesem Sinne ist Gesundheit als ein wesentlicher Bestandteil des alltäglichen Lebens zu verstehen und nicht als vorrangiges Lebensziel. Gesundheit ist ein positives Konzept, das die Bedeutung sozialer und individueller Ressourcen der Menschen ebenso betont wie deren körperliche Leistungsfähigkeit.[34]

---

[30] „Health is a state of complete physical, mental and social well-being and not merely the absence of disease or infirmity." WHO (1946): Constitution of the World Health Organisation. http://www.who.int/governance/eb/who_constitution_en.pdf. (03.12.2010).
[31] Viktor von Weizsäcker (1930) zit. n. Manfred Sack; Friedhelm Lamprecht (1998): Forschungsaspekte zum ,Sense of Coherence' In: Schüffler (1998) S.325-336, S.325.
[32] Parsons, Talcott (1968): Sozialstruktur und Persönlichkeit. Frankfurt a.M., S.344.
[33] WHO (1986): Ottawa Charter for Health Promotion. First International Conference on Health Promotion, Ottawa, 21 November 1986. „Health promotion is the process of enabling people to increase control over, and to improve, their health. To reach a state of complete physical, mental and social well-being, an individual or group must be able to identify and to realize aspirations, to satisfy needs, and to change or cope with the environment." Ders. S.1. Übersetzung nach Naidoo, Jennie; Wills, Jane (2003): Lehrbuch der Gesundheitsförderung. (Original Edinburgh u. a. O. 2000[2]) S.23.
[34] Naidoo & Wills (2003) S.23.

Fragt man Laien nach Gesundheit, wird diese unterschiedlich als Haben, Sein oder/und Tun beschrieben.[35] Bei Schumacher und Brähler umfasst Gesundheit die Dimensionen Störungsfreiheit, Leistungsfähigkeit, Rollenerfüllung, Gleichgewichtszustand, Flexibilität, Anpassung und Wohlbefinden.[36] Zudem kann Gesundheit auch als Ware und persönliche Stärke oder Fähigkeit begriffen werden[37] oder als dauerhafte Weiterentwicklung und Erhalt der menschlichen Handlungsfähigkeit.[38]

Im salutogenetischen Ansatz von Aaron Antonovsky bedeutet Gesundheit nicht das ‚Schweigen der Organe' sondern das ‚Sprechen' des Körpers. Gesundheit ist immer wieder aktiv herzustellen.[39] Antonovsky sieht, Gesundheit als 'modus vivendi', der es den unvollkommenen Menschen ermöglicht, ein lohnendes und nicht allzu schmerzvolles Leben in einer unvollkommenen Welt zu führen.[40]

2. Salutogenese

Antonovsky wandelte die bekannte Frage ‚Was macht Menschen krank?' zur Suche nach ‚Was macht sie gesund und weniger krank?', und ‚Wie entsteht Gesundheit?'. Die Arbeit mit Menschen, die trotz anscheinend widrigster Lebensumstände gesund blieben, führten ihn zur Formulierung seines salutogenetischen[41] Modells:

Gesundheit und Krankheit bilden darin ein mehrdimensionales Kontinuum: Alle Menschen sind als mehr oder weniger gesund und gleichzeitig als mehr oder weniger krank zu betrachten. Das ganze Leben hindurch begegnen den Menschen Stressoren, manchen mehr anderen weniger. Denn Leben bedeutet Stress.[42] Doch

---

[35] Naidoo & Wills (2003) S.17.
[36] Schumacher, Jörg; Brähler, Elmar: Begriffsklärungen, in: Strauß, Bernhard; Berger, Uwe; Troschke, Jürgen von; Brähler, Elmar (2004): Lehrbuch Medizinische Psychologie und Medizinische Soziologie. Göttingen u. a. O., S.20.
[37] Naidoo & Wills (2003) stellen vier Gesundheitskonzepte vor: Gesundheit als Wohlbefinden, ausreichende geistige und körperliche Fitness um die erwarteten Alltagsaufgaben und sozialen Rollen noch zu erfüllen, als Ware, als persönliche Stärke oder Fähigkeit (Maslow). Dies. S.21f.
[38] Eberhard, Ulich; Wülser, Marc (2004): Gesundheitsmanagement im Unternehmen. Arbeitspsychologische Perspektiven. Wiesbaden, S.49.
[39] R. Johnen (1998): Das Sprechen des Körpers als Ressource für Gesundheit: das Unterrichtsprojekt ‚Subjektive Anatomie'. In: Schüffel (1998) S. 221-232, S.232.
[40] Antonovksy, Aaron (1979): Health, Stress and Coping, San Franciscò, Washington, London, S.53.
[41] Salus = (lat.) Unverletztheit, Heil, Glück. Genese= (gr.) Entstehung.
[42] Meckel-Haupt, Astrid (2001): Ein Beitrag zu Validierung des deutschsprachigen SOC-Fragebogens von Aaron Antonovsky. Dissertation Universität Düsseldorf , S.2. Niemand ist vollkommen

11

entscheidend sind im salutogenetischen Modell nicht die Stressoren, „sondern ihre Bewältigung, salutogene Faktoren und nicht Risikofaktoren, Überlebende und nicht die Opfer, die Unverwundbaren und nicht die Beschädigten, Gesundheit statt Krankheit".[43] Anstatt sich auf einen, wie er meint, einschränkenden Gesundheits-begriff festzulegen, nennt Antonovsky vier Kriterien um das Gesundheitsniveau zu bestimmen:

- Ausmaß oder Fehlen von Schmerzen
- Lebensaktivitäten, die selbst als angemessen betrachtet werden
- Prognose durch Gesundheitsexperten
- Behandlungsmaßnahmen, kurativer oder präventiver Art[44].

Im Weltbild Antonovskys ist die menschliche Existenz permanent von Konflikten sowie der Tendenz zur Desorganisation bedroht.[45] Eine der Herausforderungen besteht darin, eine chaotische Umwelt zu ordnen.[46] Um dieses Chaos (‚das große Rauschen') in sinnvolle Information zu verwandeln, bedarf es des Kohärenzsinns, der die Grundlage seelischer Gesundheit bildet und als protektiver Faktor der Ent-ropie des Organismus entgegen wirkt. [47] Der Kohärenzsinn (oder das Kohä-renzgefühl) wirkt als eine obere Steuerungsinstanz, die die verfügbaren inneren und äußeren Ressourcen mustert und über ihren Einsatz entscheidet.[48]

Den Prozess des andauernden Ringens um Gesundheit beschreibt Antonovsky mit dem Bild vom Fluss des Lebens:[49] Er fragt danach wie man, „wo immer man sich in dem Fluss befindet", ein guter Schwimmer wird.[50] „Unter den objektiv gleichen

---

krank, aber auch niemand vollkommen gesund. Jeder befindet sich irgendwo zwischen ‚health-ease' und ‚disease', auf dem sogenannten HEDE-Kontinuum. Antonovsky (1979) 55ff.

[43] Antonovsky, Aaron (1992): Can attitudes contribute to health? Advances Vol.8, No.4, S.33-49, S.34 (Übersetzung JR).

[44] Antonovsky (1997) 57ff.

[45] Meckel-Haupt (2001) S.3 und S.7, „ubiquity of stressors" Antonovsky (1997) S.76.

[46] „The ‚sucking of orderliness from [the] environment'" Schrödinger zit. n. Antonovsky (1979) S.120. So kann die frühe Kindheit als eine Periode der Aufnahme von negativer Entropie aus der Umgebung verstanden werden, wodurch die Unordnung im Kind, d.h. das Niveau der positiven Entropie gesenkt wird. „Is this not the essence of growth – the increasing orderliness of language, of muscle control, of interpersonal relations, and so on?" Ebd. Siehe auch Antonovsky (1979) S.78.

[47] Meckel-Haupt (2001) S.3.

[48] Schiffer (2001) S.31.

[49] Antonovsky (1997) S.91.

[50] Antonovsky (1997) S.92. Auch wenn er nicht nach den Ursachen von Krieg, Armut, Umwelt-verschmutzung oder Arbeitslosigkeit fragt, sind diese für ihn „fundamental für ein Verständnis der Bewegung entlang des Gesundheits-Krankheits-Kontinuums." Denn die Natur des Flusses wird von

Charakteristika des Flusses werden die Menschen unterschiedlich gut oder schlecht zurecht kommen."[51] Die Art wie man gut schwimmt, wird zu einem wesentlichen Teil durch den Kohärenzsinn bestimmt. „was erleichtert unabhängig vom Charakter des Flusses, in dem wir sind, einigen die Fähigkeit, gut und mit Spaß zu schwimmen und macht es für andere zu einem permanenten Kampf, auch nur den Kopf über Wasser zu halten?"[52] Die vorherrschende westliche Medizin gleicht „einem wohlorganisierten, gewaltigen und technologisch hochentwickelten Bemühen [...] Ertrinkende aus einem reißenden Fluß zu bergen." [53] Die Mitglieder dieses Unternehmens richteten „niemals ihre Augen oder ihr Bewusstsein auf das, was stromabwärts passiert, um die Flussbiegung herum, darauf, wer oder was all diese Leute in den Fluß stößt."[54]

Sicher beeinflussen persönliche Lebensstile, „simple persönliche Gewohnheiten", Gesundheit und Lebensdauer. Zum Teil kann die Konfrontation mit Stressoren vermieden werden. Präventionswissen, Haltungen und Verhalten bilden Widerstandsressourcen, die davor bewahren können, sich bestimmten Stressoren überhaupt auszusetzen, also Risikofaktoren zu vermeiden.[55] Doch Lebensstile gehen aus sozialen und kulturellen Organisationen hervor und werden durch sie verstärkt.[56]

2.1 Generalisierte Widerstandsressourcen und soziales Kapital

Generalisierte Widerstandsressourcen (**G**eneral **R**esistance **R**esources) helfen, das labile gesundheitliche Gleichgewicht aufrecht zu erhalten, indem sie in Situationen jeglicher Art die Spannungsbewältigung erleichtern und so auf Erhalt oder Verbes-

---

„historischen, soziokulturellen und physikalischen Umweltbedingungen bestimmt" Antonovsky (1997) S.92.
[51] Antonovsky (1997) S.92.
[52] Antonovsky (1997) S.120.
[53] Antonovsky (1997) S.91.
[54] Antonovsky (1997) S.91. Hier wäre,' was stromaufwärts passiert' m. E. zutreffender. JR.
[55] Antonovsky (1979) S.100f. Zugleich kritisiert Antonovsky die häufig anzutreffende Reduzierung der Gesundheitsföderung auf das individuell ‚falsche' Verhalten als „blaming the victim". Denn vielfach sind Lebensweisen weniger eine Frage individueller Wahl, als oktroyierte Folgen der gesellschaftlicher Organisation in der wir leben. Ders. (1979) S.102.
[56] Antonovsky verweist auf eine Denkrichtung, die sehr „dazu neigt anzunehmen, daß Menschen aus freiem Willen in den Fluß springen und sich weigern, schwimmen zu lernen." Antonovsky distanziert sich in einem entscheidenden Punkt: „Niemand geht sicher am Ufer entlang." Denn der Fluss ist der Strom des Lebens. Antonovsky (1997) S.92.

serung der Gesundheit wirken.[57] Neben den für die Stressbewältigung bedeutsamen physikalischen und biochemischen Widerstandsquellen, vor allem des Immun- und Nervensystems und der genetischen Ausstattung, ist das kulturelle und soziale Umfeld besonders wichtig: Ursprünglich identifizierte Antonovksy drei Arten von generalisierten Widerstandsressourcen: Anpassungsfähigkeit, verlässliche Bindungen und Selbstverpflichtung. Alle drei binden das Individuum in die Gemeinschaft ein. Dieses Eingebundensein hilft Stressoren zu vermeiden oder zu bekämpfen, und verhindert, dass Spannung in Stress transformiert wird.[58]

Später benannte Antonovsky Ressourcen aus drei Bereichen menschlichen Lebens: Kultur (kulturelle Werte und Stabilität), Gesellschaft (soziale Unterstützung, Bindungen, Verpflichtungen und finanzielle Möglichkeiten) sowie individuelle Eigenschaften (Physis, Intelligenz, Bewältigungsstrategien, Kohärenzgefühl) erteilen den unzähligen uns ständig treffenden Stressoren eine Bedeutung.[59] Sie versorgen das Individuum mit kohärenten Lebenserfahrungen.[60] Rituale, familiärer Konsens und soziale Netzwerke, die durch gemeinsame Werte und Annahmen charakterisiert sind, helfen bei der Entstehung einer „verletzbaren aber unbesiegbaren Person".[61] „Ready answers provided by one's culture and its social structure are probably the most powerful GRR of all".[62]

Doch gerade dieser Kanon vorgefertigter Antworten scheint mit der Erosion des sozialen Kapitals abzunehmen.[63] Mit dem Rückgang des bürgerschaftlichen En-

---

[57] Bengel, Jürgen; Strittmatter, Regine; Willmann, Hildegard (2001) Was erhält Menschen gesund?: Antonovskys Modell der Salutogenese – Diskussionsstand und Stellenwert; eine Expertise. Im Auftrag der Bundeszentrale für Gesundheitliche Aufklärung (BZgA), Köln. Forschung und Praxis der Gesundheitsförderung; Bd. 6, erweiterte Neuauflage, S.34. Generalisierte Widerstandsquellen sind „any characteristic of the person, the group, or the environment that can facilitate effective tension management." Antonovsky (1979) S.99.
[58] Dazu zählen institutionalisierte Bindungen zwischen Individuum und Gemeinschaft wie auch „profound ties to concrete, immediate others". Antonovsky (1979) S.100 und S.103.
[59] Antonovsky (1989) S.52.
[60] Antonovsky (1979) S.189. Im Rückgriff auf Cassel sieht Antonovsky die gesundheitliche Bedeutung der sozialen Unterstützung darin, dass sie Feedback liefert, welches einen befähigt, sich in der Welt zu orientieren und es mit Stressoren erfolgreich aufzunehmen. Antonovsky (1992) 36.
[61] Antonovsky (1997) S.60. Insgesamt nennt Antonovsky zehn psychosoziale Widerstandsressourcen, die von individuellen Eigenschaften und Copingstrategien über soziale Unterstützung, kulturelle Stabilität, Magie und Religion sowie präventive Gesundheitsorientierung reichen Antonovsky (1997) 200f. Der erste Abdruck des Modells findet sich bei Antonovsky (1979) 184f. Ausführlich werden die GRRs bei Antonovsky (1979) S.102-122 dargestellt.
[62] Für die graphische Darstellung des Salutogenese Modells siehe Antonovsky (1979): ‚Health, Stress and Coping', S.119.
[63] Robert Putnam (2000): Bowling Alone: The Collapse and Revival of American Community, New York. Robert Putnam: „Bowling Alone: America's Declining Social Capital," Journal of De-

gagements sinken auch die Chancen, Erfahrungen von Reziprozität und Vertrauen zu sammeln.[64] Denn persönliche Begegnungen – sie bedeuten Chancen positive Erfahrungen mit dem Gegenüber zu sammeln – sind konstitutiv für die Entwicklung von Vertrauen. Für seinen „Index of Civil Community" wählte Putnam im wesentlichen drei Indikatoren: 1. Soziale Netzwerkbildung in sekundären Gruppen, 2. das Vertrauensniveau in einer Gemeinde und 3. „die Geltung von Normen und Werten gegenseitiger Hilfe".[65] Mit diesem Index des praktizierten Gemeinsinns steigt und fällt das Gesundheitsniveau.[66]

"The central idea of social capital, in my view, is that networks and the associated norms of reciprocity have value. They have value for the people who are in them, and they have, at least in some instances, demonstrable externalities, so that there are both public and private faces of social capital. I focus largely on the external, or public, returns to social capital, but I think that is not at all inconsistent with the idea that there are also private returns. The same is no doubt true of human capital, i.e., there are simultaneously public and private returns."[67]

Alle drei Indikatoren Putnams korrelieren auch mit der Mortalität.[68] Bis dahin war der Einfluss des materiellen Wohlstands auf die Sterblichkeit nahezu unbestritten. Jetzt nivellierte die Einführung des Indexes ziviler Gemeinschaft diesen Effekt. In der Interpretation von Kawachi ‚vergiftet' die Disparität der Einkommen die Ge-

---

mocracy, Vol. 6, no. 1 (1995) pp. 65-78. Ders. (2001): Social Capital Measurement and Consequences. ISUMA Volume 2 N°1, Spring 2001.
[64] Schulz-Nieswandt, Frank (2006): Der vernetzte Egoist. Überlegungen zur anthropologischen Basis der Sozialpolitik im sozialen Wandel. In: Robertson-von Throta, Caroline Y. (Hg.): Vernetztes Leben. Soziale und digitale Strukturen. Karlsruhe, S.125-139, S.132. http://digbib.ubka.uni-karlsruhe.de/volltexte/documents/2940.
[65] Siegrist, Johannes (2002): Soziales Kapital und Gesundheit. Gesundheitswesen 64, S.189-192.
[66] Als Ursachen für diesen Trend werden in den USA seit Mitte der 1960'er Jahre neben dem Generationswechsel, das Fernsehen, die Stadtflucht und eine Arbeitskultur der Überstunden und Zeitknappheit ausgemacht. Dies gilt auch bei Kontrolle der Variablen Rasse, Bildung und Einkommen. Putnam verglich US-Bundesstaaten. Robert Putnam (2001): Social Capital Measurement and Consequences, ISUMA –Canadian Journal of Policy Research, Vol 2, No 1, S.41-51. „Operationally what I mean by social capital in what follows is the degree to which a given state is either high or low in the number of meetings citizens go to, the level of social trust its citizens have, the degree to which they spend time visiting one another at home, the frequency with which they vote, the frequency with which they do volunteering, and so on." Ders. S.48.
[67] Putnam (2001) S.41.
[68] Altersstandardisierten Mortalitätsrate pro Bundesstaat. Kawachi I; Kennedy BP; Lochner K; Prothrow-Stith D (1997): Social capital, income inequality, and mortality. American journal of public health; Band 87; Heft 9; S.1491-1498.

sundheit. Wachsende Einkommensungleichheit reduziert den sozialen Zusammenhalt, und das Desinvestment von sozialem Kapital führt zu steigender Sterblichkeit:

"What our empirical data do appear to support is that the growing gap between the rich and the poor affects the social organization of communities and that the resulting damage to the social fabric may have profound implications for the public's health."[69]

So eingängig der Begriff ‚soziales Kapital" auf den ersten Blick erscheinen mag, ist er doch nicht frei von Mehrdeutigkeit. Im Zentrum stehen Grundzüge sozialer Organisationen wie soziales Vertrauen, Normen und Netzwerke,, die Koordination und Kooperation zum gegenseitigen Nutzen fördern[70] Oder, er wird um den Begriff der Werte und auf verschiedene Wirkungsebenen erweitert: „networks together with shared norms, values and understandings which facilitate cooperation within or among groups".[71]

Einerseits fehlt vielfach eine Trennung von dem was Sozialkapital ausmacht und den Effekten, die es hervorbringt.[72] Andererseits verwenden neben Putnam, der ihn eher unter dem Ko1llektivgutaspekt betrachtet, andere Autoren den Begriff mehr im Sinne eines Privatgutes.[73] So sind es bei Bourdieu die Gesamtheit aller potentiellen oder tatsächlichen Ressourcen, die mit dem Besitz eines dauerhaften Netzwerks mehr oder weniger institutionalisierter Beziehungen verbunden sind. Die Mitgliedschaft zu einer sozialen Gruppe bietet personelle Ressourcen, die von der Person aktuell oder zukünftig genutzt werden können.

---

[69] Kawachi et al. (1997) S.1495.

[70] Helmbrecht, Michael (2005): Erosion des ‚Sozialkapitals'?: Eine kritische Diskussion der Thesen Robert D. Putnams. Bielefeld, S.17. Requena misst soziales Kapital in fünf Dimensionen: Vertrauen, Soziale Beziehungen, Selbstverpflichtung, Kommunikation und Einfluss. Requena F. (2003): Social capital, satisfaction and quality of life in the workplace. Social Indicators Research 61 (3): S.331-S.360.

[71] OECD (2001): The Well-being of Nations: The Role of Human and Social Capital, S.41. http://www.oecd.org/dataoecd/36/40/33703702.pdf (24.09.2010).

[72] Dies ist z. B. bei Putnam der Fall. Helmbrecht (2005) S.55. Siehe auch Schulz-Nieswandt, Frank (2006): Sozialpolitik und Alter. Stuttgart, S.173f.

[73] Haug, Sonja(1997); Soziales Kapital. Ein kritischer Überblick über den aktuellen Forschungsstand. Mannheim. Grundsätzlich sollten der Nutzen des Kollektivs von dem einzelner Personen getrennt werden. Haug zeigt auf, wie der Begriff ‚soziales Kapital' ursprünglich als Gegenpart zum ‚Humankapital' als individuelles Gut konzipiert, eine Erweiterung auf Gruppen, eine Vermischung von Nutzen und Ursache sowie eine Einschränkung auf die positiven Effekte erfuhr. Dies., S.39f. Zu den negativen Effekten siehe z. B. Watson, George W.; Scott, Dow; Bishop, James; Turnbeaugh, Treasa. (2005): Dimensions Of Interpersonal Relationships And Safety In The Steel Industry. *Journal of Business & Psychology*, Spring 2005, Vol. 19 Issue 3, S.303-318, S.316.

„Vertrauen zwischen den Mitgliedern eines Netzwerkes, 'schmiert die Räder' gesellschaftlichen und wirtschaftlichen Austausch, reduziert Transaktionskosten, erlaubt Gruppenmitgliedern Gefälligkeiten zu erhalten, bevorzugt Informationen auszutauschen und Chancenvorteile zu erlangen."[74]

Riemer plädiert für eine integrierte Sicht von externen und internen Effekten.[75] Sozialkapital hilft, in sozialen Systemen als Komplementärressource den Einsatz des Humankapitals, also Fähigkeiten und Wissen der Akteure durch soziale Interaktionen, zu optimieren.[76] Insbesondere bei den an Bedeutung zunehmenden wissensbasierten Arbeiten und Innovationsprozessen, die auf interpersoneller Zusammenarbeit beruhen, stellt Sozialkapital eine Ressource organisationaler Wertschöpfung dar.[77]

Der homo reciprocans (Bowles und Gintis) als Weiterentwicklung des homo oeconomicus handelt weder vollständig egoistisch noch vollkommen altruistisch. Sein kooperatives Verhalten wirkt selbstverstärkend. Die Reziprozitätsnorm ist Grundlage für die Entstehung von Sozialkapital. Sie begründet ein „wechselseitiges System sozialer Obligationen"[78]. So erzeugen Organisationen, die auf reziprokem Verhalten basieren, mehr Sozialkapital als individualistisch entlohnende Organisationen.[79]

---

[74] Hawe, Penelope; Shiell, Alan (2000): Social capital and health promotion: a review. Social Science & Medicine, Volume 51, Issue 6, 15 September 2000, S.871-885, zit. n. Veenstra, Gerry (2001): Social Capital & Health; ISUMA – Canadian Journal of Policy Research, Vol 2, No 1, S.72-81, S.76. Übersetzung JR.

[75] Riemer, Kai (2005): Sozialkapital und Kooperation. Zur Rolle von Sozialkapital im Management zwischenbetrieblicher Kooperationsbeziehungen, Tübingen. S.80.

[76] Riemer (2005) S.87. Das Sozialkapital von Unternehmen definiert Riemer, „als die positiven Effekte sozialer Strukturen, interner wie externer, die das Unternehmen bei der Verfolgung seiner Ziele erfährt." Ders. S.173.

[77] Riemer (2005) S.78 und S.172. „Social capital consists of the stock of active connections among people: the trust, mutual understanding, and shared values and behaviors that bind the members of human networks and communities and make cooperative action possible." Don Cohen; Laurence Prusak (2001): In good company. How social capital makes organizations work. Boston, S.4.

[78] Ripperger (2003) S.154, zit. n. Riemer (2005) S.83.

[79] Riemer (2005) S.76. Ähnlich wird im Leitbild des homo-socio-oeconomicus das Emergenzproblem dekonstruiert, „mit dem Ziel, individuelles Handeln zu verstehen und kollektive Effekte erklären zu können. Dieses Menschenbild vereint Eigenschaften seiner Vorfahren: Maximierung der eigenen Interesses, Berücksichtigung von Restriktionen sowie Bewertung und Orientierung am Anderen. Neu ist dem ‚Menschen' – wie der Theorie – die Findigkeit, neu ist auch der Einbezug (sozial-)psychologischer Gesetzmäßigkeiten in die Handlungstheorie." Matiaske (1999) S.131f. siehe auch Ders. S.95-104.

Sozialkapital kann als „das kollektiv geteilte und kulturell vererbte Vermögen [...], Vertrauen in die soziale Wirklichkeit zu haben, Reziprozitätserfahrungen zu machen [...] vernetzt zu leben" gefasst werden.[80] Hiermit wäre auch die bei Putnam noch erklärungsbedürftige „Metamorphose der internen Vertrauensbildung in generalisiertes Vertrauen"[81], d. h. von persönlichen Begegnungen zu ‚thin trust' als individueller und kollektiver Entwicklungsweg angesprochen. Interpersonelles Vertrauen wird zu Vertrauen gegenüber Intermediären und letztlich gegenüber einer Institution generalisiert.[82] Der Begriff des ‚kulturell vererbten Vermögens' verweist auf die überindividuelle und zeitliche Perspektive der Bildung und Bewahrung von Sozialkapital.[83]

Im Lichte der Salutogenese erscheint es fruchtbar, die Rückwirkungen der Ausprägungen des Gemeinsinns, mit Normen, Beziehungsnetzen, Institutionen und Vertrauen auf das Individuum zu betonen. Begreift der Mensch sich als umfassend in Gesellschaft eingebunden und dort aufgehoben, kann dies zwar individuelle Freiheit reduzieren, zugleich aber Ungewissheit, Komplexität und Zukunftsangst mindern.[84] Der ‚wilde Tanz der Stimuli' wird durch mehr und wirksamere Filter auf ein handhabbares Maß reduziert, möglichen Anforderungen steht ein größeres Arsenal an potentiellen Ressourcen gegenüber.[85] Menschen verfügen in ihrer jeweiligen Lebenslage über Handlungsspielräume, „um ihre Lebensentwürfe, ihre wertfundierten und themenzentrierten Selbstkonzeptionen und ihre Ziele zu verwirklichen."[86] Es bleibt ein Spannungsverhältnis von Veränderung und Kontinuität, welches die „Identität im Werden" nur durch die Aufgabe von Altem – auch alter Gewissheiten – zugunsten von Neuem, verlangt. „Jeder Schritt wagt den Fall." Denn Menschen leben „im Angesicht von Ungewißheit und gegen die Provokation, die unserer Endlichkeit entstammt".[87]

---

[80] Schulz-Nieswandt (2006): Sozialpolitik und Alter, S.173.

[81] Helmbrecht (2005) S.56.

[82] Coleman formuliert ein derartiges Modell, siehe Haug (1997) S.22.

[83] Bei den meisten Autoren (z. B. Putnam) wird die mögliche dysfunktionale Wirkung von Sozialkapital, wie z. B. die Benachteiligung von Außenseitern, kaum thematisiert. Es herrscht i.d.R. ein einseitig positives Bild vor. Helmbrecht (2005) S.99. Eine Ausnahme bildet Portes (1995) siehe Haug (1997) S.26.

[84] Darüberhinaus wird die Produktion von Vertrauen mit einem Mehr an politischer Partizipation und daraus resultierender gesundheitsfördernder Sozialpolitik in Verbindung gebracht. Veenstra (2001) S.76f.

[85] Siehe auch Badura & Pfaff (1989) S.655. Schwarz (1994) S.23.

[86] Lebenslagen sind ressourcenabhängige Handlungsspielräume der Person im Lebenszyklus." Schulz-Nieswandt (2006) Sozialpolitik und Alter, S. 29.

[87] Annelie Keil (1997): ‚Jeder Schritt wagt den Fall' – Unsicherheit als anthropologisches Prinzip. www.uni-oldenburg.de/ARGE/97/keil.html (21.09.2006).

In der betrieblichen Praxis lässt sich Sozialkapital als kulturelle und soziale Ressource wieder finden.[88] Der Arbeitende verfügt über Beziehungskapital, er spürt den Gruppenzusammenhalt, erfährt durch Kollegen und Vorgesetzten konkrete Unterstützung und Anerkennung. Eingebettet sind alle Akteure in die Vertrauenskultur und Wertegemeinschaft der Organisation (Vertrauens-/Wertekapital).[89] Gemeinsinn – ein gemeinsamer Sinn – fungiert als Leitlinie individuellen Handelns, als verlässliche Bezugsgröße für Bewertung, Entscheidung und zutreffend antizipierte Handlungserwartungen.[90]

Zu den zentralen individuellen Widerstandsressourcen, die eine Bewertung und angemessene Reaktion ermöglichen, gehört das Kohärenzgefühl (**Sense of Coherence**):

„Das SOC (Kohärenzgefühl) ist eine globale Orientierung, die ausdrückt, in welchem Ausmaß jemand ein durchdringendes, andauerndes und dennoch dynamisches Gefühl des Vertrauens hat, daß
1. die Stimuli [Anforderungen], die sich im Verlauf des Lebens aus der inneren und äußeren Umgebung [Erfahrenswelt] ergeben, strukturiert, vorhersagbar und erklärbar sind;
2. einem die Ressourcen zur Verfügung stehen, um den Anforderungen, die diese Stimuli stellen, zu begegnen.
3. diese Anforderungen Herausforderungen sind, die Investition und Engagement lohnen."[91]

---

[88] Die meisten traditionellen Arbeitsplätze bieten prinzipiell gute Grundvoraussetzungen zur Ausbildung sozialen Kapitals, indem sie einen Ort wiederkehrender persönlicher Kontakte, Kommunikation und Erfahrungen bilden. Siehe auch Elisabeth Donat, Ingrid Spicker (2005): Sozialkapital in Organisationen im Kontext betrieblicher Gesundheitsförderung in der mobilen Pflege und Betreuung. Wien, S.20. http://www.equal-blickwechsel.at/doc/PS-Workingpaper-2006-01-30.pdf (30.03.2007).
[89] Auch negative und positive Gefühle unterliegen in hohem Maße kultureller Regulierung und situativer Bedingtheit. Badura & Pfaff (1989) S. 655, S.660f.
[90] Unternehmen sind „Chancen- und Risikogemeinschaften" (Sattelberger). Geißler, Harald; Sattelberger, Thomas (2003): Management wertvoller Beziehungen. Wiesbaden. Siehe auch Cohen & Prusak (2001). Die Vorstellung der institutionellen Einbettung sozialen Handelns bettet ökonomische in soziale Tauschhandlungen ein, und erklärt emergente Effekte im individuellen Austausch auf der Ebene des Handlungssystems. Matiaske, Wenzel (1999): Soziales Kapital in Organisationen. Eine tauschtheoretische Studie. München, Mering (Zugleich Habilitation TU Berlin 1998) S.317ff.
[91] Antonovsky (1997) S.36. Vgl. auch die leicht abweichende Übersetzung bei Strauß et al. (2004) S.628, sowie Antonovsky (1992) S.36 (auf englisch).

Die drei Hauptkomponenten des SOC, Verstehbarkeit, Handhabbarkeit und Sinnhaftigkeit, sind mit Erfahrungstypen verbunden, die aus den erlebten Ressourcen und Defiziten eines Lebens resultieren. Eine Person, mit einem starken Kohärenzsinn, wird, mit einem Stressor konfrontiert, das Gefühl entwickeln, dass sie Herkunft und Ausmaß des Problems versteht oder verstehen wird, dass die gegebenen Schwierigkeiten handhabbar sind und, dass sie es wert sind, aktiv angegangen zu werden. Dies gilt für tägliche Widrigkeiten ebenso wie für größere Ereignisse oder ganze Stressorenbündel, die mit dem Übergang in eine neue Lebensphase verbunden sein können. Denn mit dem SOC existiert eine Grundlage für ein Verhalten, welches erfolgreich die dem Leben inhärenten Stressoren bewältigt. [92] Dieses Verhalten wird sowohl für die instrumentalen als auch die emotionalen Komponenten, die allen Stressoren innewohnen, bedeutsam sein.

Alle drei Komponenten des SOC sind zwar notwendig, aber nicht in gleichem Maße zentral. Die Bedeutsamkeit erscheint Antonovsky als am wichtigsten. Ohne ihre motivationale Komponente ist ein hohes Maß an Verstehbarkeit und Handhabbarkeit wahrscheinlich von kurzer Dauer. Nach der Bedeutsamkeit folgt wahrscheinlich die Verstehbarkeit, als letztes die Handhabbarkeit. [93]

Bedeutsamkeit (Sinnhaftigkeit)

Indem Antonovsky Sinnhaftigkeit als die entscheidende Komponente des Kohärenzgefühls bezeichnet und den Tod in sein Salutogenesekonzept ausdrücklich mit einschließt[94] begeht er einen doppelten Tabubruch: Nach dem Sinn unserer Existenz zu fragen – und sich nicht, wie weit verbreitet, auf Zweck und Nützlichkeit unseres Handelns zu beschränken – ist uns eher peinlich und zugleich ist das letzte Lebenskapitel immer jenes vom Tod – „in dem die Sinnfrage in greller Absurdität erscheinen mag."[95]

Und doch ist „...das menschliche Sein immer schon ein Sein auf den Sinn hin, mag es ihn auch noch so wenig kennen: Es ist da so etwas wie ein Vorwissen um den Sinn."[96] „Menschsein heißt, [...] auf etwas oder jemanden über sich selbst hinaus

---

[92] Antonovsky (1992) S.37.
[93] Antonovsky (1997) S.38.
[94] Antonovsky (1997) S.39.
[95] Schiffer (2001) S.138.
[96] Frankl, Viktor E. (1979²): Der Wille zum Sinn: Ausgewählte Vorträge über Logotherapie. Bern Stuttgart Wien, S.118.

ausgerichtet zu sein, auf einen Sinn oder ein anderes menschliches Wesen, dem der Mensch liebend begegnet."[97] Das leidenschaftliche Involviertsein ins eigene Leben und „Selbstengagement" (Kobasa) fördern ein soziales Klima, welches bestimmte Arten von Lebenserfahrung ermöglicht. So kann die Erfahrung der Teilnahme an Veränderungsprozessen zur Quelle von eigener Bedeutsamkeit werden. „Ich empöre mich, also sind wir."[98]

Antonovsky unterscheidet, zwischen dem eigenen Selbst (sense of self) und der Identität (sense of identity), die aus einem Komplex sozialer Rollen des Individuums gebildet wird. Ein starkes Selbst ist nicht unbedingt von der Identität abhängig.[99]

Demnach wird eine Person mit einem starken Selbst und einer starken Identität ein starkes SOC (Sense of Coherence) aufweisen. „Sie wird sich voraussichtlich in Arbeit und Liebe [...] engagieren [...] Die Person mit einem schwachen Selbst und schwacher Identität wird natürlich ein schwaches SOC haben." Aber eine Person mit einem schwachen Selbst kann sich in rigider Weise an einer vorgegebenen Identität fest beißen, um die schrecklichen Ängste zu zerstreuen, die gerade wegen ihres schwachen Selbst sich ihrer bemächtigen. „Solch eine Person würde ein rigides SOC aufweisen, dessen beträchtliches Ausmaß an Verstehbarkeit, Handhabbarkeit und Bedeutsamkeit keine Substitutionen zulassen."[100]

Sinn ist mehr als bloßer Zweck und kann mehr umfassen als den „Verstehenszusammenhang einer Lebensgeschichte".[101] Damit sich aus dem existenziellen Wagnis eines jeden einzelnen – einmaligen – Menschen Sinn für sich selbst ergeben kann und es keine blinde Entscheidung wird, bedarf es des Dialoges. Die Dialogfähigkeit können wir – auch im salutogenetischen Sinne – fördern.[102] Mit einem konkreten Du im äußeren Dialog und im inneren Dialog vollzieht sich Sinnsuche.[103] Auch im zweifelnden und im verzweifelten Dialog wird der Mensch am Du

---

[97] Frankl (1979[2]) S.221.
[98] Albert Camus.
[99] „Ein starkes Selbst ermöglicht eine stabile Identität, aber es ist nicht grundsätzlich abhängig von der expliziten Identität [...] sollte man feststellen, dass der spezifische Komplex von Rollen das Selbst nicht mehr adäquat widerspiegelt, so wird man stark genug sein, ihn aufzugeben und alternative Identitäten ausfindig zu machen." Antonovsky (1997) S.41.
[100] Antonovsky (1997) S.41.
[101] Schiffer (2001) S.146.
[102] Schiffer (2001) S.146.
[103] Schiffer (2001) S.144.

zum Ich.[104] Er vergewissert sich seiner selbst und seiner Identität in der Welt. Denn der ubiquitären gesellschaftlichen Konflikthaftigkeit muss nicht – wie Macchiavelli oder Hobbes annahmen – der Kampf um pure Selbsterhaltung zugrunde liegen, sondern diese ist möglicherweise mit Hegel, vor allem als ein Ringen um die Identität des Subjektes zu verstehen, „das darin von den anderen Subjekten anerkannt werden wolle".[105]

Verstehbarkeit

Antonovsky schlägt anstelle eines möglicherweise auf erstarrten Routinen beruhenden Permanenzgefühls den Begriff der „harmonischen Kontinuität" vor, um organisches Wachstum und die Integration von Lebensveränderungen zu ermöglichen.[106] In Abgrenzung zum Konzept der Widerstandsfähigkeit von Kobasa, mit zahlreichen Items zum Wunsch nach Sicherheit, hält Antonovsky die Verstehbarkeit von Ereignissen für zentral. Um Ereignissen als Herausforderungen begegnen zu können „muß man glauben, daß diese Ereignisse geordnet und verstehbar sind oder es zumindest werden können."[107] Dazu tragen Konsistenzerfahrungen bei, bei denen Reize nicht völlig willkürlich und unvorhersehbar auftraten, sondern zugeordnet und strukturiert werden konnten.[108]

Über das für praktische Handhabbarkeitserfordernisse hinausgehende Verstehen, gibt es möglicherweise ein Verlangen des menschlichen Geistes nach Klarheit, nach Vertrautheit, das „Heimweh nach Einheit".[109] Damit rückt die individuelle Verstehbarkeit von Welt in den Mittelpunkt.[110]

Handhabbarkeit

Sie ist ein „Gefühl des Vertrauens, dass man mit den Problemen des Lebens zurecht kommen kann."[111] Es gibt viele mögliche kulturelle Wege zu einem Gefühl

---

[104] Am Anfang ist Beziehung: „Der Mensch wird am Du zum Ich." Buber, Martin (1923): Ich und Du. Heidelberg, S.36.
[105] Schiffer (2001) S.163, Anm. 13.
[106] Antonovsky (1997) S.60.
[107] Antonovsky (1997) S.61.
[108] Bengel, Jürgen; Strittmatter, Regine; Willmann, Hildegard (1998): Was erhält Menschen gesund?: Antonovskys Modell der Salutogenese – Diskussionsstand und Stellenwert; eine Expertise. Im Auftr. der Bundeszentrale für Gesundheitliche Aufklärung (BZgA), Köln. Forschung und Praxis der Gesundheitsförderung; Bd. 6. S.31.
[109] Albert Camus (1992): Der Mythos von Sisyphos. Ein Versuch über das Absurde. Hamburg (Original Paris 1942) S.20.
[110] „In der Psychologie wie in der Logik gibt es Wahrheiten, aber keine Wahrheit." Camus (1992) S.22.
[111] Antonovsky (1997) S.62.

der Handhabbarkeit zu gelangen. So entsteht das Gefühl von Handhabbarkeit auch durch Erfahrungen von Vertrauen haben können, Vertrauen bekommen und wiederkehrend ein Gleichgewicht von Anstrengung und Erholung, eine gute Belastungsbalance, zu erleben.[112]

Konsistente Erfahrungen schaffen die Basis für Verstehbarkeit, Partizipation an der Gestaltung des Handlungsergebnisses bietet die Grundlage für die Bedeutsamkeitskomponente.

> „Wenn andere alles für uns entscheiden [...] werden wir zu Objekten reduziert. Eine Welt, die wir somit als gleichgültig gegenüber unseren Handlungen erleben, wird schließlich eine Welt ohne jede Bedeutung."[113]

Bei dem Wert, den Antonovsky der Einbindung in gesellschaftliche Zusammenhänge zuweist, bekommt manageability mehr als die etablierte Bedeutung von ,Handhabbarkeit'. Sie kann hier auch als Gegenseitigkeit verstanden werden. Denn Hilfserwartung als die fundamentalere Erfahrung geht der autonomen Handlungssteuerung voraus und schließt sie auch immer wieder mit ein. „Erst im System aufeinander bezogener Handlungsregeln ist Vertrauen auf den Erfolg eigener Handlungen überhaupt möglich."[114]

Das Konzept des SOC unterscheidet sich deutlich von anderen Verhaltenskonzepten, wie z. B. dem des Charaktertyps mit festgelegten Verhaltenstendenzen,[115] Das in der Stressforschung gängige Konzept des ,Typus mit starkem Kontrollverlangen' scheint der Komponente ,Handhabbarkeit' des SOC zu ähneln. Doch es gibt einen fundamentalen Unterschied: Menschen mit stark ausgeprägter ,Handhabbarkeit' sind überzeugt, dass Ressourcen ihnen zur Verfügung stehen. Dies bedeutet nicht, dass diese Personen glauben, die Situation zu beherrschen oder die Ressourcen gehörten ihnen. Es genügt, dass die Ressourcen in den Händen von jemandem sind, der sich ,auf ihrer Seite' befindet, den sie um Unterstützung bitten können. „Und falls keine derartigen Ressourcen verfügbar sind, wird jemand mit einem

---

[112] Brucks, Ursula: Salutogenese – der nächstmögliche Schritt in der Entwicklung medizinischen Denkens? In: Schüffel, Wolfram et al. (Hg.) (1998): Handbuch der Salutogenese. Konzept und Praxis. Wiesbaden. S.23-36, S.28f.

[113] Antonovsky (1997) S.93.

[114] Brucks (1998) S.29.

[115] So Rotters Skala der Kontrollüberzeugungen wie auch Werners Gewichtung der internalen Kontrollüberzeugung. Sie erfassen nur zwei mögliche Zustände: „entweder *ich* kontrolliere die Dinge, oder jemand bzw. etwas ,von außen' tut dies." Antonovsky (1997) S.62.

starken Kohärenzsinn danach trachten, die Situation zu vermeiden."[116] Ganz anders verhält sich ein Mensch mit einem starken Kontrollverlangen: Er versucht durchgängig zu vermeiden, sich an andere zu wenden und wird stets versuchen, die Situation zu kontrollieren.[117]

Anders verhält es sich mit Menschen, die ihre ‚Hilflosigkeit erlernt haben'. Ihre Lebenserfahrungen scheinen die Aussichtslosigkeit von eigenem Engagement zu beweisen und Passivität nahe zu legen. Die Betroffenen haben ein Grundverhaltensmuster generalisierter Indifferenz. Erfolglos versuchen sie, unangenehme Erfahrungen zu überwinden. Reaktion und Ergebnis werden wiederholt als unabhängig voneinander erlebt. Diese Unbeeinflussbarkeit wird auf zukünftige Situationen übertragen. Entscheidend sind nicht die faktischen Steuerungschancen in einer Situation, sondern der Glaube an ihre Kontrollierbarkeit. Auch früher erworbene Handlungs- und Überwindungsstrategien werden so verlernt.[118] Lange Phasen der erlebten Unkontrollierbarkeit der eigenen Situation lassen aus wiederholten vergeblichen Versuchen die feste Überzeugung entstehen, über keine eigenen, ergebnisrelevanten Handlungsmöglichkeiten zu verfügen.[119] Seligmans ‚erlernte Pessimisten' wirken wie das Gegenstück zu Antonovskys Personen mit starkem SOC und ihrem ausgeprägten ‚Handhabbarkeitsgefühl'.

Zusammengefasst stellt der SOC eine „generalisierte Art, die Welt und das eigene Leben in ihr zu sehen"[120] dar. Als oberste Steuerungsinstanz entscheidet das Kohärenzgefühl darüber, wie äußere Belastungen empfunden werden – ob als bedrohlich, nervend, ermüdend, überflüssig, ärgerlich oder als willkommene Herausforderung, von der wir annehmen, dass wir sie meistern und dabei vielleicht sogar Freude empfinden können.[121] Dazu kann auch gehören, nicht die gesamte umge-

---

[116] Antonovsky (1992) S.37f.

[117] Auch wenn in bestimmten Kulturen empirisch eine positive Korrelation von SOC und Kontrollverlangen bestehen sollte, haben sie doch grundsätzlich unterschiedliche Bedeutungen. Antonovsky (1992) S.38.

[118] Martin E. P. Seligman (1979): Erlernte Hilflosigkeit. München.

[119] „Die ‚Praxis der Verzweiflung' besteht darin, dauerhafte und globale Gründe für unser Unglück zu finden." Martin Seligman (1991): Pessimisten küsst man nicht, München, S.64.

[120] Antonovsky (1997) S.39.

[121] Schiffer (2001) S.30f. Uexküll spricht vom „Meistern des *Auf- und Umbaus der individuellen Wirklichkeit*", Uexküll, Thure von; Wesiack, Wolfgang (1988):Theorie der Humanmedizin: Grundlagen ärztlichen Denkens und Handelns, München, Wien, S.32, zit. n. Hajek, Göran (1999): Protestantische Arbeitsethik und Herzinfarkt: eine theoretische und empirische Untersuchung von Zusammenhängen zwischen säkularisierter protestantischer Arbeitsethik, Arbeits- und Lebensbedingungen in modernen westlichen Industriegesellschaften und Herz-Kreislauf-Erkrankungen. Lengerich u. a. O., S.56. Hervorhebung JR

bende objektive Welt zu betrachten, sondern den interessierenden Lebensbereich abzustecken, Grenzen zu ziehen.

Ein starker Kohärenzsinn scheint aber, ohne dass die vier folgenden zentralen Lebensbereiche von subjektiver Bedeutung für die Person sind, nicht denkbar: Dazu gehören die eigenen Gefühle, unmittelbare interpersonelle Beziehungen, die wichtigste eigene Tätigkeit sowie existentielle Fragen wie Tod, unvermeidbares Scheitern, persönliche Fehler, Konflikte, Isolation.[122] Die Summe der aus generalisierten Widerstandsressourcen und Widerstandsdefiziten gewonnen Erfahrungen eines Lebens bestimmen die Einstufung auf dem SOC Kontinuum[123] und damit die Fähigkeit, auf Reize angemessen zu reagieren.

Der Mensch als selbst organisierendes System nimmt nicht einfach Informationen aus der Umwelt auf, sondern erzeugt Information über die Welt durch Interaktion mit ihr. Die Informationen bestimmen die Aktionen des Organismus und die Aktionen des Organismus ihre Erzeugung.[124] Die Lösung für optimales Funktionieren und Überleben entsteht aus einer flexiblen Balance zwischen Geschlossenheit und Offenheit des Systems. Während die Person mit einem rigiden SOC am Kanon gespeicherter Information festhält, sucht jemand mit einem starken SOC nach einer Balance zwischen Regeln und Strategien, zwischen gespeicherter und potentieller Information. Diese Person „vertraut darauf, daß mit der neuen Information etwas Sinnvolles anzufangen ist. Sie empfindet kaum eine Gefahr dabei, die Welt als Herausforderung zu betrachten und Feedback gegenüber aufgeschlossen zu sein."[125]

Wurde der Kohärenzsinn hier bisher nur auf einzelne Menschen bezogen, so kann ein starkes Kohärenzempfinden doch jede soziale Einheit charakterisieren. D. h. ein Kollektiv hätte dann eine „gemeinsame Sicht der Welt".[126] In einer chaotischen Situation wird kollektiv Bedeutung geschaffen. Das "kompetente Individuum" hat eine in der Summe „positive, optimistische und aktive Sichtweise seines Selbst im Verhältnis zur Welt".[127] In den meisten Organisationen gibt es ein Kollektivgefühl,

---

[122] Antonovsky (1997) S.39. Das Setzen enger Grenzen bedeutet nicht, „daß die reale Welt das eigene Leben nicht objektiv beeinflusst wird." Ebd.

[123] Antonovsky (1992) S.36.

[124] Meckel-Haupt (2001) S.9.

[125] Antonovsky bezieht sich auf die Darstellung der Minimax-Lösung der Spieltheorie bei Gatlin. Antonovsky (1997) S.43.

[126] Hier kann Antonovsky an das kollektive Bewußtsein bei Durkheim, die ‚soziale Repräsentation' von Herzlich und Seamans Konzept der Entfremdung anknüpfen. Antonovsky (1997) S.155.

[127] Adler, Alfred (1982²): The Pattern of Life. New York, S.38f. Original 1930, New York. zit. n. Antonovsky (1997) S.157.

welches „im Interesse des Systems mit dem Selbstbewußtsein oder seinem Fehlen parallel läuft."[128]

2.3 Stressorbewertung

Der menschliche Organismus befindet sich prototypisch in einem „dynamischen Zustand eines heterostatischen Ungleichgewichts".[129] Denn permanent sind physikalische, biochemische und psychosoziale Reize zu bewerten:

1. Sind die Reize spannungserzeugend? Dann wird aus dem Reiz ein Stressor.
2. Ist der Stressor bedrohlich, günstig oder irrelevant?
3. Kann ich situationsangemessen und zielgerichtet reagieren oder bin ich handlungsunfähig und emotional disbalanciert?[130]

Der Organismus kann eine Vielzahl von Stimuli mehr oder weniger automatisch verarbeiten.[131] Neben grundlegenden kulturübergreifenden stresserzeugenden Erfahrungen menschlicher Existenz, wird eine Vielzahl von Stimuli erst durch die individuelle Bewertung zu Spannungszuständen, deren Bewältigung Unbehagen (stress oder ‚disease'), Wohlbehagen (‚health ease')[132] oder gar keine Gefühlswahrnehmung hervorrufen.[133]

Stressoren sind nichts anderes als „Herausforderungen, für die es keine unmittelbar verfügbaren oder automatisch adaptiven Reaktionen gibt."[134] Sie erzeugen ein

---

[128] Adler (1982) S.38f. zit. n. Antonovsky (1997) S.157.

[129] Antonovsky (1997) S.124.

[130] Stressreiz und persönliche Bewertung fließen auch in die Skalen des Trierer Inventar zum chronischen Stress ein. Ditzen Beate; Nater, Urs M. (2006) Rezension zu Schulz, P., Schlotz, W. ; Becker, P. (2004). Trierer Inventar zum chronischen Stress (TICS). Göttingen. Zeitschrift für Klinische Psychologie und Psychotherapie, 35, 3, S.240-242. Das Trierer Inventar erfasst 10 Skalen in vier inhaltlichen Blöcken: Hohe Anforderungen, individuell empfundener Mangel, Besorgnisneigung und chronisches Stresserleben.

[131] Meckel-Haupt (2001) S.5.

[132] Wörtliche Übersetzungen nach Bengel ua. (2001) S.31. Vgl. das Konzept des ‚Eustreß' bei Selyes (1974).

[133] Antonovsky führt in seinem Gesundheitsmodell potentielle endogene und exogene Stressoren auf, darunter zehn psychosoziale Stressoren. Antonovsky (1997) 201.

[134] Antonovsky (1979) S.99. An anderer Stelle (Antonovsky (1987): Unraveling the mystery of health) definierte er Stressoren als generalisierte Widerstandsdefizite. Erscheinen im vorhergehenden Absatz die Stressoren als unbewertete neutrale Stimuli, denen erst die generalisierten Widerstandsressourcen eine Bedeutung erteilten, werden hier Stressoren als ‚Widerstandsdefizite' mithin als bereits bewertete Stimuli verstanden. Dies ist m. E. problematisch.

Spannungsgefühl. Der Stressor bringt „Entropie ins System [...], das heißt eine Lebenserfahrung, die durch Inkonsistenz, Unter- oder Überforderung und fehlende Teilhabe an Entscheidungsprozessen charakterisiert ist." Auch „die Abwesenheit einiger wichtiger generalisierter Widerstandsressourcen (GRR's) [kann] zu einem Stressor werden."[135] Der salutogenetische Ansatz verwirft die weit verbreitete Annahme, dass Stressoren pathogen wirken müssen. „It views stressors rather as having a potential whose consequences – positive, neutral, or negative – are open."[136]

Drei Typen von Stressoren sind zu unterscheiden: „Chronische Stressoren, wichtige Lebensereignisse und die akuten alltäglichen Widrigkeiten."[137] Chronische Ressourcen und chronische Stressoren, „die in der Lebenssituation der Person verankert sind, [sind] generalisiert und langlebig. –Sie sind die primären Determinanten des SOC-Niveaus."[138] Während sich stresshafte Lebenssituationen negativ auf das SOC auswirken, muss dies bei Stress-Lebensereignissen nicht der Fall sein. Wohl rufen sie Anspannung hervor, doch die Auswirkungen werden durch die Stärke des SOC der erlebenden Person bestimmt. Bedeutsam ist nicht das Ereignis an sich, sondern „wichtig sind die vielen aus ihm erwachsenden Konsequenzen".[139]

Das Problem der Reizbewertung beinhaltet einen instrumentellen, problemlösenden und einen emotionalen Aspekt. D. h. neben die Frage nach der sachlichen Lösung des Problems tritt die Regulierung der ausgelösten Emotion. Lazarus hat in seinem Copingmodell die Begriffe Herausforderung und Bedrohung verwandt.[140] Anders als beim alltäglichen Problemlösungsverhalten fehlen beim Coping vorgegebene Routinelösungen. Erfolgreiches Coping umfasst Puffereffekte wie auch soziale Unterstützung.[141] „Reife Abwehrmechanismen" (Vaillant) wie Humor, Altruismus, Sublimation oder Supression erhöhen die Widerstandskraft, stärken das Stamen,

---

[135] Antonovsky (1997) S.44.
[136] Antonovsky, Aaron (1992): Can attitudes contribute to health? Advances Vol.8, No.4, S.33-49, S.35. Siehe auch Antonovsky (1979) S.96.
[137] Der chronische Stressor ist eine Lebenssituation oder Bedingung mit Schlüsselfunktion im Leben einer Person, ein andauernder Mangel. Antonovsky (1997) S.44.
[138] Antonovsky (1997) S.44.
[139] Antonovsky (1997) S.44.
[140] Stressoren sind Stimuli, die die Ressourcen eines Systems angreifen oder übersteigen. Lazarus, Richard S. (1993): Coping Theory and Research: Past, Present, and Future. Psychosomatic Medicine 55, S.234-247. Antonovsky (1997) S.125ff.
[141] Lexikon zur Soziologie (1995³). Siehe auch Badura, Bernhard; Pfaff, Holger (1989): Stress, ein Modernisierungsrisiko? KZfSS, S.644-668.

das „Durchhaltevermögen" (Thomas). Lebenserfahrungen werden zu Schutzschilden umgeformt.[142]

Für die erfolgreiche Regulierung der Emotionen ist es entscheidend, inwieweit diese zielgerichtet oder diffus sind. Bei der fokussierten Emotion ist das Gefühl an ein relativ eindeutiges Ziel gebunden. Man ärgert sich über jemanden oder ein Ereignis. Die Ausmaße des Ärgers ebenso wie seine wahrgenommenen Konsequenzen sind relativ begrenzt. Wut stellt eine Qualität dar. Sie richtet sich gegen die Welt, auf das Leben, auf Menschen im allgemeinen. „Man kocht vor Zorn und der Dampf löst sich auf; man kocht vor Wut, endlos."[143]

Während das Gelingen einer angemessenen Spannungsbewältigung[144] gesundheitserhaltend und –förderlich wirkt, sorgt das Misslingen für eine belastende Situation. Dieser negative Spannungszustand kann pathogen wirken oder in eine Stressreaktion münden, deren spätere erfolgreiche Bewältigung sogar gesundheitsfördernde Wirkung haben kann.[145] Antonovsky kennt die Freude an der Spannung ebenso wie das Problem der Unterforderung.[146] Anhaltende Unterforderung oder auch das Fehlen „substantiver Komplexität"[147] ziehen die zunehmende Lähmung des Handhabbarkeitserlebens nach sich.[148] Ein ausgewogenes Verhältnis von Konsistenz und Überraschung, von lohnenden und frustrierenden Ereignissen fördert die Entwicklung eines starken Kohärenzgefühls.[149]

Die Beziehung zwischen **Kohärenzsinn und Gesundheitszustand** entsteht auf drei Wegen:

1. Psychoneuroimmunologisch: Möglicherweise wirkt – in Anlehnung an Temoshok und Schwartz – das Gehirn als „health care system". Das Univer-

---

[142] Schüler; Franziska; Dietz, Julia (2004): Kurzlehrbuch Medizinische Psychologie. Stuttgart, S.163.
[143] Antonovsky (1997) S.139.
[144] „Tension management," 'defined as the rapidity and completeness with which problems are resolved and tension dissipated'. Antonovsky (1979) S.96.
[145] Bengel u.a. (2001) S.33. Umweltstressoren können das Immunsystem nicht nur unterdrücken, sondern auch fördern. Antonovsky nennt diese mögliche Spannungsfolge ‚potentiation'. Sie kann zukünftige Ressourcen und Repertoirebereicherung bedeuten. Antonovsky (1979) S. 96. Siehe auch die ‚hardening hypothesis' von Shuval.
[146] Antonovsky (1979) S.95. "The concept of underload postulates an inherent need for sensory stimulation of moderate magnitude and complexity" Antonovsky (1979) S.87.
[147] Kohn, Melvin L.; Schooler, Carmi (1983): Work and Personality. Norwood/NJ, S.77.
[148] Antonovsky (1997) S.110.
[149] Bengel u.a. (2001) S.31.

sum der Stimuli als verstehbar, handhabbar und bedeutungsvoll wahr zu nehmen, veranlasst das Gehirn Botschaften an andere Systeme des Körpers zu senden, die Homöostasis aufrecht erhalten.[150]

2. Durch gesundheitsförderliches Verhalten: Personen mit einem starken Kohärenzsinn werden Stimuli eher als ‚Nonstressors' definieren und Stressoren vermeiden, mit denen umzugehen schwierig werden würde. Zudem werden sie sich mit größerer Wahrscheinlichkeit früher in Behandlung begeben, professionelle Unterstützung wie auch gesundheitsrelevante Informationen suchen oder schlechte Gewohnheiten aufgeben.

3. Erfolgreiche Problembewältigung: Entscheidend für das Konzept ist die Unterscheidung von vorübergehender Spannung und Stress. Mit dem Aufbau von Spannung wird der Organismus darauf vorbereitet, es mit Anforderungen aufzunehmen, die durch die Stressoren gestellt werden.

„If coping is successful and the tension is resolved, there not only will be an avoidance of damage, but the very experience of successful coping will also lead to emotional gratification and will have salutary physiological consequences – that is, the experience will be salutogenic. On the other hand, if coping is unsuccessful, tension, maintained over time, is transformed into stress which, unlike tension, is pathogenic."[151]

Diese salutogenetisch wirkenden Erfahrungen und der SOC können – mit leichten Modifikationen – aus dem Coping-Prozess, wie ihn Lazarus analysiert hat, abgeleitet werden. Wenn in der Erstbewertung ein Stimulus als Stressor definiert wird, wird jemand mit einem starken SOC auf der zweiten Bewertungsstufe den Stressor als bedeutungslos oder willkommen definieren, im Vertrauen darauf, dass er ihn gut ‚handeln' können wird. Die dabei entstehenden Gefühle wirken salutogen.

Auf der dritten Bewertungsstufe des Coping-Prozesses wird das Problem definiert. Eine Person mit einem starken SOC ist kognitiv und emotional in der Lage, das

---

[150] So wird bei Stress die Cortisolausschüttung gemindert. Bei ‚unkontrollierbarem' Stress, wie nach dem Verlust nahe stehender Menschen konnte eine Beeinträchtigung der Lymphozytenneubildung beobachtet werden. Schiffer (2001) 24f. Ein vereinfachtes Schema neuroendokriner Stressreaktionen als Reaktion auf sozioemotionale Belastungen zeigt Siegrist, Johannes(2005[6]): Medizinische Soziologie, S.81.
[151] Antonovsky (1992) S.40. Während der psychoneuroimmunologische Wirkungszusammenhang für Antonovsky noch spekulativ erschien, und das persönliche gesundheitsförderliche Verhalten von mächtigeren soziokulturellen und situativen Erwägungen überlagert werden kann, erschien ihm der dritte Kanal als der Wichtigste.

Problem einzuordnen und bereit es anzugehen. Schon bevor irgendeine Handlung erfolgt, erhält so das System salutogenetischen Input. War bisher nur von der Wirkung des SOC auf den verschiedenen Stufen der Bewertung die Rede, liegt der entscheidende Beitrag des SOC für die Gesundheit in der Bewältigung des Stressors und seiner erfolgreichen Auflösung. Wobei es nicht eine bestimmte erfolgreiche Bewältigungsstrategie gibt. Denn das Leben hält zahlreiche und vielfältige Stressoren bereit. Menschen mit einem starken SOC werden jeweils die Strategie wählen, die am besten geeignet erscheint, dem Stressor zu begegnen.

Generalisierte Widerstandsressourcen helfen auf zweierlei Weise: Sie liefern Lebenserfahrung die hilft, den SOC aufzubauen und zu verstärken, aber sie sind auch als Potential zu betrachten. Menschen mit starkem SOC werden wahrscheinlich auf eine größere Variabilität generalisierter Widerstandsressourcen zugreifen können und damit über mehr Chancen auf die Auswahl und Aktivierung passender Ressourcen verfügen.[152]

Auf der Stufe der nachträglichen oder neuen Bewertung (reappraisal) wird die Person mit starkem SOC offen für Feedback und korrigierende Handlungen sein. Da das ursprüngliche Vorgehen nicht primär von inhaltlichen Motiven bestimmt wurde, sondern von dem Wunsch nach Problembewältigung, fällt ein Wechsel der Problemlösungsstrategie leichter.[153] Schmerz und Leid sind unvermeidbar – auch unter den besten Umständen. Und es gibt unlösbare Probleme. Aber im Rahmen der historisch und biologisch vorgegebenen Bedingungen kann man mehr oder weniger gesund sein.[154]

Generalisierte Widerstandsressourcen, wie z. B. bestimmte Einstellungen, die immer nur im Kontext der jeweiligen Kultur zu verstehen sind, haben funktionelle Konsequenzen für die Gesundheit.

Zudem stellt der Gesundheitszustand selbst eine generalisierte Widerstandsressource, oder ein Widerstandsdefizit, dar.[155] Denn eine gute Gesundheit unterstützt

---

[152] Antonovsky (1992) S.41.
[153] „One is freer to take a different tack, which would improve chances of successful tension resolution." Antonovsky (1992) S.41.
[154] Antonovsky (1992) S.41.
[155] Antonovsky (1992) S.42.

konsistente Lebenserfahrungen, ein Belastungsgleichgewicht und die Teilhabe an Entscheidungsprozessen.[156]

Ähnlich wie Antonovsky mit der sozialen Widerstandsressource betont House in seinem Modell des social support die Bedeutung einer „allgemein als positiv oder belohnend erfahrenen Qualität des sozialen Austauschs, die innerhalb von Gruppen mit einer gewissen Stabilität und Dichte wechselseitiger Beziehungen erfahren werden kann."[157] Dazu zählen emotionaler Rückhalt, Rückhalt durch Anerkennung, Rückhalt durch Information, instrumenteller Rückhalt.

Im Konzept der Lebenslage wird das „Wechselspiel von Person und kontextuellen Ressourcen"[158] im (Entwicklungs-)Verlauf des Lebens erfasst. Dazu gehören die kognitiven, affektiven und emotionalen individuellen Bearbeitungskapazitäten sowie die in der Umwelt verfügbaren kontextuellen Ressourcen. Letztere umfassen ökonomische, infrastrukturelle, soziale Ressourcen. Für die räumlichen und rechtlichen Umwelten kann diskutiert werden, ob diese als Ressource oder als Rahmenbedingung in das Lebenslagenkonzept integriert werden sollen.[159]

2.4 Ergänzende Stresskonzepte

In Ergänzung und zum Teil Abgrenzung zu Antonovskys Vorstellungen vom Stress sollen anschließend die Positionen der Vertreter verschiedener elementarer Stresskonzepte kurz wiedergegeben werden.

Stress als Reiz-, Reaktions- und Bewertungsphänomen
Aus der Arbeitssituation ergeben sich Belastungen und Ressourcen, deren Einsatz und Bewältigung Folgen nach sich ziehen.[160] Der Stimulus (Stressor) und seine Folgen (Stress) sind zu unterscheiden: „Confusion between stress as both an agent

---

[156] Antonovsky (1992) S.43.
[157] Siegrist (2005⁶) S.74. Zum ‚social support' als Protektivfaktor und der Vorstellung, dass Menschsein sich nur im sozialen Kontext entwickeln können, siehe Schwarz (1994) S.23ff.
[158] Schulz-Nieswandt (2006): Sozialpolitik und Alter, S.14.
[159] Schulz-Nieswandt (2006): Sozialpolitik und Alter, S.14f.
[160] Zu Belastungen, Belastungserleben und resultierenden Belastungswirkungen siehe Quaas (1997) S.214, Bild 3.

and a result can be avoided only by the distinction between ‚stress' and ‚stressor'.[161]

Reizorientierte Stresskonzepte stellen den Stress auslösenden Reiz, den Stressor, in den Mittelpunkt. Die Forschung zu großen belastenden Lebensereignissen (stressful life events), wie z. B. den Arbeitsplatzverlust, den Tod nahestehender Angehöriger oder auch einer Heirat, zeigte, dass die Reaktionen auf das gleiche Ereignis unterschiedlich ausfallen. Dennoch lassen sich Stressorenklassen identifizieren, die typischerweise, auch kulturübergreifend, als Belastungen wahrgenommen werden und entsprechende Stressreaktionen bewirken.[162] Auch bestimmte Umweltreize wie physikalische Stressoren (z. B. Lärm oder extreme Temperaturen) oder arbeitsorganisatorische Faktoren (Schichtarbeit, Zeitdruck, Veränderungsdruck, neue Technologien) und soziale Stressoren (Konflikte unter Kollegen, Rollenkonflikte) stellen Belastungen und im Sinne reizorientierter Konzepte Stressoren dar. Hier handelt es sich häufig auch um Mikrostressoren (daily hassles als ‚minor life events')[163], die durch ihre Beständigkeit wirken.

Im Gegensatz zu akutem Stress wird **Chronischer Stress** häufig allein durch das wiederholte Einwirken von Stressoren erklärt. Zusätzlich können aber auch einmalige und kurze, dafür intensive Belastungen (Traumata) anhaltende Auswirkungen haben. Weiter gehende Ansätze machen einen Unterschied zwischen episodischem Stress mit wechselnden Anforderungen und chronischem Stress mit täglicher Routine und gleichbleibender Umgebung. Chronischer routineverursachter Stress kann folgendermaßen beschrieben werden:

1. Unspezifischer schleichender Beginn
2. Kann von kurzer oder langer Dauer sein
3. Tritt sehr häufig auf
4. Kann von großer oder geringer Intensität sein.

---

[161] Selye, Hans (1975): Confusion and controversy in the stress field. Journal of Human Stress. 1975 Jun;1(2): S.37-44. Abstract, http://www.ncbi.nlm.nih.gov/pubmed/1235113. (27.08.2010).
[162] Antonovsky (1997) S.73ff.
[163] Schulz, Peter (2005): Stress- und Copingtheorien. In: Schwarzer, Ralf (Hg.): Enzyklopädie der Psychologie. Gesundheitspsychologie. Göttingen u. a. O., S.219 –235, S.222. Allen D. Kanner, James C. Coyne, Catherine Schaefer and Richard S. Lazarus (1981): Comparison of two modes of stress measurement: Daily hassles and uplifts versus major life events. Journal of Behavioral Medicine Volume 4, Number 1, 1-39. European Journal of Personality. Lazarus, Richard S. (1993): Coping Theory and Research: Past, Present, and Future. Psychosomatic Medicine 55, S.234-247. Lazarus, Richard S.; Folkman, Susan. (1987): Transactional theory and research on emotions and coping. European Journal of Personality, Volume 1, Issue 3, pages 141–169, September 1987.

Aufgrund seines schleichenden Beginns ist anzunehmen, dass anfangs keine besonderen Maßnahmen zur Stressbewältigung eingeleitet werden. Hierzu können auch sogenannte ‚non-events' beitragen, Ereignisse, die obwohl sehnlichst gewünscht, nicht eintreten. Bei Pearlin ist es die Bedienung sozialer Rollenerwartungen, die eine wiederkehrende Beanspruchung und damit eine mögliche Quelle chronischen Stresses darstellen. Neben dem Rollendruck sind es Rollenunklarheiten und Rollenkonflikte, die zur inneren Anspannung und Überlastung beitragen können. Ebenso kann die anhaltende Nichtbefriedigung zentraler Bedürfnisse (z. B. nach Anerkennung, Sicherheit) chronischen Stress mit sich bringen.[164]

Offen bleibt bei den reizorientierten Konzepten die subjektive Bewertung dieser Ereignisse ebenso wie mögliche verstärkende oder abschwächende Wechselwirkungen zwischen den einwirkenden Reizen.[165]

Reaktionsorientierte Konzepte bestimmen Stress nicht über den Auslöser sondern über die vom Körper gezeigte Reaktion. Der Begriff Stress oder Stressor bezieht sich auf jede soziale, innere oder von der Umwelt (z. B. physikalische) ausgehende Anforderung, die das Individuum dazu bringt, seine üblichen Verhaltensmuster anzupassen.[166]

Der ‚Vater der Stressforschung' Hans Selye beschreibt Stress in seinem Modell des Allgemeinen Adaptionssyndroms als eine universelle Reaktion des Körpers auf eine Bedrohung (Herausforderung) des Organismus.[167]

„Stress is the nonspecific response of the body to any demand, whether it is caused by, or results in, pleasant or unpleasant conditions. Stress as such, like temperature as such, is all-inclusive, embodying both the positive and the negative aspects of these concepts."[168]

---

[164] Schulz (2005) S.226f.

[165] Schmitt, Liane (2006): Kompetenzabhängiges Belastungserleben in Dienstleistungsberufen -Die Entwicklung eines Modells der Zusammenhänge zwischen empfundenen Belastungen und beruflichen Kompetenzen. Dissertation Universität Mannheim, S.15f.

[166] Thoits, Peggy (1995): Stress, Coping, and Social Support Processes – Where Are We – What Next? Journal of Health and Social Behaviour (Extra Issue) S.53-79, S.54.

[167] Selye, Hans (1950): Stress and the general adaptation syndrome. British Medical Journal, S.1383-1392.
Siehe auch Selye, Hans (1976): Forty years of stress research: principal remaining problems and misconceptions. CMA Journal July 3, Vol. 115, S.53-56.

[168] Hans Selye (o.J.): The Nature of Stress; In: Aelred C. Fonder: The Best of Basal Facts -1976-1987, S.629-640. http://www.icnr.com/articles/thenatureofstress.html. Hervorhebungen durch JR.

Diese unspezifische Verteidigungsreaktion gegen Stressoren verläuft über die vier Stadien Alarm, Widerstand, Mobilisierung von Energiereserven und Erschöpfung. Diese Köperreaktionen können bei unangenehmen aber auch angenehmen Anforderungen auftreten. Positiver Stress (Eustress) kann anregend und motivierend wirken, negativer Stress (Distress) ist mit unerwünschten Folgen verbunden. Stressfolgen können sich dauerhaft körperlich manifestieren und zu körperlichen Symptomen und Krankheiten führen.[169]

Arbeitsbezogener Stress wird von Semmer und Udris mit negativen affektiven Zuständen verbunden: „Von Stress sprechen wir [...] dann, wenn es sich um **eine aversiv erlebte, von negativen Emotionen begleitete Beanspruchung** handelt."[170]

Nach der **Cannon-Bard-Theorie der Emotion** ruft ein emotionaler Stimulus zwei voneinander unabhängige gleichzeitige Reaktionen hervor: sowohl eine körperliche Erregung über das sympathische Nervensystem als auch das subjektive Auslösen von Emotion über den Cortex. Körperliche und psychische Reaktion wären demnach (zwingend) voneinander unabhängig.[171] Mit der Flight and Fight Reaktion (Walther Cannon)[172] werden Körper und Geist in einen Alarmzustand versetzt. Hält dieser längere Zeit an, besteht Langzeitstress.

Langzeitstress und seine physiologischen Folgen

Die gesteigerte Ausschüttung von Adrenalin, Noradrenalin und Glucocorticoiden unterstützt kurzfristig die unmittelbare Reaktion auf stresshaltige Situationen. Hält die Sekretion von Glucocortioiden längere Zeit an, kommt es zu zerstörerischen Wirkungen. Berichtet werden u. a. die Erhöhung des Blutdrucks (mit gesteigertem Risiko von Schlaganfall und Herzinfarkt), Schädigungen des Muskelgewebes, Diabetes und Immunsuppression. Sie kann die Lernfähigkeit mindern und zu Hirnschädigungen führen. Diese Entzündungshemmung verlangsamt Heilungsvorgänge

---

[169] Wüstner (2007) S.144. Peter L. Schnall; Carl Pieper; Joseph E. Schwartz; Robert A. Karasek; Yvette Schlussel; Richard B. Devereux; Antonello Ganau; Michael Alderman; Katherine Warren; Thomas G. Pickering (1990): The Relationship Between 'Job Strain,' Workplace Diastolic Blood Pressure, and Left Ventricular Mass Index. Results of a Case-Control Study. JAMA. 1990; 263(14):1929-1935.
[170] Semmer, Norbert; Udris, Ivars (1993): Bedeutung und Wirkung von Arbeit. In: Schuler, Heinz (Hg.): Lehrbuch Organisationspsychologie. Bern, S.133-165, S.146, zit. n. Schulz (2005) S.226.
[171] Gerrig & Zimbardo (2008) S.461.
[172] Gerrig & Zimbardo (2008[18]): Psychologie, München u. a. O. S.469.

und erhöht die Infektionsanfälligkeit.[173] So wird aus der kurzzeitig nützlichen Reaktion auf bedrohliche Reize, eine bei langzeitiger Wirkung gefährliche. **Die Kontrollierbarkeit der Situation** durch die Betroffenen, und möglicherweise sogar schon die Illusion der Kontrollierbarkeit, verringern – bei gleichen aversiven Reizen – die stressbezogenen Symptome. Die Möglichkeit Bewältigungsverhalten auszuführen, verminderte – bei Ratten – die Auswirkungen des Stress auf den Hippocampus.[174]

Das transaktionale Stressmodell legt den Fokus auf die Prozesse der subjektiven kognitiven Bewertung von Umweltanforderungen und persönlichen Ressourcen, die Bedeutung des Stimulus für den Empfänger. Statt von den Reizen oder der unmittelbaren Reaktion darauf, wird von einer psychisch vermittelten Person-Umwelt-Beziehung ausgegangen. Menschen leiden dann unter Stress, wenn sie glauben, dass es ihnen an Ressourcen, um es mit schwierigen Ereignissen aufzunehmen, mangelt, dass sie aber keinem Stress unterliegen, wenn sie annehmen, dass sie über passende Ressourcen verfügen.[175] Subjektive Wahrnehmungs- und Bewertungsprozesse bestimmen demnach die Stressentstehung. Stress ist nicht einfach da, sondern entsteht als Ergebnis einer Auseinandersetzung von Individuum und Umwelt, die im Kern aus einem dreistufigen Modell aus Bewältigungshandeln (Coping) und Bewertungsprozessen besteht: Coping bedeutet nach Lazarus „ongoing cognitive and behavioral efforts to manage specific external and/or internal demands that are appraised as taxing or exceeding the resources of the person".[176] Vereinfacht formuliert, besteht Stressbewältigung (Coping) aus Kognitionen und Verhalten im Bestreben, psychischen Stress zu handhaben. Dabei wird der Begriff Coping unabhängig davon verwendet, ob der Ablauf zu einer Anpassung führt oder nicht, erfolgreich oder nicht erfolgreich, stetig oder unstetig ist.[177]

---

[173] Carlson, Neil R. (2004[8]): Physiologische Psychologie. München u. a. O., S.683f. Zu Stress und Infektionskrankheiten siehe besonders S.692f.

[174] Jene Ratten, die einem Elektroschock durch Fesselung bewegungslos ausgeliefert waren, zeigten sich stärker geschädigt als die Kontrollgruppe, die Fluchtmöglichkeiten hatte, in der Summe aber ebenso viele Schocks erhielt. Carlson (2004) S.689.

[175] Lazarus & Folkman (1996[9]) Stress, Appraisal, and Coping. Im transaktionalen Stressverständnis ist auch das Salutogenese Modell von Antonovksky einzuordnen.

[176] Lazarus, Richard S. (1993): Coping Theory and Research: Past, Present, and Future. Psychosomatic Medicine 55, S.234-247, S.237.

[177] Lazarus, Richard S.; Folkman, Susan (1984): Stress, Appraisal, and Coping, New York, S.141f. Zu den drei Stufen der Bewertung siehe Dies. S.53ff.

Es werden zwei Hauptarten der Stressbewältigung unterschieden: problemorientiertes und emotionszentriertes Coping[178] sowie drei Stufen der Stressbewältigung: Bei beiden Hauptarten der Stressbewältigung können Umbewertungen stattfinden.

1. **Primäre Bewertung**: Die Bedeutsamkeit der Situation wird geprüft:
   Irrelevant oder relevant?
   Günstig oder schädlich (stressful)?
   Als schädlich und damit stressend werden Situationen eingestuft, mit denen Schädigung, Verlust, Bedrohung oder Herausforderung verbunden werden. Die primäre Bewertung beruht auf Reizkonfigurationen und Umweltanforderungen.

2. **Sekundäre Bewertung**: Die Situation wird im Hinblick auf die eigenen Bewältigungsfähigkeiten, die zur Verfügung stehenden Bewältigungshilfen und die Bewältigungsmöglichkeiten der Situation geprüft. Das Ergebnis der sekundären Bewertung modifiziert das Ergebnis der vorläufigen ersten Bewertung.

3. In die **Neubewertung** (reappraisal) fließen die eigenen Reaktionen ebenso wie die der Umwelt und die Erfolge oder Mißerfolge bisherigen Bewältigungshandelns ein. Diese Zeitdimension des Copings betrifft Gegenwart wie Vergangenheit und beinhaltet alle Prozesse im Umgang mit als belastend erkannten Bedingungen (wahrnehmen, hinnehmen, neu interpretieren). Durch die gedankliche Vorwegnahme der Zukunft können Lernprozesse angestoßen werden. Im Prozeß der Auseinandersetzung mit wechselnden Umweltanforderungen werden von der Person immer wieder subjektive Einschätzungen notwendig und (Neu-) Bewertungen vorgenommen. Auch kann es zur Zuschreibung von Verschulden oder Verdienst kommen.

Lazarus verwendet den Begriff reappraisal (Neubewertung) in zwei Zusammenhängen. Zum einen bezüglich des Bewertungsprozesses, wie oben erwähnt. Zum anderen ist die Neubewertung einer Stresssituation gleichzeitig eine Copingstrategie, wie an folgendem Zitat deutlich wird: "I also used the term cognitive coping to express this idea that coping can influence stress and emotion merely by a reappraisal of the person-environment relationship."[179]

---

[178] Lazarus & Folkman (1984) S.153ff.
[179] Lazarus (1999): Stress and Emotion: A new Synthesis, New York, S. 77.

Im zweiten, jetzt emotions- und/oder problemorientierten Coping kommt es zu veränderten Attributionen (z. B. internal/external) Korrekturen des Weltmodells, Verdrängung oder Verleugnung, Perspektivenwechsel , zum Lernen aus Fehlern mit
Analyse, Strategieveränderung, evtl. Distanzierung oder/und direkter Intervention
wie z. B. dem Ausräumen von Hindernissen. Bei erfolglosem 2. Coping entsteht
Stress 2. Ordnung. Die Betroffenen erleben sich als hilflos dabei die Situation zu
meiden, zu verändern, oder zu verlassen. Der Mensch fühlt sich in der Situation
gefangen. Es kommt zur Anreizverschiebung oder -löschung, anhaltender Beunru-
higung, evtl. Meidung weiterer Copingversuche, Ersatzbefriedigung oder Süchten.[180]

Insgesamt liefern transaktionale Modelle eine Abgrenzung von belastendem Stress
zu positiven Erregungszuständen, zu Euphorie und Herausforderung.[181] Als hilfreich darf auch eingstuft werden, dass eine subjektive, aber ressourcenbeeinflusste
Bewertung das persönliche Stresserleben prägt und zu objektiv meßbaren Stressfolgen beiträgt. Diese Modellierung von Stress ist geeignet den Blick auf bisherige
Copingerfahrungen, (Stichwort ‚erlernte Hilflosigkeit', organisationale Befähi-
gungsprozesse, Empowerment) gesundheitsrelevante Ressourcen und Selbstüber-
zeugungen sowie persönliche Bewältigungsfertigkeiten ebenso wie extrapersonale
Bewältigungsressourcen zu lenken. Belastungen bedeuten nicht für jeden Beanspruchungen, und diese sind auch nicht für jeden gesundheitsrelevant.

Psychischer Stress entsteht im kognitiven Stresskonzept nach Lazarus wenn Verlust, Bedrohung oder eine Herausforderung wahr genommen werden und so die
eigene Autonomie infrage gestellt wird. Diese unmittelbare Bedrohung durch
Überforderung kann mit Burisch als Stress 1. Ordnung bezeichnet werden. Die Erfahrung von Hilflosigkeit, d. h. von unbewältigtem Stress, führt zu Stress 2. Ordnung.[182] Im transaktionalen Verständnis entsteht, im Prinzip, **Stress aus gestörten
oder kritischen Handlungsepisoden** zwischen Motivanregung und Motivsätti-
gung. Unter „kritischen Handlungsepisoden" versteht Burisch, in Anlehnung an
den Begriff der „critical job events", Handlungen, bei denen Ziel und Belohnung
ohne unvorhergesehene Mehranstrengung erreicht werden. Der Unterschied zur

---

[180] Burisch, Matthias (2006): Das Burnout Syndrom. Heidelberg, S.162-176.
[181] Schmitt (2006) S.18. Zum transaktionalen Stressmodell siehe auch Richter & Hacker (1998)
S.20f. (Graphik) sowie zu den Schwierigkeiten der Transaktionstheorie methodisch gerecht zu werden Christ, Oliver (2004): Die Überprüfung der transaktionalen Stresstheorie im Lehramtsreferendariat. Dissertation Universität Marburg, S.54ff.
[182] Burisch (2006) S.153f.

idealtypischen Routineepisode liegt darin, dass der positive Ausgang zum Zeit-punkt der Handlungsplanung sehr ungewiss erscheint. Dies kann sowohl an einem den Handelnden überfordernden Zielniveau als auch an einem stark eingeengtem Handlungsspielraum liegen.[183]

Handlungsspielräume zu haben, bedeutet belastende Bedingungen selbst beeinflus-sen zu können. Diese Situationskontrolle folgt dem menschlichen Bedürfnis nach Handhabbarkeit, Vorhersehbarkeit und Verstehbarkeit von Ereignissen.[184] ‚Ich bin nicht ausgeliefert, sondern ich kann das Geschehen selbst kontrollieren.'[185]

Ein Reiz, der sich nicht mit etabliertem Routinehandeln ohne besonderen Aufwand bewältigen läßt, erfordert eine Handlungsplanung. In diese Handlungsplanung flie-ßen Erwartungen in Bezug auf das angestrebte Ziel, den erforderlichen Aufwand, die Nebenwirkungen (erwünschte und unerwünschte), die Belohnung oder ver-miedene Sanktion sowie die Wahrscheinlichkeit der Zielerreichung ein. Trifft die Handlungsausführung auf Hindernisse, kommt es zu Stress 1. Ordnung und einem ersten Bewältigungsversuch mit neuen Handlungsentwürfen und Erwartungsbil-dungen. Weitere Hindernisse führen zum Aufgeben oder weiteren Versuchen pro-blemorientierten Copings, d. h. einem erhöhten Einsatz. Anhaltende Erfolglosigkeit führt zu emotionalen Reaktionen, partiellem Autonomieverlust, evtl. einem er-schütterten Weltbild.

2.5. Zur Gesundheitswirksamkeit von Vertrauen, sozialer Unterstützung und Gruppenkohäsion

„**Interpersonelles Vertrauen** ist die auf zukünftige Ereignisse gerichtete Erwartung und das damit [...]einhergehende Gefühl von Ruhe und Sicher-heit, dass ein oder mehrere Interaktionspartner, [...]ein zuvor vereinbartes, unabgesprochen wohlwollendes oder zumindest den subjektiven Erwar-tungen gemäßes Verhalten zeigen werden, obwohl sie die Freiheit und Möglichkeit hätten, sich anders zu verhalten, da eine Kontrolle ihrer

---

[183] z. B. Beinahunfälle, die, ohne dass der Beschäftigte noch eine Einwirkungsmöglichkeit gehabt hätte, nicht zum befürchteten Ereignis führten. Burisch (2006) S.173f. Zu Coping und gestörten Handlungsepisoden siehe Ders. S.166f. Abb. 3.2.
[184] Antonovsky (1997) S.38.
[185] Udris, Ivars; Semmer, Michael (1999): Belastung und Beanspruchung. In: Hoyos, Carl Graf; Frey, Dieter (Hg.): Arbeits- und Organisationspsychologie, Weinheim, S.429- 445, S.437f.

Handlungen entweder nicht realisierbar ist oder auf diese freiwillig verzichtet wird."[186]

Dieses, in kohäsiven Gruppen zu vermutende, interpersonelle Vertrauen ist geeignet, sowohl Emotionen von Ruhe und Sicherheit als auch grundsätzlichen Optimismus gerade in Situationen der Arbeitsüberlastung zu fördern.

- „Vertrauen ist eine wohlwollende interpersonelle und intrapersonale Erwartung.
- Vertrauen ist mit dem Eingehen eines persönlichen Risikos verbunden.
- **Vertrauen ist ein Verzicht auf und Verlust von Kontrolle.**
- Vertrauen ist auf die Zukunft ausgerichtet."[187]

Dabei verfolgen Organisationen, und Gruppen in diesen, unterschiedliche Strategien, die sich als Kontroll- oder Engagementstrategien beschreiben lassen.[188]

Gruppenkohäsion kann zur Erwartung sozialer Unterstützung führen und so als Antizipation zusätzlicher Ressourcen wirken. ‚Auch wenn außergewöhnliche Anforderungen auftreten, kenne ich Menschen, die mir helfen werden.'[189] Darüberhinaus sind, neben der konkreten Hilfe und Hilfserwartung, auch Bestimmungsleistungen, die nicht instrumentell, aber orientierend wirken, vorzufinden. Die Verarbeitung der Umgebungsreize und ihre Bewertung setzen sich aus der Wahrnehmung der sozialen und physikalischen Realität sowie der Ursachenzuschreibung zusammen ‚Was ist los?' und ‚Wie hängt das alles zusammen?'[190]

Da Menschen sich ihrer Handlungen, Meinungen und Entscheidungen nicht immer sicher sind, greifen sie zur Absicherung ihrer Wahrnehmungen und Handlungen auf die Bestätigung durch andere Menschen zurück. Diese Unsicherheit rührt letztendlich daher, dass es keine objektiven Kriterien für die Richtigkeit der handlungs- und meinungsleitenden Werte gibt. Nach Blau bestimmt nur der soziale Konsens

---

[186] Kassebaum, Ulf Bernd (2004): Interpersonelles Vertrauen: Entwicklung eines Inventars zur Erfassung spezifischer Aspekte des Konstrukts. Dissertation Universität Hamburg, S.21. Hervorhebung durch JR.
[187] Kassebaum (2004) S.13.
[188] Hackman, Richard J.: Ein alternativer Blick auf Gruppen in Organisationen. In Allmendinger, Jutta; Hinz, Thomas (2002): Organisationssoziologie (Sonderheft 42, 2002 der KZfSS) Wiesbaden, S.245-259, S.247ff.
[189] Catherine Schaefer, James C. Coyne and Richard S. Lazarus (1981): The health-related functions of social support. Journal of Behavioral Medicine, Volume 4, Number 4, 381-406.
[190] Pfaff (1989) S.74.

über die Korrektheit oder Inkorrektheit von Überzeugungen. Dabei folgt die Überprüfung des Selbstbildes zwei grundlegenden Bedürfnissen:[191]

    1. Dem Bedürfnis nach Aktualisierung (nach einem reflektierten Selbst)
    2. Dem Bedürfnis nach Bestätigung (des Selbstkonzeptes)

Bestimmungsleistungen der Gruppe helfen bei Situations- und Selbsteinschätzung. Zudem sucht der Mensch als ein symbolorientiertes Wesen[192] nach Entschlüsselung der Symbole, nach Bewertung und Neubewertung.

„**Changing the relational meaning of what is happening is a very powerful** – and widely employed – **device for regulating stress and emotion.**"[193] Diese veränderte Bedeutungszuweisung ist zu unterscheiden von Unterdrückung und Verneinung. Denn es ist kein wiederkehrender beängstigender Impuls der vom Bewußtsein unterdrückt wird, sondern es handelt sich um eine Neubewertung dessen was passiert. Die Neubewertung eliminiert die Bedrohung. Die Tatsache das der beängstigende Impuls irrelevant wird, und weder vom Bewusstsein unterdrückt noch ausagiert werden muß, macht diese Neubewertung zu einem gleichermaßen gesunden wie wirksamen Ansatz zum Verständnis von Coping.[194]

Auch wenn in westlichen Gesellschaften eine Tendenz zur bevorzugten Wertschätzung von problemorientiertem und zur Abwertung von emotionsorientiertem Verhalten besteht, ist dies nicht immer gerechtfertigt. Insbesondere in Fällen, in denen nichts Sinnvolles getan werden kann, um die äußere Situation zu verändern, können rationale, problemorientierte Bemühungen zu chronischem Distress führen und sich als kontraproduktiv erweisen.[195] Die nähere soziale Umwelt eines Beschäftigten wird hier nicht nur als passiv nutzbare Ressource, sondern auch als ein zu aktiven Handlungen fähiges, selbständig regulierendes soziales System verstanden.[196]

---

[191] Blau, Peter Michael (2009[13]): Exchange and power in social life. New York (Original 1964) S.70.
[192] „Man is a symbolic animal". Antonovsky (1997) S.73.
[193] Lazarus (1993) S.238. Hervorhebungen durch JR.
[194] Lazarus (1993) S.238.
[195] Lazarus (1993) S.238.
[196] Pfaff (1989) S.150ff.

Gruppenkohäsion als potentiell stressmindernde Ressource: Unterstützungskonzept und kognitive Stressbewältigung

Zu den Grundelementen einer sozial regulierten Stressbewältigung gehören *Bestimmungsleistungen, emotionale Unterstützung und instrumentelle Hilfen.*[197] Wenn Stressoren als Herausforderungen verstanden werden, für die es „keine unmittelbar verfügbaren oder automatisch adaptiven Reaktionen gibt"[198], dann können prinzipiell bei jedem der individuellen Schritte des Copingprozesses von **wahrnehmen, bewerten, bewältigen und erneut bewerten** soziale Regulierungen greifen:

A) Wahrnehmungsunterstützung: Primäre Wahrnehmung eines Reizes; Kann außer der Reizanerkennung auch Verneinung, Verdrängung oder Vergessen bedeuten.[199]

B) Einschätzungshilfe bei der Relevanzbewertung des Reizes: Ist dieser bedrohlich, günstig oder irrelevant? Wie intensiv ist der Reiz, der Grad der Bedrohung?

C) Bewertungsunterstützung: Wie sehen Zusammenhänge und mögliche Folgen aus?[200]

- Bei der **Wahrnehmung**: Bedrohungsvermindernde Wahrnehmungshilfen können den Menschen dabei unterstützen, die Realität zu verzerren, sie so weniger bedrohlich erschienen zu lassen, sie anzuerkennen und sie aber zu verdrängen oder sie mit dem Ziel anzuerkennen, situationsgerecht problemlösende Schritte einleiten zu können.[201] Hilfreiche Unterstützung hängt jetzt nicht allein von ihrer objektiven ‚Angemessenheit' sondern von ihrer Passung zum Stressbewältigungsstil der Person ab.[202]

- Bei der **Bewältigungsprognose**: Wie sind die Bewältigungsaussichten:

- Welche **Ressourcen** (Bedienung und Unterstützung der Ressourcenkognitionen[203]) und

---

[197] Pfaff (1989) S.144-226.

[198] Antonovsky (1979) S.99. Die Stressoren erscheinen als unbewertete neutrale Stimuli, denen erst die generalisierten Widerstandsressourcen eine Bedeutung erteilten.

[199] Lazarus & Folkman (1984) S.157ff.

[200] Pfaff (1989) S.151.

[201] Da Welt- und Selbstsichten meist sozial konstruiert werden, wird hier jene Realität als realistisch betrachtet, über die in der näheren sozialen Umgebung des Betreffenden intersubjektiv Einigkeit besteht. Pfaff (1989) S.152f.

[202] Hier, in der sozialen Korrektur von Wahrnehmungen zwischen Realitätsverzerrung und schockierender ungeschminkter ‚Wahrheit' liegt ein Balanceakt, den vermutlich nur Kollegen mit guten Kenntnissen des Betroffenen seiner Situation, seinen Bedürfnissen und Fähigkeiten regelmäßig erfolgreich meistern können.

[203] Pfaff (1989) S.174.

- **Situationsanforderungen** sind vorhanden und wie ist der
- **emotionale Zustand**; Kann ich situationsangemessen und zielgerichtet reagieren oder bin ich handlungsunfähig und emotional disbalanciert? Welche bisherigen Bewältigungserfahrungen mit ähnlichen Ereignissen liegen vor?
- **Kausale Deutung**: Wie hängen die Dinge ursächlich und zukünftig zusammen? Wie bin ich ursächlich involviert? Welcher Teil des Selbstkonzepts ist wie stark davon betroffen? Welche Auswirkungen hat dies für mein zukünftiges Verhalten?[204]

D) **Bewältigungshilfen**: Unterstützung bei der Problemlösung: kognitiv, instrumentell, materiell, informationell[205] und emotionsregulierend, d. h. Unterstützung bei Selbstbild- und Emotionsmanagement.[206] Hier können belastende mehrdeutige Situationen durch die Gruppenleistung des Bestimmens (Hofstatter) in stressreduzierende eindeutige Situationen verwandelt werden.

E) **Sekundäre Bewertungsunterstützung**: Kognitive Verarbeitung nach der (unmittelbaren praktischen) Bewältigung des Ereignisses (reappraisal) Wie ist es gelaufen? Warum ist es so gelaufen? Fremd- und Selbstattribution der Ursachen. Mit dem hier möglichen sozial vermittelten Optimismuseffekt[207] und mit möglichen Bewertungshilfen können Ressourcen erkannt und mit dieser Wahrnehmung sozialer Ressourcen die generelle Kontrollüberzeugung gefördert[208] und so ein positiver Direkteffekt für die Gesundheit erreicht werden. Gleiches gilt für die selbstwertschützende Unterstützung der Fremdattribution bei Fehlschlägen und internale Attribution bei Erfolgen.[209]

F) Ein spezifisches Problem, bei dem nützliche soziale Ressourcen wahrgenommen werden, führt zu situationsspezifischen Kontrollüberzeugungen und wirkt belastungspuffernd.

Auch anlasslose soziale Anerkennung mit einem positiv reflektierten Selbst fördert das Selbstvertrauen. Kognitive Konsistenz und ein angstfreies Gruppenklima fördern Austausch und Bewältigungaussichten ebenso wie utilitaristische Ressourcen (Bezahlung, finanzielle Lage, Trainingsprogramme, Beratungseinrichtungen).

---

[204] Pfaff (1989) S.156f.
[205] Schäfer, Coyne und Lazarus (1981).
[206] Pfaff (1989) S.145f.
[207] Pfaff (1989) S.171f.
[208] Schmitt (2006) S.22.
[209] Pfaff (1989) S.159f.

Soziotechnische Regulationshemmnisse

Als hemmende Faktoren für soziale Unterstützung können sich die individuellen Kosten der Unterstützung (Zeit, Nerven, Geld, Material), soziotechnische Restriktionen, wissensbezogene Hemmnisse, ein mangelndes Bedürfnis nach sozialer Unterstützung[210] und Konkurrenzverhältnisse erweisen.

Darüberhinaus können kurzfristig wirksame realitätsferne aber beruhigende Bestimmungsleistungen der Gruppe stressmindernd, langfristig aus dieser Verschleierung resultierende Folgeprobleme stressverschärfend wirken.

Das subjektiv wahrgenommene Unterstützungspotential hat Einfluss auf die Kontrollüberzeugungen. Kontrollüberzeugungen geben wieder, in welchem Umfang eine Person glaubt, eine belastende Person-Umweltbeziehung beeinflussen zu können.[211] Das Bedrohungsgefühl wird wesentlich von diesen Kontrollüberzeugungen beeinflusst.[212] Dabei gibt es folgende **Effektarten**:

Direkteffekt: Aus der Wahrnehmung sozialer Ressourcen resultiert eine generelle Kontrollüberzeugung, die zu einem Direkteffekt führt.[213]

Puffereffekt: Zu einem spezifischen Problem werden passende nützliche soziale Ressourcen wahr genommen. Es kommt zu situationsspezifischen Kontrollüberzeugungen.[214]

Verstärkereffekt: Soziale Bewertungshilfen können, kurz- oder langfristig, in Form eines umgekehrten Puffereffekts wirken.[215] So können Bestimmungsleistungen dazu führen, dass die Belastungswirkung nicht abgeschwächt sondern verstärkt wird.

Negative Bewertungen können die Stimmung des Betroffenen beeinträchtigen, den Stress verstärken, damit dieser Problemlage und Handlungsbedarf erkennt und anschließend problemangemessen handeln kann. Umgekehrt können optimistische Bewertungshilfen auch als kurzfristig hilfreich erlebt werden, da sie unmittelbar

---

[210] Zu den Regulationshemmnissen siehe Pfaff (1989) S.213ff. Besonders S.215, Abb. 12.

[211] Lazarus & Folkman (1984) S.69.

[212] „It is clear that beliefs about control, whether shaped more by person factors or situational contingencies, play a major role in determining the degree to which a person feels threatened or challenged in a stressful encounter." Lazarus & Folkman (1984) S.76.

[213] „general beliefs about control" Lazarus & Folkman (1984) S.66ff.

[214] Lazarus & Folkman (1984) S.69, S.71.

[215] Pfaff (1989) S.170f.

psychisch entlasten, mittel- und langfristig aber die Problemerkennung und Bearbeitung behindern, wenn sie zu Fehleinschätzungen führen. Dies kann bei unterstützend erlebten Bewertungshilfen z. B. zu einer Unterschätzung der beruflichen Belastungssituation und zu gesundheitlichen Schäden führen.

Die Folgen von sozialer Unterstützung und Gruppenkohäsion können gegenwarts- oder zukunftsbezogen sein.[216] Sie können auf positive Dimensionen, wie das Entstehen von positiven Gefühlen (z. B. Wohlbefinden) oder auf negative Dimensionen, wie körperliche Beschwerden oder psychische Beeinträchtigungen[217,] wirken.

Unterstützungsmechanismen mittels derer Gruppen auf individuelles Belastungserleben wirken können:

1. Unterstützung des problemlösenden Denkens durch die Gruppe[218]
2. Unterstützung der Anpassung der Person an die äußere Umwelt[219]
   -Kompetenzerweiterung durch soziales Lernen, stellvertretende Erfahrung und Instruktion
   -Soziale Regulation des Anspruchniveaus
   -Selbstbildmanagement unterstützt durch ein Gefühl des ‚Akzeptiertseins'
   -Unterstützung emotionsbezogener Bewältigung
   -Resignierendes Akzeptieren ‚Da man kann doch nichts machen.'
3. Unterstützung beim Abbau äußerer beruflicher Belastungen
4. Eindrucksmanagement[220]

Kognitive Emotionstheorie
In seinem Spätwerk erweiterte Lazarus mit Kollegen das transaktionale Stressmodell und ging näher auf die Rolle von Emotionen ein. Er definiert bewußt provisorisch „emotion as an organismic reaction to personal meaning".[221] Emotionen sind

---

[216] Pfaff (1989) S.304.
[217] z. B. Angst, Depressivität, Depressivitätsspirale.
[218] Pfaff (1989) S.185.
[219] Pfaff 1989 S.197-210.
[220] „Eindrucksmanagement bezieht sich auf die Techniken und Strategien, die Individuen nutzen, um die Vorstellungen und Eindrücke, die im Laufe von sozialen Interaktionen Andere von ihnen bilden, gezielt zu beeinflussen." Snyder, M. (1981³): Impression management. The self in social interaction. In: Wrightsman, L.S; Deaux, K. (Hg.): Social psychology in the eighties, Monterey, S.122. Übersetzung JR.
[221] Lazarus, Richard S. (1998): Fifty Years of the Research and Theory of R.S. Lazarus: An Analysis of Historical and Perennial Issues, S.396.

phylogenetisch aus Reflexen und Trieben entstanden. Ihre gemeinsame Aufgabe ist es, Anpassungsprobleme zu identifizieren und das effizienteste problemlösende Verhalten auszulösen.[222]

Emotionen entstehen aus einer Bewertung beruhend auf vorhergehenden Motivationen und Überzeugungen, die mit einem Bündel von Umweltanforderungen, Beschränkungen und Ressourcen in Wechselwirkung stehen. Diese Bewertung erzeugt Handlungstendenzen bezogen auf die speziellen schädigenden oder wohltuenden Eigenschaften der Reize, Tendenzen, die sich in bestimmten physiologischen Mustern verkörpern und ausdrücken.[223] Vereinfacht formuliert, entstehen Emotionen aus Bewertungen und erzeugen Handlungstendenzen, die sich in bestimmten physiologischen Mustern ausdrücken. Bestimmte Emotionen stehen für ganz bestimmte Anpassungsproblemklassen, die eine spezifische Bedeutung für das eigene Wohlergehen mit sich bringen.

Um im Sturm der Stimuli die entscheidende Bedeutung eines Reizes für das eigene unversehrte Überleben und Wohlbefinden zu erkennen, sind fortlaufende Umweltbewertungsprozesse vonnöten. Neben externalen Ereignissen können internale reale und imaginierte Ereignisse Bewertungen und so Emotionen auslösen. Bewertungsprozesse erlauben auch die Bedeutung des emotionalen Ausdrucks einer anderen Person zu klären.

Bewertungsprozesse beeinflussen so das Entstehen von Stressreaktionen. Lazarus und Kollegen unterscheiden vier Stressreaktionsanteile: Neben die drei altbekannten Dimensionen von Emotionen – Physiologie, Verhalten, Erleben[224] – tritt ein kognitiver Stressanteil[225] wie ‚Ich weiß vor lauter Arbeit nicht mehr, wo mir der Kopf steht; Ich kann vor lauter Stress nicht mehr klar denken.‘ Indem Emotionen bedeutungsgeleitet wurden, erreichten sie eine neue Flexibilität und Anpassungsfä-

---

[222] Die grundlegende Anpassungfunktion von Emotionen besteht darin, „...to mobilize the most efficacious behaviour in the face of the social and biological requirements of living." Smith, Craig A.; Lazarus, Richard S. (1990): Emotion and Adaptation. In: Pervin L.A: Handbook of Personality: Theory and Research, S.609-637, S.612.
[223] Smith & Lazarus (1990) S.611.
[224] - eine physiologische Komponente (z. B. Änderungen der Herzfrequenz)
- eine Verhaltenskomponente (z. B. aufgeben, verstärkte Anstrengung)
- eine Erlebenskomponente (z. B. Gefühle von Angst, Anspannung oder Unbehagen)
- eine kognitive Komponente (Veränderungen der kognitiven Leistung).
[225] Lazarus, Richard S. (1966): Psychological stress and the coping process. New York, S.10.

higkeit, die für Stimulus zentrierte Anpassungssysteme wie Triebe und Reflexe unerreichbar ist.[226]

So liefert die kognitive Bewertung wichtige emotionale Erfahrungen. Emotionen wiederum beeinflussen Kognitionen. Sie können Lernen, Erinnern, Kreativität und soziale Urteile prägen. Emotionale Reaktionen spielen eine wichtige Rolle bei der Einordnung menschlicher Lebenserfahrungen. Sowohl Gedächtnisrepräsentationen, stimmungsabhängiges Erinnern wie auch Schlussfolgerungen und Urteile werden von Emotionen mit bestimmt. Positive Stimmungen beeinflussen Kreativität und Problemlöseverhalten positiv.[227]

Ressourcenorientierte Stressmodelle
In der Theorie der Ressourcenerhaltung[228] werden Ressourcenveränderungen als Schlüssel zum Stress begriffen. Menschen benötigen zum Erhalt des psychischen und physischen Wohlbefindens Ressourcen.[229] Sie trachten danach, ihre eigenen Ressourcen zu schützen und neue aufzubauen. Ressourcen sind Objekte, persönliche Charakteristika, Bedingungen und Energien, die vom Individuum wertgeschätzt werden.

Stress wird hierbei definiert als eine Reaktion auf die Umwelt, in der

1. der Verlust von Ressourcen eingetreten ist, oder
2. der Verlust von Ressourcen droht, und/oder
3. der erwartete, als angemessen empfundene, Zugewinn von Ressourcen nach einer Ressourceninvestition versagt bleibt (Fehlinvestition).

Die COR-Theorie bietet keine universellen überindividuellen Einschätzungen von Stressoren und Ressourcen, und anders als Transaktionstheorien, auch keine ausgefeilten Person-Umwelt-Wahrnehmungs-Bewertungskonzepte. Dennoch bleiben drei weiterführende Ansätze:

---

[226] Smith & Lazarus (1990) S.615.
[227] Gerrig & Zimbardo (2008) S.463ff.
[228] Conservation of Resources Theory = COR-Theorie.
[229] Buchwald, Petra & Hobfoll, Stevan E. (2004). Burnout aus ressourcentheoretischer. Perspektive. Psychologie in Erziehung und Unterricht, 51, S. 247-257.

A. Die **physiologische Übererregung** als Folge allzu rasch zu treffender Entscheidungen, die aufgrund der Zweifel an deren Richtigkeit weiter steigt und die Angst vor Ressourcenverlust besonders fördert.

B. **Gewinn- und Verlustspiralen.** Im Teufelskreis der Verluste zieht jeder Verlust weitere nach sich und erschwert zunehmend die Kompensation.[230] Ihre Dynamik erhält die Ressourcenverlustspirale durch die anhaltend erfolglose Bewältigung von Stressoren.[231]

C. die Betonung von **Bedingungsressourcen**, die besonders für das Arbeitsleben die Aufmerksamkeit auf Fragen der Autonomie, der Partizipation, der Arbeitsplatzsicherheit u. a. lenken und schon die Infragestellung einer dieser Ressourcen als negativen Stressor erscheinen lassen.

Die Anforderungen der Arbeit können zu Stressquellen werden, wenn sie nicht zu den gegenwärtigen Zuständen (z. B. Leistungsfähigkeit, Erschöpfung) oder Merkmalen der Person (Fähigkeiten, Fertigkeiten, Bedürfnissen) passen.[232]

Stressrelevante Anforderungsmerkmale der Arbeit

1. Umfang
2. Schwierigkeit
3. Vielfalt
4. Klarheit
5. Valenz
6. Vereinbarkeit mit anderen Anforderungen
7. Gratifikationen bei Bewältigung
8. Sanktionen bei Nichtbewältigung
9. Handlungsspielraum bei der Bewältigung
10. Äußere Bedingungen bei der Aufgabenbearbeitung
11. Häufigkeit

Daneben können Beanspruchungen auch durch Monotonie und Unterforderung entstehen.[233]

---

[230] Burisch (2006) S.58f.

[231] Buchwald (2004). Siehe auch Marwinski, Kathrin; Buchwald, Petra (2010): Burnout und Ressourcenverluste. Eine Studie bei Lehrkräften des Berufskollegs. S.12ff. http://www.petra-buchwald.de/MarwinskiBuchwald-HP.pdf. (20.09.2010).

[232] Schulz (2005) S.225.

[233] Richter, Peter; Hacker, Winfried (1998): Belastung und Beanspruchung. Stress, Ermüdung und Burnout im Arbeitsleben. Heidelberg, S.118ff.

Bewältigung wird erzielt über die Beeinflus-sung...	Offensives Coping	Defensives Coping
... der Stressquelle	1.Planvolles Handeln zur Beeinflussung der Stress-quelle	2.Bewußtes Vermeiden der Konfrontation mit der Stressquelle
... der Stresswahrnehmung	3.Informieren über die Stressquelle (z. B. bei Vigilanz)	4.Verleugnen/Ignorieren oder Ausblenden der Stressquelle
... der Stressbewertung	5.Sich Mut machen durch Umbewerten	6.Akzeptieren durch Um-bewerten
... der körperlichen Stressreaktion	7.Aktive Beruhigung und Anregung	8.Passive Beruhigung und Anregung
... des Stressausdrucks	9. Stressemotionen aus-drücken/abreagieren/mit-teilen	10. Stressemotionen kon-trollieren/unterdrücken

Abb. 2.1: Klassifikation von Stressbewältigungsstrategien[234]

Burisch nimmt eine ähnliche Aufteilung der Stressbewältigungsstrategien nach aktiver und inaktiver Handlungsweise sowie der Zielrichtung des Handelns vor (siehe folgende Aufstellung).

	Aktiv	Inaktiv
Direkt	Stresshafte Situation ver-ändern	Ignorieren, verleugnen, ausblenden
	Bestimmte Stressfaktoren beeinflussen	Stresshafte Elemente der Situation vermeiden
	Positive Einstellung ein-nehmen	Situation verlassen
Indirekt	Über den Stress sprechen	Trinken
	Selbstveränderung	Erkranken
	Andere Tätigkeit aufneh-men	Zusammenbrechen

Abb. 2.2: Vier Arten der Stressbewältigung[235]

---

[234] Nach Schulz, Peter (2005) S.230f.
[235] Tabelle nach Burisch (2006) S.170, Tab. 3.1. Lazarus unterscheidet ähnlich im wesentlichen zwischen emotions- oder problemorientiertem Coping.

Sozial regulierte Wahrnehmung, Bewertung, Bewältigung und Bewältigungsbewertung

Menschliche Arbeit wird, gemäß der Handlungsregulationstheorie von Hacker[236,] als zielgerichtete Tätigkeit durch kognitive, emotionale und motivationale Prozesse reguliert. **Ansätze für eine soziale Einwirkung** ergeben sich prinzipiell auf allen Stufen von Wahrnehmung, Bewertung und Bewältigungshandeln. Besonders hervorzuheben sind die Prozesse von Einschätzung des Stimulus, praktischer instrumenteller und emotionaler Bewältigung sowie potentieller emotionaler wie instrumenteller Unterstützung im Rahmen von wahrgenommener Kohäsion. Diese Handlungsregulationsprozesse können zu erheblichen Teilen sozialer Beeinflussung unterliegen, und letztere, bei gleicher Aufgabenstellung und Persönlichkeit, den entscheidenden Unterschied zwischen negativer und positiver psychischer und physischer Beanspruchung ausmachen.[237]

	Aktive Instrumentelle Hilfe	Aktive Emotionale Hilfe	Potentielle Instrumentelle & emotionale Hilfen	Potentielle negative Stimulusverstärker
A) Wahrnehmung				
B) 1. Bewertung				
C) Bewältigungshandeln				
D) 2. Bewertung				
E) Körperliche Stressreaktion				

Abb. 2.3: Einwirkungen Dritter auf Stresswahrnehmung und Stressentstehung[238]

---

[236] Richter & Hacker (1998) S.20.
[237] Die Unterstützung anderer bei der Situationsveränderung kann sowohl praktisch konkret sein, wie auch als mögliche Ressource beruhigend wirken: 'Wenn es ganz schlimm kommt, kann ich ja immer noch auf diese Unterstützung zurück greifen.'
[238] Siehe auch die ausführlichere Abb. 10.2 im Anhang.

Gesundheitspotentiale und Gesundheitsressourcen bei der Stressbewältigung[239]
Elemente die am Arbeitsplatz und bei der Arbeitsaufgabengestaltung ein Gesundheitspotential darstellen, sind vor allem die Gestaltung der Arbeitsaufgabe, die Passung von Person-Umwelt und Arbeitsaufgabe sowie die Reduktion von Unsicherheiten durch sozialen Rückhalt und konstruktive Resonanz.

Resonanz bedeutet Rückmeldung über den Erfolg oder Mißerfolg eigenen Handelns, über die Richtigkeit des eingeschlagenen Weges, damit Handlungssicherheit – ‚Weiter so' oder ‚So nicht' – z. B. durch Vorgesetzte, Kollegen, Kunden, Schüler oder ein Publikum. Hier greifen auch Kohäsion und Fehlerkultur. Resonanz kann positiv oder negativ sein. Ihr Gegenstück ist wahrgenommene Gleichgültigkeit – ‚Was ich auch mache, es interessiert niemanden.'

Die Selbstkontrolle der Arbeitsleistung anhand von Rückmeldungen findet sich auch als ein wesentlicher Bestandteil des Job-Charakteristik-Modells von Hackman und Oldham: *Arbeitsaufgabenmerkmale* (Anforderungsvielfalt, Ganzheitlichkeit der Arbeitsaufgabe, Bedeutsamkeit; Autonomie; Rückmeldung der Aufgabenerfüllung) führen zu *psychischen Erlebniszuständen* (erlebte Bedeutsamkeit, erlebte Verantwortung für die Ergebnisse eigener Arbeitstätigkeit, Wissen über die eigenen Resultate und deren Qualität, Bedürfnis nach persönlicher Entfaltung) und haben *Auswirkungen auf die Arbeit* (Motivation, Arbeitsqualität, Arbeitszufriedenheit, Abwesenheit und Fluktuation).[240] Gruppenkohäsion bietet die Chance auf regelmäßige und faire Rückmeldung.

Unvollständige Tätigkeiten
Der Mangel an eigenständigem Zielsetzen und Entscheiden bedeutet einen Mangel an Beeinflussbarkeit (Kontrollierbarkeit). Dies sind unvollständige Tätigkeiten, denen es vor allem an eigenem Vorbereiten und Organisieren fehlt. Niemand kann verantworten, was er nicht zu beeinflussen vermag.[241]

Motivation führt als der zentrale Antriebsfaktor zur Überwindung von Schwierigkeiten und somit auch zur Bewertung von Arbeitsanforderungen. Zur Selbsteinschätzung kann auch *Erfolgskriterienklarheit* beitragen. Sie senkt die durch Un-

---

[239] Im Anhang werden gesundheitsrelevante Potentiale von Individuum, sozialer Umwelt und Organisation – ohne Anspruch auf Vollständigkeit – detaillierter tabellarisch aufgeführt.
[240] Rosenstiel (2007) S.98f.
[241] Hacker (1998) S.253.

gewißheiten entstehende psychische Belastung und erleichtert die soziale Arbeitskoordination anhand allgemein nachvollziehbarer Kriterien.

Arbeitssituation und Person-Environment-Fit

Mangelnde Passungen von Umwelt und Person, infolgedessen überfordert oder unterfordert und unbefriedigt zu sein, führt zu psychischem Stress. Es besteht dann keine ausreichende Deckung von Anforderung und Fähigkeiten. Umwelt- und Situationsgegebenheiten sind objektiv und als subjektiv wahrgenommene Faktoren bedeutsam.[242] Unvollständigen Arbeitsaufgaben ohne ausreichenden Anregungsgehalt fehlt es an Lernhaltigkeit, Lernförderlichkeit, oder/und Inhalts- und Aktivierungskomponenten.[243]

Symptome für eine mangelhafte Passung und unvollständige Arbeitsaufgaben sind auf individueller wie organisationaler Ebene auszumachen: Als *individuelle Symptome* von anhaltendem Stress werden Rauchen, Alkoholkonsum, Depression und Arbeitsunzufriedenheit angeführt. *organisationale Symptome* sind z. B. Absentismus, Fluktuation und Qualitätsmängel. Als intervenierende Variablen für das Belastungserleben werden individuelle Verhaltensmuster (Typ A Verhalten, Neurotizismus, Angst, Selbstvertrauen, Kontrollüberzeugungen) die Rolle in der Organisation, die Karriereentwicklung (z. B. Arbeitsplatzunsicherheit) die Beziehungen in der Arbeit (Kollegen, Vorgesetzte, Schwierigkeiten Probleme zu delegieren) und organisationale Faktoren wie z. B. Partizipationsmöglichkeiten genannt.[244]

Damit aus dem Gesundheitspotential sozialer Unterstützung eine Gesundheitsressource werden kann, muss ein dynamischer Prozess ablaufen: Eine Person hat die zu Hilfeleistungen gehörenden Kognitionen zu mobilisieren, aufrecht zu erhalten, Hilfeleistungen anzufordern, zu akzeptieren oder abzuweisen oder selbst zu geben. Hilfe zu benötigen, sich dieses einzugestehen und sie (erfolgreich) anzufordern ist nicht eins, sondern setzt wiederum Prozesse von Bewertung und Selbstinwertsetzung ebenso voraus wie eine physische, organisationale und soziale Umwelt, die Hilferwartungen, Hilfsangebote und tatsächliche Hilfsgewährung fördert, zumindest zuläßt.

---

[242] Burisch (2006) S.100-104.
[243] Schmitt (2006) S.66.
[244] Wüstner (2006) S.142f.

Resilienz[245] bezeichnet die Fähigkeit, Stress und belastende Lebensumstände erfolgreich zu bewältigen.[246] Sie wird uneinheitlich beschrieben als „relativ stabile und generalisierte Persönlichkeitseigenschaft"[247] oder als relationales Konstrukt bei dem Bewältigungsprozesse, Risikofaktoren und psychologische Anpassung als Elemente einer Resilienzkonstellation in einem dynamischen Verhältnis zueinander stehen.[248] Wagnild und Young verstehen unter Resilienz die Widerstandskraft und die Fähigkeit, „internale und externale Ressourcen für die Bewältigung von Entwicklungsaufgaben zu nutzen".[249] Dazu können neben dem Erhalt der Funktionsfähigkeit und der Wiederherstellung normaler Funktionsfähigkeit nach erlittenem Trauma auch das ‚Verlustmanagement' im höheren Alter gezählt werden. Bei diesem werden Ressourcen weniger für Wachstumsprozesse als für Anpassungsprozesse an Verluste aufgewendet.[250]

Schumacher et al. sehen Resilienz als psychische Widerstandsfähigkeit, die neben der Selbstwirksamkeitserwartung steht, zum Teil mit ihr kofundiert ist.[251] Zu den Schutzfaktoren, die die Wurzeln der Resilienz bilden, zählen sie personale, familiäre und soziale Ressourcen. Das Zusammenwirken von Schutz- und Risikofaktoren wird in drei verschiedenen Modellen beschrieben, dem Kompensations-, dem Schutzfaktoren- und dem Herausforderungsmodell.[252] Bisher liegen kaum Erkenntnisse darüber vor, welche Merkmale und Prozesse die benötigten protektiven

---

[245] resilere (lat.) = abprallen.
[246] Richter, Antje (2005): Risiko und Resilienz. In: Kindergartenpädagogik – Online Handbuch. München. 2005, S.15f. http://www.kindergartenpaedagogik.de/1286.pdf .
247 Z. B. in den Konzepten der Hardiness oder des Kohärenzsinns. Bernhard Leipold (2004): Bewältigungsverhalten und Persönlichkeitswachstum pflegender Angehöriger. Diss. FU Berlin, S.30.
[248] Leipold (2004) S.30f.
[249] Schumacher, J., Leppert, K., Gunzelmann, Th., Strauß, B. & Brähler, E. (2005). Die Resilienzskala – Ein Fragebogen zur Erfassung der psychischen Widerstandsfähigkeit als Personmerkmal. Zeitschrift für Klinische Psychologie, Psychiatrie und Psychotherapie, 53, 16-39. Siehe auch Corina Wustmann (2005): Die Blickrichtung der neueren Resilienzforschung. http://bildungplus.forumbildung.de/templates/imfokus_inhalt.php?artid=459 (10.01.2007). Zu den Skalen Selbstkonzept, Selbstwirksamkeit, Optimismus und Familienklima siehe Susanne Bettge (2004): Schutzfaktoren für die psychische Gesundheit von Kindern und Jugendlichen. Charakterisierung, Klassifizierung und Operationalisierung. Diss. FU Berlin, S.209.
[250] Karena Leppert, Thomas Gunzelmann, Jörg Schumacher, Bernhard Strauß, Elmar Brähler (2005): Resilienz als protektives Persönlichkeitsmerkmal im Alter. Psychotherapie, Psychosomatik, medizinische Psychologie; Band 55; Heft 8 ; S.365-369, S.365f.
[251] Schumacher u.a. (2005).
[252] Bettge (2004) S.39f.

Mechanismen für eine resiliente Entwicklung bereitstellen.[253] Einer der generalisierten Prozesse, die die Bewältigung von Entwicklungsaufgaben und Anpassungsprozessen erlauben, kann in der Toleranz gegenüber Abweichungen und Fehlern vermutet werden. Denn die belebte Natur ist fehlerfreundlich.

Fehlerfreundlichkeit, Ordnung und Entwicklung in Systemen

In ihrer Gegenposition zum Sozialdarwinismus, dem schonungslosen ‚Kampf ums Dasein', betonen Christine und Ernst von Weizsäcker die Notwendigkeit gegenwärtig Überflüssiges am Leben zu erhalten. Nur gemeinsam sorgen Tüchtigkeit und Fehlerfreundlichkeit für langfristigen Erfolg. Fehlerfreundlichkeit entsteht durch Redundanz, Vielfalt, Barrieren und das Überleben von Schwächeren. Zusammen garantieren sie lebenden Systemen ihr vorbereitet Sein auf künftige Ereignisse, angenehme und unangenehme Überraschungen.[254] Individuen und soziale Systeme, die keine Abweichungen – Fehler oder Variationen – hervorbringen, erstarren,[255] erliegen einer fehlerlosen Stagnation[256] und sterben ab.

Während Newton die Vorstellung eines uhrwerkähnlichen, mechanischen Universums prägte und Darwin die von zunehmender Komplexität und vermutlich zunehmender Ordnung der biologischen Systeme, geht Antonovsky mit der modernen Thermodynamik von zunehmender Unordnung aus.[257] Für ihn stellen die Filterprozesse der Informationsverarbeitung eine wesentliche Voraussetzung menschlichen Überlebens dar.[258]

---

[253] Dies gilt obwohl einige Längsschnittstudien wie die Kauai-Pionierstudie oder die Mannheimer-Risikokinderstudie sowie die Bielefelder Invulnerabilitätsstudie vorliegen. So erscheint z. B. die Abgrenzung von schwächenden Risikofaktoren und Resilienz fördernden Herausforderungsfaktoren weitgehend ungeklärt. Staudinger spricht vom „Paradox des subjektiven Wohlbefindens". Ursula M. Staudinger (2000): Viele Gründe sprechen dagegen, und trotzdem geht es vielen Menschen gut: Das Paradox des subjektiven Wohlbefindens. Psychologische Rundschau, Oktober 2000, Vol. 51, No. 4, S.185-197. Zu den neben dispositionellen Anteilen wirksamen Mechanismen der Selbstregulation siehe Dies. S. 191f.

[254] v. Weizsäcker, Christine und Ernst Ulrich (1984): „Fehlerfreundlichkeit" in: Kornwachs, Klaus (Hg.): Offenheit – Zeitlichkeit – Komplexität, Frankfurt a. M. S.167-201, S.170.

[255] Gregory Bateson: Ökologie des Geistes. Frankfurt 1983. Zit. n. http://fehrfeld.de/werwirsi/ fehler.html (07.02.2007).

[256] v. Weizsäcker (1984) S.200.

[257] Antonovsky (1997) S.150.

[258] Antonovsky (1997) S.150. „Die Natur ist kein geordnetes Ganzes: sogenannt vernünftige Menschen sind Scheuklappen tragende Wesen, die festen Schritts laufen [...] wenn sie auch nur einen Blick darauf werfen würden, was sie wirklich ist – ein wilder Tanz – sie verlören den Verstand."[258] Johann Georg Hamann zit. n. Antonovsky (1997) S.151.

„Wie trennt man Information von Rauschen, wie gewinnt man seiner Welt Sinn ab angesichts des konstanten scheinbar wilden Tanzes der Realität von Stimuli, die das System von Subsystemen und Suprasystemen her bombardieren. Denn wenn einem dies nicht gelingt, wenn man nicht ein angemessenes Filtrationsniveau erreicht, wird ‚man' – das System – unweigerlich verrückt werden und sterben."[259]

Es gibt keine Homoöstase, sondern im Kampf gegen die Entropie muss das Gleichgewicht, wie bei einem sich fortbewegenden Skiläufer, in jedem Moment wieder aktiv hergestellt werden. Und nur so – als ein Zustand von Non-Equilibrium – kann ein offenes System von Ordnung aufrecht erhalten werden.[260]

2.7 Arbeitsethik und Arbeitssucht

Wie sehr die Haltung zur Arbeit nicht als individuell gewählt sondern kulturell geformt betrachtet werden kann, zeigen zum einen Max Webers ‚Protestantische Arbeitsethik'[261] – Arbeit als gottgewollter Lebenszweck – und zum anderen zahlreiche Studien zur Arbeitssucht.

Protestantische Arbeitsethik
Im Alten Testament wurde Arbeit betrachtet als die Bestrafung für die ursprünglichen Sünden des Menschen. Nach der Reformation trat an Stelle des Bestrafungscharakters, die verinnerlichte Verpflichtung zur Arbeit. „Sünde war jetzt nicht zu arbeiten."[262] „[Selbst im Himmel] können wir ohne eine Beschäftigung nicht gesegnet sein".[263] Der nur seiner Pflicht gehorchende „vernünftige Sohn der Moderne" ist nicht mehr primär äußerer Herrschaft unterworfen, sondern trägt den Herrn in sich und ist zugleich sein eigener Knecht.[264] Ein neuer „Gesellschafts-

---

[259] Antonovsky (1997) S.151.
[260] Antonovsky (1997) S.153.
[261] Weber, Max (1904/1905): Die protestantische Ethik und der Geist des Kapitalismus. Archiv für Sozialwissenschaft und Sozialpolitik 20 (1904) S.1–54 und 21 (1905) S.1-110.
[262] Hajek (1999) S.39.
[263] So formulierte es diametral zur vorreformatorischen Vorstellung der reformierte Geistliche Johann Kaspar Lavater (1773): Aussichten in die Ewigkeit, in Briefen an Herrn Joh. Georg Zimmermann, königl. Großbritannischen Leibarzt in Hannover, 4 Bde., Zürich 1768-78. Zit. n. http://de.wikipedia.org/wiki/Arbeitsethik#Protestantische_Arbeitsethik (03.08.2006).
[264] Hegel, Bd. 1, S.323, zit. n. Habermas (1985): Hegels Begriff Der Moderne. In: Habermas: Der philosophische Diskurs der Moderne. Zwölf Vorlesungen. Frankfurt am Main, S. 34-58.

54

Charakter" war geboren.[265] Den modernen Kapitalismus westlicher Prägung führte Max Weber auf einen „spezifisch gearteten Rationalismus der okzidentalen Kultur" zurück.[266] Zeitvergeudung wurde zur schwersten aller Sünden.[267] Denn „Zeit ist Geld".[268] Der Beruf folgt der Berufung durch Gott und beinhaltet die Pflichterfüllung an der Stelle, an die man durch Gott berufen wurde. Gewinnstreben darf nicht dem Genuss, sondern nur dem Erwerb notwendiger und nützlicher Dinge dienen. Der Gläubige, vor allem calvinistischer Prägung, lebt in innerweltlicher Askese.

Arbeitssucht
Mit den „Confessions of a workaholic" prägte Oates 1971 den Begriff des ,workaholism', der Arbeitssucht – in bewusster Anlehnung an ,alcoholism'.[269] Er beschrieb die Abhängigkeit vom Suchtmittel Arbeit, den Drang ständig arbeiten zu müssen. Wie die Spiel- und Esssucht gehört die Arbeitssucht zu den stoffungebundenen Süchten. Beim zwanghaften Umgang mit Arbeit muss die "Dosis" immer weiter erhöht werden. Die Abstände dazwischen werden immer kleiner und alle Gedanken kreisen nur noch um das Arbeiten. Dazu gehören nach Auffassung der Anonymen Arbeitssüchtigen (AAS) nicht nur das zwanghafte Zuvielarbeiten, sondern auch die Arbeitsvermeidung, das Aufschieben von Arbeit aus Angst vor Misserfolgen oder der Perfektionismus.[270]

Bisher besteht Dissens über eine einheitliche, wissenschaftliche Definition der ,Arbeitssucht'.[271] Verhaltenstheorie, Lerntheorie[272] und Suchttheorie kommen zu unterschiedlichen Aussagen über Formen, Verursachung und Therapiechancen. Der ICD-10 führt den Begriff der Arbeitssucht überhaupt nicht auf. Allein über die relative Stabilität arbeitssüchtigen Verhaltens besteht Einigkeit. Demnach wird Arbeitssucht durch die Erfolge verstärkt, übertreffen für das Individuum, vorerst, die

---

[265] Fromm, Erich (1999): Gesamtausgabe in zwölf Bänden. Herausgegeben von Rainer Funk, Bd. IV, Gesellschaftstheorie. Stuttgart, S.59-76.
[266] Weber (1904/1905) Bd. 1, S. 20.
[267] Hajek (1999) S.36.
[268] Benjamin Franklin.
[269] Wayne Edward Oates (1971): Confessions of a workaholic; the facts about work addiction. New York.
[270] http://www.arbeitssucht.de/allginfo.html (15.12.2006).
[271] Raphael Snir, Itzhak Harpaz, Ronald Burke (2006): Workaholism in organizations: new research directions. Career Development International, Volume 11, No 5, S.369-373, S.369.
[272] Die Lerntheorie geht von einem erlernten und durch wiederholte Bestätigung verfestigtem Verhalten aus. Verhaltenstheoretisch betrachtet wird sie durch Umweltstimuli wie z. B. Stress verstärkt. Sie ist nach ihrem ersten Auftreten – i.d.R. in der späten Jugend – im Zeitverlauf, über verschiedenen Beschäftigungen und Kollegen stabil. Sie ist änderungsresistent und begleitet den ,Befallenen' auch in den offiziellen Ruhestand. McMillan (2001) S.84.

Gewinne die Kosten, und Umweltstimuli verstärken das Verhalten.[273] „Society supports workaholism as it supports no other addiction."[274]

Hier soll vor allem der suchttheoretisch orientierte Ansatz – mit Abhängigkeit und progredientem Verlauf der Krankheit[275] – dargestellt werden: Unabhängig von den verfügbaren Suchtmitteln kann Sucht primär als psychologisches Problem aufgefasst werden.[276] Neben dem Konsum psychotroper Substanzen können auch Tätigkeiten, wie z. B. rastlose Arbeit, dazu dienen, ein inneres Unbehagen, eine innere Spannung zu betäuben. Damit ist für die Diagnose nicht so sehr die Frage entscheidend wie viel, sondern warum jemand arbeitet. „Nicht der Stellenwert der Arbeit an sich, sondern die Tatsache, dass die Arbeit *einziger wesentlicher Maßstab* und *alles bestimmendes Element im Leben* wird, ist als Problem zu betrachten".[277] Die Einstellung zum Suchtmittel stellt ein wesentliches Krankheitsmerkmal dar. Der ‚workaholic' kann nicht ohne Arbeit leben. Der Süchtige nimmt die Gefährdung von Gesundheit, Beruf, Finanzen und Sozialbeziehungen in Kauf.[278]

Lange Zeit wurde ‚workaholic' gerne als leicht selbstkritische aber dennoch positive Selbstbeschreibung gewählt. Unternehmen und Manager sahen Beschäftigte, die (fast) vollständig für ihre Arbeit lebten, als Glücksfall. Denn der Workaholic schien sich im Rahmen der Wertvorstellungen westlicher Leistungsgesellschaften

---

[273] McMillan et al. (2001) S.84. Zu den konkurrierenden Erklärungsansätzen siehe Dies. S.84, Tabelle 2.

[274] Porter (2004) S.234.

[275] „Arbeitssucht ist nicht einfach gleichzusetzen mit Vielarbeit. Vielmehr ist Arbeitssucht die dynamisch fortschreitende krankhafte Fixierung auf Arbeit und dient der Verdrängung psychischer Probleme, wobei die Lust an der Arbeit oder aber deren Notwendigkeit als Abwehrmechanismus gegen die Auseinandersetzung mit den eigenen Gefühlen eingesetzt wird." http://www.wiwi.uni-bremen.de/seari/projektgruppe_kurzinfo.htm (24.01.2007).

[276] Nach dem Marlatt'schen Selbstkontrollmodell. Schwarzer, Ralf (1994): Psychologie des Gesundheitsverhaltens. Göttingen u. a. O., S.96.

[277] Poppelreuter, Stefan (2002): Die Bedeutung der Arbeitssucht. Definition und Möglichkeiten ihrer Behandlung, S.12f. http://www.addiction.de/fileadmin/user_upload/pdf/beitraege/PopelrS2002I.pdf (13.12.2006).
Zur kontroversen Diskussion über die Ursachen und Folgen der Arbeitssucht siehe auch Dov Zohar (2006): On the vicissitudes of the study of workaholism: a construct at a crossroad. Career Development International Volume 11, Issue 5, S. 478-482.

[278] Poppelreuter (2002). Vgl. Machlowitz, die Arbeitssüchtige für glücklich, zufrieden und gesund hält, und den Suchtbegriff hier verfehlt findet. Die Problematik sieht sie in den Folgen der Arbeitssucht für das soziale Umfeld. Denn arbeitssüchtiges Verhalten wirkt sich auch auf Freunde, Familie, Kollegen und Unternehmen aus. Schneider, Christian; Bühler, Karl-Ernst (2001): Arbeitssucht. Dt Ärztebl 2001; 98: A 463-465 [Heft 8].

bewegend[279], den Unternehmenserfolg intensiv zu fördern. Für die aber notwendige Unterscheidung zwischen guter Arbeitsmoral und schädlicher Arbeitssucht fehlt bisher eine eindeutige, allgemeingültige Definition.[280] McMillan definiert ‚workaholism' „as a reluctance to disengage from work evidenced by the tendency to work (or to think about work) anytime and anywhere".[281] Christian Schneider fasst Arbeitssucht „als hohe Arbeitseinbezogenheit, die alle anderen Lebensbereiche dominiert und mit Kontrollverlust über die Arbeitsmenge einhergeht". [282] Inzwischen wird den individuellen Folgen und den z. T. kontraproduktiven organisationsbezogenen Risiken und Nebenwirkungen mehr Aufmerksamkeit gezollt.[283]

Die Entstehung von Arbeitssucht wird aus allgemeinen Überlegungen zur Suchtentstehung abgeleitet, so im verhaltentheoretischen Erklärungsansatz arbeitssüchtigen Verhaltens: „Arbeitssüchtige missbrauchen die Arbeit als Fluchtmittel, um so Gefühle der Angst, der Schuld oder der Unsicherheit zu verdrängen, oder um das eigene Selbstwertgefühl zu stärken."[284] Die positiven Konsequenzen des Arbeitens können dazu führen, dass dieses spezifische Verhalten verstärkt ausgeübt wird, wenn Belohnungsquellen mit vergleichbaren Wirkungen – z. B. eine zufriedenstellende Freizeit, eine harmonische Beziehung, spirituelle Erfüllung – nicht verfügbar sind.[285]

Schwochow beschreibt vier Typen von arbeitssüchtigem Verhalten[286]:

1. Die entscheidungsunsicheren Arbeitssüchtigen: sie arbeiten immer mehr in dem Glauben, so die Entscheidung verbessern zu können. Im Ergebnis wird die Entscheidung nur immer wieder verschoben.

---

[279] Holger Heide: Arbeitsgesellschaft und Arbeitssucht. Die Abschaffung der Muße und ihre Wiederaneignung. http://www.wiwi.uni-bremen.de/seari/heidearbeitsgesellschaft.htm (24.01.2007).
[280] Gayle Porter (2004): Work, work ethic, work excess. Journal of Organizational Change Management; Vol. 17, Issue 5, S.424-439, S.435.
[281] Lynley H. W. McMillan , Michael P. O'Driscoll, Nigel V. Marsh and Elizabeth C. Brady (2001): Understanding Workaholism: Data Synthesis, Theoretical Critique, and Future Design Strategies. International Journal of Stress Management, Volume 8, Number 2/April, 2001, S.69-91, S.71. Siehe auch Dies., S.89.
[282] Christian Schneider (2001): Skala für Arbeitssucht. Diss. Universität Würzburg, S.81.
[283] Wobei die Frage der Vorhersage der positiven und negativen Wirkungen überdurchschnittlich engagierten Arbeitens weiterer Forschung bedarf. Douglas, Evan J. and Morris, Robyn J. (2006) „Workaholic, or Just Hard Worker?". Career Development International, Vol. 11 Iss: 5, S.394-417. Douglas und Morris (2006).
[284] Poppelreuter (2002) S.7.
[285] Poppelreuter (2002) S.7.
[286] Schwochow, R. (1997). Workaholics – Wenn Arbeit zur Sucht wird. Berlin. Zit. n. Poppelreuter (2002) S.9f.

2. Die überfordert-unflexiblen Arbeitssüchtigen: „starke Angst- und Überforderungsgefühle bzgl. ihrer Arbeit sowie durch eine ausgeprägte Unflexibilität und fehlende Spontaneität (nicht nur im Arbeitsbereich) kennzeichnen. Mit immer mehr Arbeit versuchen sie, diese Angst zu unterdrücken und sie gleichzeitig unter Kontrolle zu bekommen."

3. Die verbissenen Arbeitssüchtigen: Sie fühlen sich nicht überfordert oder ängstlich in bezug auf ihre Arbeit. Sie sind weder zwanghaft noch unflexibel und entscheidungsunsicher, neigen aber dazu, ihre Überzeugungen und Absichten „um jeden Preis" durchzusetzen. Sie arbeiten viel (sowohl im Beruf als auch im Haushalt), haben wenig Freizeit und sind auffallend zufrieden mit ihrer Arbeit."

4. Die überfordert-zwanghaften Arbeitssüchtigen: „Überfordert-zwanghafte Arbeitssüchtige sind extrem perfektionistisch, was dazu führt, dass sie mit der Arbeit nie fertig werden, weil sie meinen, immer noch etwas verbessern zu können. Dabei weisen die überfordert-zwanghaften Arbeitssüchtigen die vergleichsweise *geringste* Arbeitsstundenzahl auf. Gleichzeitig verfügen sie über relativ viel Freizeit. Sie sind auffällig unzufrieden mit ihrer Arbeit, tendieren deutlich zu Typ-A-Verhaltensmustern und sind extrem perfektionistisch in ihrem Anspruchsniveau."

Am ehesten entspricht Typ 3, der verbissene Workaholic, der stereotypen Vorstellung vom Arbeitssüchtigen. Ausgeprägt sind hier süchtige Arbeitsmuster und es fallen ihre

„vergleichsweise große Nähe zu den zentralen Inhalten und Werten der protestantischen Arbeitsethik sowie ihre ausgeprägten Probleme im interpersonellen und insbesondere im partnerschaftlichen Bereich auf. Verbissene Arbeitssüchtige lehnen es kategorisch ab, Verantwortung oder Arbeiten an andere zu delegieren".[287]

---

[287] Poppelreuter (2002) S.9f. Arbeitssüchtige erwiesen sich als perfektionistischer, delegationsunfähiger und arbeitsgestresster als ,Arbeitsenthusiasten' und ,'enthusiastische Abhängige (enthusiastic addicts) Burke, Ronald J.; Matthiesen, Stig Berge; Pallesen, Stale(2006): Workaholism, organizational life and well-being of Norwegian nursing staff. Career Development International, Vol. 11, No.5, S.463-477, S.463f.

Schäden durch Arbeitssucht

Die Auswirkungen der Arbeitssucht sind für den Süchtigen wie auch das soziale Umfeld und die Gesellschaft im allgemeinen zu unterscheiden. Beim Süchtigen kommt es zu Beeinträchtigungen der individuellen Leistungsfähigkeit:

1. psychovegetativen und körperlichen Störungen (zum Beispiel Erschöpfungsgefühle, Konzentrationsstörungen, Ängste, Herz-Kreislauf-Beschwerden und Kopfschmerzen).
2. Später folgen psychosomatische Beschwerden, die nach einiger Zeit chronifizieren und zur Leistungsunfähigkeit führen.
3. kann Arbeitssucht als progrediente Erkrankung, im Extremfall bis zur Selbstzerstörung fortschreiten.

Arbeitssüchtiges Verhalten kann zum *Burnout-Syndrom führen*: Physische und psychische Ressourcen sind nach einer Phase intensiver Anstrengung und Bemühung verbraucht.[288]

„Typische Symptome des manifesten Burnout-Syndroms sind Frustration, Hilflosigkeit, Unzufriedenheit, Erschöpfung und Ineffizienz. Dazu kommt ein starker Interessenverlust an dem zuvor übertrieben ausgeführten Vorgang. In der Folge kann es zu Depressionen, psychosomatischen Symptomen und Suchterscheinungen kommen".[289]

Im Bereich der beruflichen Aufgabenerfüllung und des Interaktionsverhalten führen typische Suchtmerkmale wie Delegationsunfähigkeit, Zwanghaftigkeit und Unflexibilität zu einer geringeren Produktivität, als sie aufgrund des Arbeitszeitaufwandes anzunehmen wäre.[290] Das arbeitssüchtige Verhalten droht andere Organisationsmitglieder anzustecken oder unmittelbar in ihrer Arbeitsfähigkeit und

---

[288] Maslach und Leiter (1997) sehen Burnout als einen schrittweisen Verlustprozess, resultierend aus einer Fehlanpassung von Bedürfnissen der Beschäftigten und den Anforderungen der Organisation. Sie beschreiben sechs existentielle organisatorische Faktoren: Arbeitsüberlastung, Mangel an Steuerungsfähigkeit, unzureichende Belohnungen und Anerkennung, mangelnde Fairness, Auflösung der Gemeinschaft und Wertekonflikte zwischen Organisation und Beschäftigtem. Burke (2006) S.466.

[289] Schneider & Bühler (2001) A 463–465. Siehe auch Volker Faust: Das Burnout-Syndrom und seine Folgen. erschöpft – verbittert – ausgebrannt.
http://www.psychosoziale-gesundheit.net/psychiatrie/burnout.htm (10.01.2007).

[290] Siehe auch Ulrike Emma Meißner (2005): Die ‚Droge' Arbeit. Unternehmen als ‚Dealer' und als Risikoträger. Personalwirtschaftliche Risiken der Arbeitssucht. Ohne Ort.

-produktivität zu beeinträchtigen.[291] Diane Fassel sieht bei der Arbeitssucht das System sogar als ebenso abhängig an, wie das Individuum.[292] Überträgt man René Girards Mimesis-Konzept, sind Menschen nicht frei in der Wahl ihrer Mittel, Ausdrucksmittel und Verhaltensweisen, „sondern werden mimetisch geformt durch Personen, Mediateure, die als ‚Werte-Garanten' auftreten für soziales Prestige."[293]

In Japan sind Karoshi, Tod durch Überarbeitung, und Karojisatsu, Suizid auf Grund von Arbeitsstress, weit verbreitet.[294] Für Deutschland spricht Holger Heide von der neuen Volkskrankheit Arbeitssucht, als einem „Geschöpf unserer Arbeitsethik".[295] Die Internalisierung der Pflichterfüllung lässt externe Kontrollprozesse überflüssig werden, konfrontiert das Individuum mit den Folgen des Scheiterns eines als individuell zu verantwortenden Versagens[296] und erleichtert den Übergang zu neuen, vermeintlich ‚freieren' Arbeitsverhältnissen. Hier kann sich der Subunternehmer ebenso wie der Freelancer oder der ‚Arbeitskraftunternehmer' wieder finden.

---

[291] Porter (2004) S.435. Arbeitssüchtige mit perfektionistischen Tendenzen werden wahrscheinlich den Stress und die Frustration ihrer Kollegen erhöhen, zu sinkender Arbeitsfreude und –bereitschaft beitragen und so möglicherweise Effektivität und Produktivität der gesamten Organisation senken. Douglas & Morris (2006) S.411. Für denkbare positive externe Effekte siehe Dies. S.410f.

[292] Mark Griffiths (2005): Workaholism is still a useful construct. Addiction Research and Theory. April 2005, 13 (2): S.97-100, S.99. Anne Wilson Schaaf und Diane Fassel (1988) sprechen in ihrem gleichnamigen Buch auch von der ‚abhängigen Organisation". The Addictive Organization. San Francisco.

[293] Mimesis bedeutet „sich ähnlich Machen". Hinderk M. Emrich; Christian Eggers (2001): Sucht als Lebensform: Zur Sozialanthropologie des Süchtigseins. Psychiatrische Praxis; Band 28 ; Heft 2 ; S.55-59, S.58.

[294] Jährlich enden in Japan 10.000 Karrieren durch Karoshi und Karojisatsu. Die Zahl der Gefährdeten wird auf das Zehnfache geschätzt. Heide, Holger (2000): Individuelle und sozialökonomische Dimensionen von Arbeitssucht. Vortrag gehalten auf der Fachtagung „SUCHT 2000" der Deutschen Hauptstelle gegen die Suchtgefahren in Karlsruhe, 13.-15. Nov. 2000. http://www.wiwi.uni-bremen.de/seari/beitragtext3heide.htm (03.08.2006).

[295] „Arbeitssucht ist ein Geschöpf unserer Arbeitsethik" Henkel, Dieter (2001): „Zur Geschichte und Zukunft des Zusammenhangs von Sucht und Arbeit", in: Deutsche Hauptstelle gegen die Suchtgefahren (Hg.): Sucht und Arbeit, Freiburg, S.14f. zit. n. Heide, Holger (2002): Vorwort. In: Ders.(Hg.): Massenphänomen Arbeitssucht. Historische Hintergründe und aktuelle Bedeutung einer neuen Volkskrankheit. Bremen, S.9-18, S.9f.

[296] Protestantisch dominierte Länder weisen im Vergleich zu katholischen eine bis heute höhere Selbstmordrate auf. Maes und Schmitt konstatieren, dass zwar heute Leistungsbewusstsein und Genügsamkeit nicht mehr mit an die Konfessionszugehörigkeit oder die gelebte Religiosität gebunden ist, aber die Protestantische Ethik als Persönlichkeitseigenschaft und als regional unterschiedliches Wertemuster weiter besteht. Maes & Schmitt (2001): Protestantische-Ethik-Skala (PES)- Messeigenschaften und Konstruktvalidität. http://www.gerechtigkeitsforschung.de/berichte/beri146.pdf (10.01.2007).

Folgen für Individuum und Umfeld

Typ A Verhalten (‚Herzinfarktpersönlichkeit')

Das Typ-A-Verhalten bezeichnet *ein gesundheitsgefährdendes Verhaltensmuster ineffizienter Handlungsregulation*, welches koronare Herzkrankheiten fördern soll. Dazu gehören hoher Arbeitseifer, ausgeprägtes Streben nach Anerkennung, Rivalität im sozialen Umgang, rigides Perfektionsstreben und Unfähigkeit zur Entspannung. Eigene Bedürfnisse nach Ruhe werden unterdrückt und das eigene Verhalten wird mit vermeintlich unabweisbaren Notwendigkeiten rationalisierend entschuldigt. Seinen Ursprung dürfte dies heftige Streben nach Anerkennung in einer tief verwurzelten inneren Unsicherheit haben. Häufig berichten die Betroffenen von permanenten Kämpfen, gegen Andere, die Verhältnisse und, auch und gerade, sich selbst, beispielsweise im inneren Kampf zwischen Ruhebedürfnis und Aufgabenerfüllung.[297] Als Gegenentwurf zum Typ A wird das Typ B-Verhalten beschrieben. Typ B Verhalten gilt als Protektivfaktor, gekennzeichnet durch soziale Einstellung und gelassenes Verhalten.[298]

Das Typ-A-Verhaltensmuster (TAV) korrespondiert in hohem Maße mit Elementen der protestantischen Arbeitsethik:[299] Denn „Arbeit muss als gottgewollter Lebenszweck betrachtet werden, sie muss so gut wie möglich verrichtet werden und Arbeit muss als Pflicht gelten, die man erledigt, weil sie erledigt werden muss".[300]

Sind gute Werke auch vollständig ungeeignet um Gnade zu erlangen, sind sie doch unentbehrlich als Zeichen der Erwählung. Der Gläubige kann die Seeligkeit weder kaufen noch erarbeiten, aber er kann der quälenden Ungewissheit entgegen treten, die Angst vor der Verdammung überwinden. Im Volksmund wurde daraus das Motto: ‚Hilf Dir selbst, dann hilft dir Gott.' Der Gläubige ist auf sich selbst gestellt, einsam, ‚seines Glückes Schmied' und doch Gottes Ratschluss ausgeliefert. Er kontrolliert sich unentwegt selbst und begründet so eine Methode, die seine gesamte Lebensführung formt. Sie ist gekennzeichnet durch innere Kontrolle, Unfähigkeit zum Genuss (Entspannung) und Perfektionsstreben (gottgewolltes Tun).

---

[297] Hajek (1999) S.29. Zur empirischen Bewährung des Konstrukts vgl. kritisch Fiedler, Rolf; Muthny, Fritz A.: Persönlichkeit und Verhaltensstile, in: Strauß et al. (2004) S.241-254, S.244; sowie zur mangelnden Replizierbarkeit der „Western Collaborative Group Study (WCGS)" der 1970er Jahre Myrtek, Michael (2000) Das Typ-A-Verhaltensmuster und Hostility als eigenständiges Risiko der koronaren Herzkrankheit. Frankfurt a. M.

[298] Strauß et al. (2004) S.244.

[299] Hajek (1999) S.36ff.

[300] Himanen, Pekka (2001): Die Hacker-Ethik und der Geist des Informations-Zeitalters. München, S.27.

Besaßen protestantische Arbeitsethik, westlicher Individualismus und moderner Kapitalismus historisch einen engen Zusammenhang, läßt sich in den letzten Jahrzehnten eine Veränderung wahrnehmen. Die protestantische Arbeitethik verliert ihren einheitsstiftenden Charakter. Eine Pluralität von Lebensentwürfen gehen mit der ‚Erosion' traditioneller Sozialbeziehungen und der Eröffnung ‚riskanter Chancen' einher.[301] Die Gesellschaft befindet sich – folgt man Ulrich Beck[302] – zunehmend „im Flugsand der Individualisierung".[303] Inwieweit dabei tatsächlich traditionelle Werte aufgegeben oder nur eine Wertergänzung statt gefunden hat, ist strittig. Ronald Inglehart sieht im Westen eine Werteverschiebung[304], die als Resultat weitgehend gesicherter materieller Grundbedürfnisse weg vom Betonen materiellen Wohlergehens und physischer Sicherheit hin zu mehr Lebensqualität führt. Zugleich zieht die technologische Entwicklung Veränderungen von Arbeitsstruktur und Arbeitsanforderungen nach sich. Routinetätigkeiten werden immer mehr von Maschinen erledigt. Innovation wird zum entscheidenden Faktor. Der wirtschaftliche Erfolg der High-Tech-Gesellschaft beruht zunehmend auf Organisationsformen, die viel Spielraum gewähren für individuelles Urteil und individuelle Kreativität.[305] Empirische Studien zeigen, dass Werte wie Gehorsam und Unterordnung zurückgehen, Selbständigkeit an Wertschätzung zunimmt und Ordnungsliebe und Fleiß normativ auf relativ konstantem Niveau bleiben.[306]

Doch das Erbe der protestantischen Arbeitsethik lebt weiter: Affektunterdrückung, Mißtrauen gegen Jedermann, systematische Selbstkontrolle und der Kampf gegen Zeitvergeudung. Typ-A-Menschen reagieren auf Verstöße gegen diese Prinzipien mit heftigen Schuldgefühlen[307] und – treten diese bei anderen auf – mit energischen Ablehnungs- oder Bekämpfungsreaktionen.

---

[301] Hajek (1999) S.52f.
[302] Beck, Ulrich, 1986: Risikogesellschaft. Auf dem Weg in eine andere Moderne. Frankfurt a.M.
[303] Vgl. Friedrichs, Jürgen (1998): Einleitung: „Im Flugsand der Individualisierung?" S. 7-11, in: Ders. (Hg.): Die Individualisierungs-These. Opladen.
[304] Inglehart spricht auch vom „Vordringen der postmaterialistischen Werte". Ronald Inglehart (1995): Kultureller Umbruch. Wertwandel in der westlichen Welt. Frankfurt, New York, S.90.
[305] Hajek (1999) S.55.
[306] Daraus schließt Klages – im Gegensatz zu Inglehart – statt auf einen Wertewandel, auf eine „Wertesynthese". Klages, Helmut; Gensicke, Thomas (2006): Wertesynthese – funktional oder dysfunktional, in Kölner Zeitschrift für Soziologie- und Sozialpsychologie, 58, S.332-351. Siehe auch Roßteutscher, Sigrid (2005) Wertsynthese: Kein unsinniges Konzept, sondern traurige Realität. Replik zur Kritik von Helmut Thomé in KZfSS 57, 2, 2005, S. 333-341.
[307] Hajek (1999) S.57f.

Hajek identifizierte vier Anforderungs-Bewältigungstypen, von denen die Angehörigen des Typ 3 der protestantischen Arbeitsethik verpflichtet sind und als „emotional gehemmte, konformistische Selbstüberforderer" beschrieben werden.[308] Sie sollen vor allem die Herz-Kreislauf-Patienten stellen, mit dem Schwerpunkt ‚Post-Infarkt'.[309]

Verschiedene Risikofaktoren (z. B. des Arbeitsplatzes) und verinnerlichte Wert- und Handlungsorientierungen ergeben spezifische Risikoprofile für Herz-Kreislauf-Erkrankungen.[310] „Dazu zählen: 1. „Erholungsunfähigkeit/Exzessives Arbeitsengagement", 2. „Exzessive Planungsambitionen", 3. „Ungeduld", 4. „Dominanzstreben". Besonders das Vorliegen von Erholungsstörungen und extremen Planungs- und Kontrollambitionen erweist sich als Prädiktor von Gesundheitsbeeinträchtigungen.[311]

Typ C Verhalten[312]
So genannte Krebspersönlichkeiten, Typus Carcinomatosus' oder ‚Typ C', stehen im Verdacht, aufgrund ihrer Persönlichkeit zu Krebs zu neigen. Sie sollen antriebsgehemmt, unselbständig, überangepasst und defensiv sein. Ihr Zugang zu den eigenen Gefühlen wie auch zu befriedigenden zwischenmenschlichen Beziehungen ist gestört. In vielerlei Hinsicht zeigen sie Symptome einer Depression.[313]

3. Das Anforderungs-Kontroll-Modell

Entscheidungsspielräume und psychische Anforderungen sind im Demand-Control Modell von Robert A. Karasek die entscheidenden Einflussgrößen. Das Zusammenspiel von geringem Entscheidungsspielraum und hohen beruflichen Anforde-

---

[308] Hajek (1999) S.207.

[309] Hajek (1999) S.215. Die clusteranalytische Herangehensweise läßt allerdings Fragen der Kontrolle von potentiell kofundierenden Variablen wie Alter und Geschlecht weitgehend unbeantwortet.

[310] Hajek (1999) S.215.

[311] Richter, Peter; Rudolf, Matthias; Schmidt, Christian Frank (1996): FABA, Fragebogen zur Analyse belastungsrelevanter Anforderungsbewältigung. Selbsteinschätzungsverfahren zur Erfassung belastungsrelevanter Anforderungsbewältigungen. Frankfurt. Zit. n. http://www.schuhfried.co.at/deu/wts/faba.htm (09.08.2006).

[312] Reinhold Schwarz (2004): Die ‚Krebspersönlichkeit' – Mythen und Forschungsresultate, psychoneuro 30 (4) S. 201-209 sowie Ders. (1994): Die Krebspersönlichkeit – Mythos und klinische Realität. Stuttgart, New York 1994.

[313] Reinhold Schwarz (2006): Psychosoziale Aspekte onkologischer Erkrankungen. „Der Einfluss der Psyche ist sekundär." www.aerzteblatt.de vom Januar 2006, S.26.

rungen wird mit psychischem Stress in Verbindung gebracht.[314] Karasek unterscheidet in seinem Anforderungs-Modell vier Belastungstypen:

1. Hohe Arbeitsanforderungen und geringe Entscheidungsspielräume („high strain job")[315] führen zu einem Gefühl des überfordert Seins, zu Angst und Besorgnis. Die damit einhergehende lang andauernde Aktivierung des sympathischen Nervensystems erhöht das Risiko psychischer Überbeanspruchung und körperlicher Erkrankungen.

2. Bei hohen Arbeitsanforderungen und großen Entscheidungsspielräumen („active job") kann die Anspannung in aktive Bewältigung umgesetzt werden. Der Arbeitende wird motiviert seine Fähigkeiten weiter zu entwickeln und Neues zu lernen. Durch Stolz und Zufriedenheit sind positive Gesundheitswirkungen möglich.

3. Geringe Arbeitsanforderungen und hohe Entscheidungsspielräume („low strain job") führen zu geringer Belastung und geringen Anreizen zur Weiterentwicklung.

4. Geringe Arbeitsanforderungen und geringe Entscheidungsspielräume („passive job") führen zu Apathie und Reduzierung von Motivation und Arbeitsproduktivität in und außerhalb der Berufstätigkeit.[316] Gesamtaktivität und Problemlösungsfähigkeit sinken, Prozesse hin zur Ausbildung erlernter Hilflosigkeit sind zu erwarten.[317]

Die Längsschnittuntersuchung schwedischer Männer von Karasek et al.[318] stellte eine der grundlegenden Anwendungen dieses Modells dar. Mit steigendem ‚strain' stieg das Risiko an HKE zu erkranken. Später konnten sie eine Verbindung zwischen hohen Arbeitsanforderungen und Muskelspannungen feststellen. Darüber hinaus fanden sie eine Verbindung zwischen allgemeiner Muskelspannung und

---

[314] Entscheidungsspielräume (job decision latitude ~ control) und Anforderungen (job demands). Robert A. Karasek, Jr.(1979): Job Demands, Job Decision Latitude, and Mental Strain: Implications for Job Redesign. Administrative Science Quarterly, June 1979, Volume 24, S.285-308. Karasek betont die Notwendigkeit klar zu unterscheiden zwischen „…work load stressors and job decision latitude (skill level and decision authority)". Ebd. S.286.
[315] Karasek (1979) S.288.
[316] Karasek (1979) S.288.
[317] Maier, S.F.; Seligman, Martin E.P. (1976). Learned helplessness: Theory and evidence. Journal of Experimental Psychology: General, 105, S.3-46. Anforderungs-Kontroll-Modell nach Karasek (1979) S.288, Fig.1.
[318] Karasek R; Baker D; Marxer F; Ahlbom A; Theorell T (1981): Job decision latitude, job demands, and cardiovascular disease: a prospective study of Swedish men. American journal of public health, Vol. 71 (7) p: 694-705.

spezifischen Schulter-, Rücken- und Nackenproblemen, woraus sie auf einen Entwicklungspfad von ungünstigen psychosozialen Arbeitsumgebungen zu Muskel- und Skelettproblemen schlossen.[319]

Im Zusammenhang mit dem Karasek-Modell, aber auch bei der Untersuchung von Ursachen von Muskel-Skelett-Problemen und in der Fehlzeitenforschung, wurden bislang vor allem zweistufige Modelle formuliert, mit denen die direkte Wirkung von Belastungsgrößen auf eine Reihe unterschiedlicher Beanspruchungsgrößen untersucht wurden. Um das Demand-Control Modell um die Wirkung körperlicher Beschwerden zu erweitern, können die Beanspruchungsgrößen mehrstufig modelliert werden. So kann z. B. vermutet werden, dass Arbeitsbelastungen zu vermehrten körperlichen Beschwerden führen, die, nach einiger Zeit oder wenn sie ein bestimmtes Maß überschreiten, steigende Fehlzeiten zur Folge haben.[320]

Bei der situativen Fokussierung des Anforderungs-Kontroll-Modells bleibt das psychisch bedeutsame Bewältigungsverhalten der Person ausgespart.[321]

4. Das Modell beruflicher Gratifikationskrisen

Die Erwerbsrolle umfasst auf Gegenseitigkeit basierende Tauschbeziehungen. Für Arbeitsleistungen werden Belohnungen gewährt. Im Modell beruflicher Gratifikationskrisen[322] wird das Wechselspiel von Belohnungen, Arbeitseinsatz und individuellem Bewältigungsmuster beschrieben. Chronischer Disstress entsteht aus dem Zusammenspiel äußerer Anforderungen, unpassender Belohnungen sowie personenimmanenter Bewältigungsmuster.

---

[319] Johansson (1995) S.169.

[320] Neben den signifikanten Einflussfaktor ‚körperliche Belastung', traten zum Teil auch Wechselwirkungseffekte der körperlichen Arbeitsschwere mit den psychosozialen Stressoren (Demands und Control) auf psychosomatische Beschwerden, Muskel-Skelett-Beschwerden und die untersuchten Fehlzeitenindices (Häufigkeit von Fehlzeiten und Dauer der Fehltage). Hollmann, Sven (2000): Erweiterungen des Demands-Control-Modells von Karasek [das Zusammenwirken von Handlungsspielraum, Stress und körperlicher Belastung in der Altenpflege; eine Längsschnittstudie zu Wirkungen auf gesundheitliche Beeinträchtigungen und Fehlzeiten] Osnabrück. (Zugl.: Diss. Universität Dortmund, 1999).

[321] Schwartz, Friedrich Wilhelm u.a. (Hg.) (2003[2)]: Das Public Health Buch. München, Jena. S.129f.

[322] Siegrist, Johannes (1996): Soziale Krisen und Gesundheit: eine Theorie der Gesundheitsförderung am Beispiel von Herz-Kreislauf-Risiken im Erwerbsleben. Göttingen; u. a. O. Reiner Rugulies; Johannes Siegrist (2002): Soziologische Aspekte der Entstehung und des Verlaufs der koronaren Herzkrankheit: soziale Ungleichverteilung der Erkrankung und chronische Distress-Erfahrungen im Erwerbsleben . (Statuskonferenz Psychokardiologie Bd. 4) Frankfurt a. M.

Ein Ungleichgewicht zwischen Verausgabung und Belohnung erzeugt den Eindruck mangelnder vertraglicher Fairness. Dies erhöht das Risiko stressbedingter Erkrankungen und gesundheitsschädlichen Verhaltens (Alkohol- und Nikotinabusus). Drei Belohungsarten werden unterschieden: finanzielle Belohnung, Wertschätzung und Anerkennung sowie Arbeitsplatzsicherheit oder beruflicher Aufstieg. Die im Arbeitsvertrag geregelten Leistungen und Belohnungen sollten sich entsprechen (Prinzip der Reziprozität)[323]. Wird diese Reziprozität unter bestimmten Bedingungen verletzt, verausgabt sich der Erwerbstätige immer wieder ohne angemessene Belohungen zu erhalten (Gratifikationskrisen), kommt es zu schwerwiegenden Stressreaktionen.[324]

Unter drei Bedingungen ist zu erwarten, dass Menschen sich anhaltend der Disbalance von Verausgabung und Belohnung aussetzen: Soziale Zwänge (fehlende Arbeitsplatzalternative; ,lieber eine schlechte Arbeit als gar keine'), strategische Erwägungen (Erwartung späterer Belohnungen, z. B. beruflicher Aufstieg) und psychische Disposition (übersteigerte berufliche Verausgabungsneigung). Letztere resultiert aus einem „stark ausgeprägten Bedürfnis nach Kontrolle, Erfolg und Anerkennung in beruflichen Anforderungssituationen".[325] Die Gratifikationskrise ist von wiederkehrender und anhaltender Erschöpfung gekennzeichnet und führt letztlich zu einem gesteigerten Erkrankungsrisiko.

Das transaktionale Stressmodell der Gratifikationskrisen von Siegrist 1996 erfasst die langfristigen Auswirkungen des Ungleichgewichts zwischen Anstrengung und Belohnung. Es vereint die psychosozialen, biochemischen und biophysischen Risikofaktoren des pathogenetischen Modells. Zugleich stellt es eine Verbindung zwischen soziologischer und physiologischer Stressforschung her.[326] Chronische oder einmalige heftige Stressexposition kann zur Überforderung körpereigener Abwehrreaktionen führen. Es kommt zum „allgemeinen Adaptionssyndrom"[327], möglicherweise zu Anpassungskrankheiten[328]. Belastende Erfahrungen lösen biologische Reaktionen aus, die langfristig die Entstehung von Krankheiten begünsti-

---

[323] Siegrist (2005) Medizinische Soziologie. (6. neu bearb. und erw. Aufl.) München, Jena S.71.

[324] Siegrist (2005) S.72.

[325] Siegrist (2005) S.72.

[326] Brucks (1998) S.30. Siehe auch http://www.uni-duesseldorf.de/medicalsociology/Effort-reward_imbalance_at_wor.112.0.html#129 (07.12.2010).

[327] Selye, Hans (1950): Stress and the general adaptation syndrome. British Medical Journal, S.1383-1392.

[328] Schwarz (1994) S.13ff. Zur Chronifizierung von krankheitswertigen Fehlreaktionen und Schädigungen des Organsystems siehe das Modell der Allostase. Siegrist (2005) S.84ff.

gen. Soziale Stressoren lassen sich in chronische, subakute und akute Zustände unterteilen. Psychosoziale Arbeitsbelastungen können chronische soziale Stressoren bilden.[329] Besonders intensiv verlaufen die Stressreaktionen, „wenn wiederholt Kontrollversuche mit ungewissem Erfolg unternommen werden müssen, weil alternative Verhaltensmuster, Fliehen oder Aufgeben) ausgeschlossen sind (sog. noexit-Situationen)" oder „wenn Kontrollversuche aufgrund erfahrener Machtlosigkeit aussichtslos sind."[330] Vulnerablitäts- und Protektivfaktoren moderieren den Einfluss von Stressoren auf die Krankheitsentwicklung.[331]

Stress, der so stark ist, dass er als massive Überforderungssituation empfunden wird, zieht kurzfristig exzessive physiologische Aktivierungszustände nach sich sowie negative Gefühle wie Hilflosigkeit, Furcht oder Wut. Wiederkehrende Bedrohungen oder anhaltend erfolgloses Bemühen erhöhen die Wahrscheinlichkeit von Erschöpfung und Depression. Langfristig kann es zur Schädigung von Organen kommen.

Soziales Handeln ermöglicht eine personale und soziale Nutzenproduktion. Erstere befriedigt Grundbedürfnisse des physischen und psychischen Wohlbefindens, letztere die der sozialen Wertschätzung, womit positive Selbsterfahrungen verbunden sind. Diese physisch und psychisch gesundheitsfördernden positiven Selbsterfahrungen lassen sich in drei interdependente Aspekte unterscheiden:

1. Selbstwirksamkeitsgefühl: Im eigenen Handeln erlebt sich die Person als autonom und erfolgreich.
2. Selbstwertgefühl: Eigene Person und Leistungen werden durch signifikante Andere merklich anerkannt
3. Zugehörigkeitsgefühl: Eingebundensein in eine Gemeinschaft.[332]

---

[329] Siegrist (2005) S.79.
[330] Siegrist (2005) S.81. Zur Psychobiologie der Stressreaktion siehe Ders. S.81-S.86.
[331] Z. B. des Herz-Kreislauf-Systems oder der Verdauungsorgane. Der Interaktionseffekt von sozialen Stressoren und genetischer Dsisposition konnte für Depressionen nachgewiesen werden. Siegrist (2005) S.83f.
[332] Siegrist (2005) S.75. Matiaske (1999) betont für die Motivation in Arbeitssituationen – neben den materiellen und sozialen Bedürfnissen – die Leistungsbedürfnisse. Ders. S.132.

5. Empirische Evidenz und Anmerkungen zu den Modellen

Der SOC wird nachvollziehbar als entscheidende Regulierungsinstanz bei der Bewältigung von Stressoren beschrieben. Psychosoziale Faktoren wie Lebenszufriedenheit, seelische Gesundheit und Bewältigungsverhalten in belastenden Situationen werden gut abgebildet,. In zahlreichen Studien konnte die Korrelation mit ähnlichen Stressbewältigungskonzepten belegt werden.[333] Ein direkter Zusammenhang mit körperlicher Gesundheit konnte nicht nachgewiesen werden.[334] Inwieweit Ressourcen einander ersetzen können, bleibt offen.[335] Ob es sich beim SOC auch um den zentralen Mechanismus zur Gesundheit handelt wird von Faltermaier bezweifelt, da sowohl die bewusst aktive Gestaltung des Subjektes wie auch die gesellschaftliche Ebene Gesundheit positiv oder negativ beeinflussen können.[336]

Angemessenheit des Erhebungsinstrumentariums und Probleme des Messens
Der Originalfragebogen zum Kohärenzgefühl produzierte hohe Zusammenhänge mit Angst und Depression sowie allgemeinen Gesundheitsmaßen, die durch die Fragebogenneuentwicklungen der letzten Zeit ausgeräumt werden sollten.[337] Auch kann nach dem bisherigen Kenntnisstand auf eine Schichtabhängigkeit des SOC geschlossen werden.[338] Antonovksy war sich durchaus bewußt, dass die Beziehungen zwischen den generalisierten Widerstandsressourcen und dem Kohärenzgefühl einer weiteren Erforschung bedurften. So sah er empirischen Klärungsbedarf inwieweit eine gegebene Widerstandsressource eine notwendige oder sogar eine notwendige und hinreichende Bedingung für ein starkes Kohärenzgefühl darstellt. Oder, falls solche Generalisierungen sich als unmöglich erweisen, ob bestimmte Widerstandsressourcen sich als nützlicher als andere erweisen.[339]

Wie bei allen Modellen, bei denen psychosoziale Faktoren Gesundheit vorhersagen sollen, besteht auch hier das Problem der Interdependenz. In der Literatur zur so-

---

[333] Sack & Lamprecht (1998) S.331, Tab. 5.4.
[334] Pingsten, Anne (1999): Grundformen der Salutogenese bei Thomas Manns Felix Krull. Dissertation Universität Würzburg, S.29f. Für einen Überblick über verschiedene Studien siehe Dies. S.24-30.
[335] Pingsten (1999) S.154.
[336] Faltermaier, Toni: Die Salutogenese als Forschungsprogramm und Praxisperspektive. Anmerkungen zu Stand, Problemen und Entwicklungschancen, in: Wydler, Hans; Kolip, Petra; Abel, Thomas: Salutogenese und Kohärenzgefühl. Weinheim, München 2000, S.185-196, S.191.
[337] Geyer, Siegfried (1998): Antonovsky's sense of coherence – ein gut geprüftes und empirisch bestätigtes Konzept? In: Wydler, Hans; Kolip, Petra; Abel, Thomas (2000): Salutogenese und Kohärenzgefühl. Weinheim, München, S.71-84, S.79f.
[338] Geyer (1998) S.78. Zu den Ergebnissen weiterer empirischer Studien siehe Franke (1997) zum Stand der Konstruktvalidierung siehe Dies. S.172f.
[339] Antonovsky (1979) 190.

zialen Unterstützung gibt es Anhaltspunkte dafür, dass der Gesundheitszustand das Ausmaß an sozialer Unterstützung beeinflusst.[340] Für die bisherige Rezeption der Salutogenese läßt sich eine weite Verbreitung des Begriffes konstatieren, ohne das diesem eine inhaltsangemessene Anwendung zuteil würde. Vielfach drängt sich der Eindruck einer bloßen Alibifunktion auf. Denn oft wird immer noch in gesundheitspsychologischen Studien, trotz eines beschworenen Perspektivenwechsels, ein pathogenetisches und am Defizit- oder Risikomodell orientiertes Studiendesign bevorzugt.[341]

Trotz der (bisherigen) Mängel des Erhebungsinstrumentariums und ungeklärter theoretischer Bezüge innerhalb des Modells[342], scheint es eine fruchtbare Neuorientierung anzustoßen und entscheidend zu einem Perspektivenwechsel beizutragen, der weg von einer vorwiegend pathogenen Betrachtungsweise hin zur Gesundheitsforschung führt. Das Salutogenesekonzept ist in gesundheits- und sozialwissenschaftlicher wie auch medizinischer Richtung anschlussfähig,[343] da es um die gesellschaftlichen wie auch die individuellen Bedingungen zur Stärkung des Kohärenzgefühls geht.[344] Mit der Überwindung der Trennung von Körper und Seele, wie sie im Maschinenmodell Descartes angelegt worden war, erhebt das biopsychosoziale Modell den „Anspruch auf eine integrative Perspektive zur Erklärung von Erkrankungsverläufen".[345] Bisher wird hierbei die innere und äußere Haltung unter dem Begriff der Prädisposition subsumiert. Da diese das Ergebnis einer Bildungsgeschichte, einer aktiven Auseinandersetzung mit der Umwelt sind, könnte das biopsychosoziale Modell um die innere und äußere Haltung erweitert werden.[346]

---

[340] Kohn und Schooler greifen in ihrer Längsschnittstudie– wenn auch auf einem etwas anderen Gebiet – das theoretische Problem der Interdependenz von ‚Komplexität der Arbeit' und ‚intellektueller Flexibilität' auf. Sie zeigen, dass Menschen mit intellektueller Flexibilität zehn Jahre später mit größerer Wahrscheinlichkeit komplexere Arbeiten bewältigten als an ihren ursprünglichen Arbeitsplätzen. Jedoch war die Vorhersagekraft der Arbeitskomplexität auf die intellektuelle Flexibilität bei weitem stärker ausgeprägt. Antonovsky (1992) S.43. Es ist m. E. aber zu überlegen, ob hier nicht zwischen hinreichend und notwendig unterschieden werden sollte.
[341] Bengel u.a.(2001) S.9, S.42.
[342] Dazu mag beitragen, dass der SOC ebenso wie andere Ressourcen als Mediator (direkte Wirkung) wie auch als Moderator wirken kann (indirekte Wirkung) d.h. er beeinflusst die Wirkmechanismen anderer gesundheitsrelevanter Einflussgrößen). Udris, Ivars; Rimann, Martin (2000): Kohärenzgefühl. In: Wydler u.a. S.129-148, S.140ff.
[343] Wydler 2000, S.12.
[344] Alexa Franke (1997): Zum Stand der konzeptionellen und empirischen Entwicklung des Salutogenesekonzepts. In Antonovsky (1997) S.169-190, S.190.
[345] Brucks (1998) S.30.
[346] Wie W.-B. Wahl es vorgeschlagen hat. Von A. Bjelle wurden in einem Prozessmodell arbeitsbedingter rheumatischer Erkrankungen die dynamischen Wechselwirkungen von Prädisposition, Arbeitsbedingungen und Krankheit modelliert. Brucks (1998) S.30. Wobei derzeit die Relation zwi-

Befunde zum Typ A-Verhalten

Signifikante Zusammenhänge konnten insbesondere zwischen gesteigerter Kontrollambition und erhöhter Erholungsunfähigkeit sowie eingeschränkter seelischer Gesundheit und erhöhter physiologischer Aktiviertheit (insbesondere in Form eines erhöhten Blutdrucks) nachgewiesen werden.[347] Derartige „pathogenetische Determinationsketten"[348] waren bereits bei 20jährigen nachweisbar.[349]

In den USA konnte in der "Western Collaborative Group Study (WCGS)" um 1975 eine Verdoppelung des HKE-Risikos bei weißen, vornehmlich protestantischen Männer der Mittelschicht nachgewiesen werden. Dies schien die Erklärungslücke zu schließen, die klassische Risikofaktoren wie Nikotingebrauch und Bluthochdruck bildeten.[350] Typ-A-Personen wiesen hier ein doppelt so hohes Risiko für einen Herzinfarkt auf wie Typ-B-Personen. Die Metaanalyse aller erreichbaren prospektiven Studien zum Typ-A-Verhalten, mit mehr als 74000 Gesunden und Patienten zeigte, dass die Befunde der WCGS nicht repliziert werden konnten.[351]

Dafür werden folgende Ursachen diskutiert: Die Studien bezogen sich zum einen auf den Bostoner Vorort Framingham, eine puritanische Siedlung aus den Zeiten der Mayflower, und zum anderen auf Angehörige der Mittelschicht an der Westküste der USA in den 1960ern und frühen 1970ern. Für Kulturen in denen weniger Konkurrenz und mehr Kooperation erwartet und belohnt werden, ist das Typ A Verhalten generell weniger ausgeprägt.[352] Später waren Herz-Kreislauf-Erkrankungen in den westlichen Industrieländern ohnehin rückläufig. Z. T. werden methodische Mängel der Replikationsstudien verantwortlich gemacht. So wurden andere Erhebungsinstrumente eingesetzt oder lagen systematische Ausfälle von Personen vor, die Kandidaten für ein hohes Risiko waren. Zusammengefasst werden

---

schen der gesellschaftlichen und individuellen Ebene so wie Fragen der Interaktion noch wenig ausgearbeitet sind. Franke (1997) S.190.

[347] Richter (1996).

[348] Schröder & Schröder zit. n. Hajek (1999) S.123.

[349] Richter (1996).

[350] Zur Kritik an der Erklärungskraft der klassischen Risikofaktoren Nikotin und Cholesterin siehe Hajek (1999) S.102-113.

[351] Auf der Suche nach den 'toxischen Komponenten' des Typ-A-Verhaltens gelangte man zum Hostility-Konzept. Die bisher vorliegenden prospektiven Studien mit gut 15000 Personen weisen einen statistisch signifikanten aber nur sehr schwachen Zusammenhang auf.
Myrtek, Michael (2000) Das Typ-A-Verhaltensmuster und Hostility als eigenständiges Risiko der koronaren Herzkrankheit. Frankfurt a. M.

[352] Hajek (1999) S.93.

veränderte Lebensbedingungen, unterschiedliche Erhebungszeiträume, ungeeignete Erhebungsinstrumente und Erhebungspopulationen diskutiert.

Befunde zum Typ C

Empirisch lässt sich ein Zusammenhang von depressiver Persönlichkeit und Krebsinzidenz nicht nachweisen. Wohl zeigen psychische Überlastungen eine Koinzidenz mit einer erhöhten Krankheitsanfälligkeit, aber es besteht keine statistisch signifikante Korrelation mit Krebserkrankungen.[353] Es sind aber Verhaltensweisen identifizierbar, die mit psychischer Verfassung und erhöhtem Krebsrisiko einhergehen.[354] Somit erscheint es derzeit sinnvoller von einem Typ-C-Verhalten zu sprechen.

Die Versuche differente Persönlichkeitstypen und ein konkretes Erkrankungsrisiko zu verbinden, sind derzeit kritisch zu bewerten. Einerseits haftet ihnen eine hohe, prima faciae, Eingängigkeit an, andererseits haben Metastudien und Retests gezeigt, dass weder Krebserkrankungen noch Herz-Kreislauferkrankungen durchgängig mit einem bestimmten Persönlichkeitsmuster (Typ A, Typ C) korrelieren. Der Zusammenhang zwischen psychosozialen Variablen und pathologischen Resultaten gilt als stark historisch, situativ und kulturell beeinflusst.[355] Verhaltensweisen sind polyvalent, das TAV aber ist kulturspezifisch. Um Pathogenität zu erklären, verlangt die Betrachtung der Ebene individuellen Verhaltens nach einer Ergänzung durch den kulturell gesetzten Rahmen, der auch die Arbeitsanforderungen mitprägt.

Nachgewiesene Einflüsse psychosozialer Arbeitsbedingungen

In zahlreichen prospektiven Studien von Erwerbstätigen[356] konnten Zusammenhänge von Arbeitsbelastung und Krankheitsausbruch nachgewiesen werden. Dies gilt insbesondere für den Bereich kardiovaskulärer Morbidität und Mortalität. Wobei die Zusammenhänge bei Männern im allgemeinen häufiger und in stärkerem Maße zu beobachten sind.[357]

So zeigte die Whitehall II Studie für den 5-Jahreszeitraum eine Verdoppelung des Risikos koronarer Herzkrankheiten bei beruflichen Gratifikationskrisen und ebenso

---

[353] Schwarz (1994) S.99, S.104.
[354] Z. B. Nikotin- und Alkoholabusus. Schwarz (2004) S.201.
[355] Hajek (1999) S.93f.
[356] Siegrist (2005) S.73, Tab. 2.2.
[357] Siegrist (2005) S.72.

bei den ‚high strain jobs' gemäß dem Anforderungs-Kontroll-Modell.[358] Wichtige individuelle Risikofakoren (Alter, Geschlecht, Bluthochdruck, Zigarettenrauchen, Übergewicht, Cholesterin) sowie die Schichtzugehörigkeit und negative Affektivität wurden kontrolliert.[359]

Eine enge Beziehung zwischen chronischem Arbeitstreß und dem metabolischen Syndrom konnte nachgewiesen werden. Londoner Regierungsangestellte mit überdurchschnittlichem alltäglichem Stress wiesen erhöhte Triglyzeride, Fettleibigkeit, überhöhte Cholesterol-, Blutdruck- und Glukosewerte auf.[360]

Auf das Risiko an einem Typ-2-Diabetes zu erkranken hat die soziale Position– zumindest bei Männern – einen deutlichen Einfluss. Nach einer Analyse der Daten der britischen *Whitehall-II-Studie*, erkranken öffentliche Angestellte der unteren Lohngruppen im Zehnjahreszeitraum dreimal so häufig an Diabetes II wie hohe Verwaltungsangestellte.[361] Nach Adjustierung individueller Risikofaktoren ließ sich ein Zusammenhang bei Frauen nicht mehr nachweisen. Bei Männern blieb eine Erhöhung des Erkrankungsrisikos durch psychosoziale Faktoren um den Faktor 1,7.[362] Der Einfluß des beruflichen Status auf die Koronarsterblichkeit wurde in weiteren Whitehall Studien sowohl für Männer als auch für Frauen bestätigt.[363] Die Gesundheitsrelevanz des ‚Statussyndroms'[364] fand sich auch in einer Fallkontrollstudie aller Einwohnerinnen Stockholms unter 65 Jahren. Nach Kontrolle typischer biomedizinischer Risikofaktoren (Alter, Blutruck, Rauchen, Übergewicht, Lipide, Menopause, Bewegung) wiesen Frauen der untersten sozialen Statusgruppe ein 2,6fach erhöhtes koronares Erkrankungsrisiko auf.[365]

---

[358] Das Risiko lag bei 2,38 oder 1,56 abhängig davon, ob die Steuerungsmöglichkeiten selbst geschätzt oder von außen festgestellt wurden. Bosma, Hans u.a. (1998): Two Alternative Job Stress Models and the Risk of Coronary Heart Disease. American Journal of Public Health, Vol. 88, S.68-74.

[359] Bosma, Hans u.a. (1998) S.72, Tabelle 4.

[360] Chandola, Tarani; Brunner, Eric ; Marmot, Michael (2006): Chronic stress at work and the metabolic syndrome: prospective study. British Medical Journal [published 14 February 2006].

[361] Meena Kumari; Jenny Head; Michael Marmot (2004):Prospective Study of Social and Other Risk Factors for Incidence of Type 2 Diabetes in the Whitehall II Study. Archives of Internal Medicine 164, pp. 1873-1880, p.1873.

[362] Kumari; Head & Marmot (2004) S.1875f.

[363] Marmot, Michael, Bosma, H; Hemingway, H., Brunner, E., Stansfeld, S. (1997): Contribution of job control and other risk factors to social variations in coronary heart disease incidence. The Lancet, Volume 350, Issue 9073, S.235-239, 26 July 1997.

[364] Marmot, Michael (2004): The Status Syndrome: How Social Standing Affects Our Health and Longevity. London.

[365] Wamala Wamala SP, Mittleman MA, Horsten M, Schenck-Gustafsson K & Orth-Gomér K. (2000): Job stress and the occupational gradient in coronary heart disease risk in women. The

In Finnland verdoppelte sich bei massivem Arbeitsplatzabbau die kardiovaskuläre Mortalität[366] dauerhaft Beschäftigter im Beobachtungszeitraum. In den ersten vier Jahren stieg ihr Mortalitätsrisiko sogar auf das Fünffache.[367] Umfangreicher Arbeitsplatzabbau bei gleichzeitiger schwerer wirtschaftlicher Rezession stellt offensichtlich ein ernsthaftes Gesundheitsrisiko für jene da, die sich vordem als Inhaber sicherer Arbeitsplätze fühlen konnten.[368] Auffälligerweise lag das Mortalitätsrisiko derjenigen, die letztendlich ihre Arbeitsplätze behielten, noch über dem der entlassenen Arbeitnehmer.[369] In Frankreich wurde im Rahmen der GAZEL Kohortenstudie der Einfluss psychosozialer Arbeitsbedingungen auf die Fehlzeiten (FZ) von 9631 Männern und 3595 Frauen mittleren Alters nachgewiesen. Entscheidungsspielräume und soziale Unterstützung, die unter dem Median lagen, erklärten Erhöhungen der FZ von 17%-24%. Unzufriedenheit mit den sozialen Beziehungen und geringe Unterstützung am Arbeitsplatz führten zu 10%-26% mehr FZ bei Männern im Zeitraum von sechs Jahren.[370] Während Männer eher für mangelnde soziale Unterstützung bei der Arbeit anfällig waren, galt dies für Frauen im Bereich der psychischen Anforderungen.[371]

Anhand einer repräsentativen Stichprobe aus dem Third European Survey on Working Conditions (ESWC) des Jahres 2000 aus 15 EU Staaten zeigen Gimeno et al[372] den Einfluss ausgewählter psychosozialer Faktoren des Anforderung–Kontroll-Modells auf die krankheitsbedingten Fehlzeiten. Befragt wurden dauerhaft Beschäftigte (n=12875) und unständig Beschäftigte (n=1203) ab 15 Jahren über ihre krankheitsbedingten Fehlzeiten innerhalb der letzten zwölf Monate, die auf Unfälle oder – gemäß eigener Einschätzung – arbeitsbedingte Belastungen zurück zu füh-

---

Stockholm Female Coronary Risk Study. Soc Sci Med. 2000 Aug;51(4):481-899 zit. n. Siegrist (2005) S.70, Abb. 2.9.

[366] Jussi Vahtera, Mika Kivimäki, Jaana Pentti, Anne Linna, Marianna Virtanen, , Pekka Virtanen, Jane E Ferrie (2004): Organisational downsizing, sickness absence, and mortality: 10-town prospective cohort study. BMJ 2004;328:555 (6.March).

[367] Vahtera et al (2004) S.2.

[368] Die Beschäftigten mit Zeitverträgen wiesen im Gegensatz zu den Festangestellten kein erhöhtes Gesundheitsrisiko auf.

[369] Martikainen P., Valkonen T. Excess mortality of unemployed men and women during a period of rapidly increasing unemployment. Lancet 1996;348:909-912.

[370] M Melchior, I Niedhammer, L F Berkman and M Goldberg (2003): Do psychosocial work factors and social relations exert independent effects on sickness absence? A six year prospective study of the GAZEL cohort Journal of Epidemiology and Community Health 2003;57:285-293.

[371] Melchior et al (2003) S.292.

[372] David Gimeno, Fernando G Benavides, Benjamin C Amick, Joan Benach and José Miguel Martínez (2004): psychosocial factors and work related sickness absence among permanent and non-permanent employees Journal of Epidemiology and Community Health; 58: S.870-876.

ren waren.[373] Diese Einflüsse fielen bei unständig Beschäftigten stärker aus als bei dauerhaft Beschäftigten. Sind die Befunde insgesamt auch mehrdeutig, so lässt sich für männliche Beschäftigte fest stellen, dass bei ‚passiver Arbeit' die Fehlzeiten höher lagen als bei ‚low strain jobs'. Bisher wurden Fehlzeiten nur sehr selten mit dem Gratifikationskrisenmodell erklärt. Erkenntnisgewinne über Fehlzeiten als Folge ‚passiver Arbeit' erhoffen Gimeno et al. sich von Forschungsarbeiten, die das Konzept des ‚passive coping' aufgreifen.[374]

Neuere Studien zeigen, dass diese mikrosoziologischen Modelle auch außerhalb des Erwerbslebens erhöhte Krankheitsrisiken zu erklären vermögen, sei es bei der häuslichen Arbeit, in Partnerschaften oder in Eltern-Kind-Beziehungen. Auch hier sind Konstellationen zu beobachten, in denen hohe Anforderungen mit geringem Entscheidungsspielraum verbunden sind oder die anhaltende „Verletzung von Reziprozitätsnormen" auftreten.[375] Leistungsmotivation, Arbeitsproduktivität und Fehlzeiten stehen in einem engen Verhältnis zur individuell wahrgenommenen Gerechtigkeit in Organisationen.[376]

Soziales Kapital: Vertrauen, soziale Unterstützung und Gesundheit

Als Mechanismen, die soziales Kapital mit individueller Gesundheit verbinden, werden Information und Verhalten genannt: Informationsdiffusion, gesundheitsrelevante Verhaltensnormen sowie soziale Kontrolle über abweichendes gesundheitsrelevantes Verhalten.[377] Isolierte Individuen haben begrenzten Zugang zu Ressourcen, wie z. B. instrumenteller Hilfe, Information und emotionaler Unterstützung.[378] Über ihren praktischen Gehalt hinaus wirkt soziale Unterstützung als Protektivfaktor, indem die positiven motivationalen, kognitiven und emotionalen Energien einer Person verstärkt werden. Neuere Studien zeigen, „dass insbesondere positive sozioemotionale Erfahrungen"[379] zur endogenen Bildung von Antistresshormonen (z. B. Oxytocin) beitragen. Für die stressmoderierende Wirkung des sozialen Rückhalts werden derzeit zwei Pfade diskutiert: A) Der soziale Rückhalt

---

[373] Gimeno et al (2004) S.870.
[374] Gimeno et al (2004) S.874.
[375] Siegrist (2005) S.73.
[376] Liebig, Stefan (2002): Gerechtigkeit in Organisationen. Theoretische Überlegungen und empirische Ergebnisse zu einer Theorie korporativer Gerechtigkeit. Kölner Zeitschrift für Soziologie und Sozialpsychologie 42, S. 151-187.
[377] Antonovsky führt auch Geld als generalisierte Widerstandsressource auf. Antonovsky (1979) S.106f.
[378] Kawachi et al. (1999): Social Capital and Self Related Health: A Contextual Analysis. American Journal of Public Health, Vol. 89, S.1187-1193, S.1999.
[379] Siegrist (2005) S.74.

kann als Puffer gegenüber potentiell krankheitserzeugenden Stresserfahrungen wirken. B) Das Fehlen von sozialem Rückhalt stellt einen eigenen Risikofaktor dar. Gegen Übergewicht, und mehr noch gegen Diabetes, scheint soziales Kapital in den USA einen Protektivfaktor darzustellen.[380]

Ebenfalls in Finnland konnte im öffentlichen Dienst ein Zusammenhang von sozialem Kapital und subjektiv bewerteter Gesundheit nachgewiesen werden. Kouvonen et. al. berichten – bei einem N von gut 48000 – über ein durchschnittliches Odds Ratio von 2,4 (Frauen) und 2,99 (Männer) zwischen dem niedrigstem und dem höchsten Quartil von sozialem Kapital. Zusätzlich gingen auf der Ebene der Arbeitseinheiten niedrige Werte sozialen Kapitals mit einer erhöhten Wahrscheinlichkeit subjektiv niedrig bewerteter Gesundheit einher.[381] Der umfassende Literaturüberblick von Islam, Merlo, Kawachi u. a. kommt zu dem Schluss, dass auch international – bei Berücksichtigung der Ungleichheit – ein robuster Zusammenhang zwischen sozialem Kapital und Gesundheit zu bestehen scheint.[382]

Am Arbeitsplatz wurde der Einfluss sozialen Kapitals bisher relativ selten untersucht. Helliwell und Huang nutzten die Daten sozialen Wohlbefindens, welches vor allem auf generellem und spezifischem Vertrauen beruht, um die nicht finanziellen Eigenschaften des Arbeitsplatzes in Einkommensäquivalente umzurechnen. Die Ergebnisse legen nahe, dass Arbeitszufriedenheit und Unternehmenseffizienz eng zusammen hängen.[383]

Soziales Kapital hat auch in Deutschland einen positiven Einfluss auf die subjektive Gesundheit. Dies gilt auch, wenn Einkommen und Wohnregion als interve-

---

[380] Holtgrave, David .R.; Richard Crosby (2006): Is social capital a protective factor against obesity and diabetes? Findings from an exploratory study. Annals of epidemiology 16 (5) S.406-408.
[381] Kouvonen, Anne; Kivimaki, Mika; Vahtera, Jussi et. al. (2006): Psychometric evaluation of a short measure of social capital at work. PUBLIC HEALTH 6: Art. No. 251 OCT 13 2006.
Wenn auch die Autoren die Notwendigkeit weiterer, methodisch und international besser vergleichbarer Studien betonen. Islam, M. Kamrul u.a. (2006): Social Capital and Health: Does Egalitarism matter ? A literature review. International Journal for Equity in Health, 5:3. Für eine kritische Sicht der vorliegenden Befunde und Desiderata vgl. Ichiro Kawachi (2006): Commentary: Social capital and health: making the connections one step at a time. International Journal of Epidemiology Vol.35, No.4, S.989-993.
[383] John F. Helliwell (2006): Well-Being, Social Capital and Public Policy: What's New? The Economic Journal 116 (510) C34–C45, bes. C39. Zur Entstehung von Vertrauen siehe Nugent, Paul D.; Abolafia, Mitchel Y. (2006): The creation of trust through interaction and exchange – The role of consideration in organizations. GROUP & ORGANIZATION MANAGEMENT 31 (6): 628-650 DEC 2006. Zur Rolle von Vertrauen für die Arbeitssicherheit siehe Watson, George W.; Scott, Dow; Bishop, James; Turnbeaugh, Treasa. (2005): Dimensions Of Interpersonal Relationships And Safety In The Steel Industry. Journal of Business & Psychology, Vol. 19 Issue 3, p.303-318.

nierende Variablen kontrolliert werden.[384] [385] In Deutschland und den USA konnte nachgewiesen werden, dass unter älteren Menschen ein Mangel an Reziprozität mit geringerer subjektiv eingeschätzter Gesundheit einher ging.[386]

Empirische Befunde zur Arbeitssucht

Seit den "Bekenntnissen eines Arbeitssüchtigen" i. J. 1971[387], herrschten lange Zeit vor allem qualitativ geprägte Berichte zur Arbeitssucht vor. Im deutschsprachigen Raum griff Gerhard Mentzel den Begriff auf und entwickelte den Suchtgedanken weiter.[388] Einen bis heute entscheidenden Schritt zur quantitativen Erfassung stellte 1992 die Entwicklung valider Skalen durch Spence und Robbins dar.[389] Sie identifizierten sechs Persönlichkeitstypen, darunter drei Formen der Arbeitssucht.[390] Schneider reduzierte die biographische Typologisierung um die „Arbeitsfreude" auf die Dimensionen „Arbeitseinbezogenheit" und „Zwanghaftigkeit".[391] Entgegen der populären Einschätzung und den Befunden aus einigen Einzelfallstudien gibt es auch Zweifel an der Schädlichkeit der Arbeitssucht. So formulierte McMillan: "Given the substantial body of data supporting the SF-36 and the present six month replication, it appears that workaholism may be less toxic to personal health and well-being than at first thought."[392] Alles in allem besteht noch erheblicher Forschungsbedarf.

---

[384] Ausgewertet wurden Daten des SOEP von 2003. Kroll, L. E.; Lampert, T. (2007): Sozialkapital und Gesundheit in Deutschland. Das Gesundheitswesen 69 (3) S.120-127.

[385] Islam (2006). Die empirischen Befunde korrespondieren mit den Annahmen Antonovskys, dass Anpassungsfähigkeit, verlässliche Bindungen und Selbstverpflichtung das Individuum in die „total community" einbinden. Dieses Eingebundensein hilft Stressoren zu vermeiden oder zu bekämpfen, und verhindert, dass Spannung in Stress transformiert wird. Antonovsky (1979) S.100 und S.103.

[386] Pollack, C.E.; von dem Knesebeck, O. (2004): Social Capital and health among the aged: comparisons between the United States and Germany. Health Place, 10 (4) S.383-391.

[387] Oates (1971).

[388] Mentzel, Gerhard (1977): Politisch Tätige als arbeitssüchtige Patienten. In: Neue Gesellschaft. März 1977. Mentzel, Gerhard (1979): Über die Arbeitssucht. In: Zeitschrift für Psychosomatische Medizin und Psychoanalyse, Jg. 25. S. 115-127.

[389] Empirisch konnten z.T. nur der gesundheitliche Einfluss von Zwanghaftigkeit und Arbeitsfreude nachgewiesen werden. Das Ausmaß an Arbeitseinbindung korrespondierte nicht mit den Indikatoren psychischer und physischer Gesundheit.Burke (2000) S.15. Befragt wurden 530 MBA-Absolventen der Jahre 1970-1994 einer kanadischen Universität.

[390] Für weitere Typologien siehe Douglas & Morris (2006) S.416. Sie haben ihre eigenen Typen (material goal seeker, low leisure hard worker, perkaholic und workaholic vorgelegt. Dies. S.403.

[391] Ausgegangen von dem „Biographischen Fragebogen für Alkoholabhängige (BIFA-AL) Schneider (2001) S.79ff.

[392] McMillan, Lynley H.W.; O'Driscoll, Michael P. (2004): Workaholism and health: Implications for Organizations. Journal of Organizational Change Management Vol. 17, issue 5, S.509-519, abstract.

III. Forschungsstand und Methodik der empirischen Untersuchung

1. Handlungsspielraum und Gruppenkohäsion als Moderatoren der Arbeitsüberlastung

Thema, spezifischer Forschungsstand und Bedeutung

Die Gesundheit von Beschäftigten wird mit Faktoren individuellen Verhaltens, persönlicher Überzeugungen, der genetischen Disposition und den Verhältnissen am Arbeitsplatz in Verbindung gebracht. Für letztere wird neben klassischen Themen des Arbeitsschutzes und Gratifikationsaspekten[393] seit einigen Jahren der Einfluss von Entscheidungsspielräumen und der sozialen Beziehungen[394] auf die Gesundheit diskutiert.

Längsschnittstudien aus dem öffentlichen Dienst in Großbritannien (Whitehall Studien)[395] sowie Finnland[396], Frankreich[397] und Gemeindestudien aus den USA[398] lassen inzwischen einen deutlichen Zusammenhang zwischen psychosozialen Einflussfaktoren, insbesondere Entscheidungsspielräumen und Herz-Kreislauferkrankungen erkennen.

---

[393] Siegrist (1996): Adverse Health Effects of High-Effort/Low-Reward Conditions. Journal of Occupational Health Psychology Volume 1, Issue 1, P. 27-41. Siegrist (2005): Social reciprocity and health: New scientific evidence and policy implications. Psychoneuroendocrinology Volume 30, Issue 10, November 2005, P. 1033-1038.

[394] House, James S., Landis, Karl, and Umberson, Debra (1988): Social relationships and health. Science, Vol 241, Issue 4865, 540-545. Johansson, Jan A. (1995):The impact of decision latitude, psychological load and social support at work on musculoskeletal symptoms. European Journal of Public Health, Vol. 5, No.3, p:169-174. Karasek R; Baker D; Marxer F; Ahlbom A; Theorell T (1981): Job decision latitude, job demands, and cardiovascular disease: a prospective study of Swedish men. American journal of public health, Vol. 71 (7), p: 694-705.

[395] Meena Kumari et al (2004): Prospective Study of Social and Other Risk Factors for Incidence of Type 2 Diabetes in the Whitehall II Study. Arch Intern Med. 2004;164:1873-1880.

[396] Kouvonen, Anne; Kivimäki, Mika; Vahtera, Jussi et al. (2006): Psychometric evaluation of a short measure of social capital at work. BMC Public Health. 2006; 6: 251.

[397] M Melchior, I Niedhammer, L F Berkman and M Goldberg (2003): Do psychosocial work factors and social relations exert independent effects on sickness absence? A six year prospective study of the GAZEL cohort Journal of Epidemiology and Community Health 2003;57:285-293.

[398] So die Tecumseh, die Alameda County, Gothenburg u.a. Studien zum Einfluss sozialer Integration auf die Sterblichkeitsraten. Mark A. Schneider (2006): The Theory Primer, S.224ff.

Anhand einer repräsentativen Stichprobe aus dem Third European Survey on Working Conditions (ESWC) des Jahres 2000 aus 15 EU Staaten zeigen Gimeno et al.[399] den Einfluss ausgewählter psychosozialer Faktoren des Anforderung-Kontroll-Modells auf die krankheitsbedingten Fehlzeiten. Für die Forschungslage insgesamt gilt, dass die Befunde nicht eindeutig sind: Während Entscheidungsspielräume häufiger als Gesundheitsressource nachgewiesen werden konnten, fallen die Befunde für soziale Faktoren widersprüchlich aus.[400]

Einzelne direkte Effekte – wie von Entscheidungsspielräumen, Arbeitsanforderungen und sozialer Unterstützung – auf die Gesundheit waren häufig nachzuweisen.[401] Gemeinsame Direkteffekte von zwei oder drei Faktoren waren weniger häufig belegbar und seltener noch waren es Interaktionseffekte. Insgesamt lieferten 84% (N=19) der untersuchten Studien Direkteffekte von Arbeitsanforderungen, Entscheidungsspielräumen und sozialer Unterstützung für verschiedene Arten von Outcome. Nur 42 % der Studien zeigten die erwarteten additiven und multiplikativen Interaktionseffekte der DC/S Dimensionen, i.d.R. in Form additiver Effekte.[402] Als Ursache der heterogenen Befundlage werden methodische und konzeptionelle Probleme diskutiert.[403] Vereinzelt wird die ketzerische Frage aufgeworfen, ob allen Entdeckungsbemühungen zum Trotz, die Wirksamkeit des Demand-Control und

---

[399] David Gimeno, Fernando G Benavides, Benjamin C Amick, Joan Benach and José Miguel Martínez (2004): psychosocial factors and work related sickness absence among permanent and non-permanent employees Journal of Epidemiology and Community Health 2004;58:870-876.

[400] Margot van der Doef; Stan Maes (1999): The Job Demand-Control(-Support) Model and psychological well-being: a review of 20 years of empirical research. w o r k & s t r e s s , 1999, v o l . 13, no.2 87 –114. De Lange et al. (2003): „The Very Best of the Millennium". Longitudinal Research and the Demand-Control-Support Model. American Journal of Industrial Medicine, Vol. 8, No. 4, S.282-305. Vanroelen; Christophe; Levecque, Katia; Louckx, Fred (2009): Psychosocial working conditions and self-reported health in a representative sample of wage-earners: a test of the different hypotheses of the Demand–Control–Support–Model. Int Arch Occup Environ Health (2009) 82:329–342.

[401] Rund 70% (N=41) der von van der Doef et al. untersuchten Studien zum DC-Modell stützten die Belastungsthese (in Bezug auf das psychische Wohlbefinden), gut 50% (N=19) das DCS-Modell. Nur knapp die Hälfte der Studien stützte die Puffer Hypothese. Van der Doef & Maes (1999) S.101, Table 2.

[402] De Lange (2003) S.300.

[403] Kristensen, Tage S. (1995): The demand-control-support model: Methodological challenges for future research. Stress Medicine, Vol. 11, No 1, S.17-26. De Jonge, Jan; Kompier, Michael A.J. (1997): a Critical Examination of the Demand-Control-Support Model from a Work Psychological Perspective. International Journal of Stress Management, Vol. 4, No 4, S.235-258. Siehe auch van der Doef & Maes (1999); Lange et al. (2003) sowie Häusser, Jan Alexander; Mojzisch, Andreas; Niesel, Miriam; Schulz-Hardt, Stefan (2010): 'Ten years on: A review of recent research on the Job Demand-Control (-Support) model and psychological well-being', Work & Stress, 24: 1, S.1-35. (Online publication date: 30 March 2010).

des Demand-Control-Support Modells nicht ein Mythos sei und eine jener in der Forschungsgemeinschaft gepflegten schönen, aber nichts desto weniger Wunschvorstellungen darstellt. Eine Legende der betrieblichen Gesundheitsförderung, die nur aufgrund des anhaltenden Wunsches und entgegen ihrer zahlreichen Falsifikationen – insbesondere was Interaktionseffekte angeht – aufrecht erhalten wird.[404]

Ob die Gesundheitswirksamkeit der Entscheidungsspielräume hier gilt und wie soziale Komponenten interagieren, wird anhand einer Erhebung von Daten aus der Automobilindustrie überprüft werden. Dabei wird untersucht, ob der Gruppenzusammenhalt am Arbeitsplatz gesundheitsstärkend wirkt. Untersucht werden sowohl die Puffereffekte als auch die Moderator- und Interaktionseffekte. Es werden Überlegungen angestellt, welche organisatorischen und technischen Voraussetzungen gegeben sein müssen, um die soziale Kohäsion zu wirksamer sozialer Unterstützung und einer wertvollen Gesundheitsressource werden zu lassen.

Zudem wird so überprüft, ob bereits niederschwellige Krankheitssymptome nach Zerssens Beschwerdenliste, die lange vor einer gravierenden, möglicherweise irreparablen, Schädigung auftreten, hiervon beeinflusst werden. Für die betriebliche Praxis verdient dabei besonderes Interesse auch die Frage, inwieweit schon eine Querschnittstudie zeitnah zur Aufklärung gesundheitsrelevanter organisatorischer und sozialer Arbeitsbedingungen beitragen kann.

2. Das Untersuchungsmodell: Demand-Control-Cohesion

Psychosoziale Anforderungen, die nicht ohne Anspannung zu bewältigen sind, also Stressoren, finden sich in allen Lebensbereichen. Es kann sich um einschneidende Lebensereignisse, chronische Stressoren oder alltägliche Widrigkeiten handeln. Die Stressverarbeitung wird mitbestimmt durch die Resistenz der Persönlichkeit[405], ihre individuellen Bewältigungsfähigkeiten und ihre soziale Unterstützung.[406]

---

[404] Taris, Toon W. (2006): Bricks without clay: On urban myths in occupational health psychology. Work & Stress, 20: 2, S.99-104. Seine Kritik zielt u.a. auf den vielfach fehlenden Nachweis von Interaktionseffekten. Ders. S.99.
[405] Zu verschiedenen Anforderungsbewältigungstypen siehe die Studie von Hajek (1999) S.197-199.
[406] Marmot (2000) S.354ff, bes. S.355 Abb.15-5; Udris & Frese (1999) S.438f., Antonovsky (1997) S.200f.

Das Zusammenspiel von Ressourcen und Stressoren

In der Handlungsregulationstheorie wird Arbeitshandeln als menschliche Aktivität verstanden, die geplant, zielgerichtet und von Intentionen, Motiven und Erwartungen geleitet wird.[407] Arbeit erfordert Handlungen und Beanspruchungen zu regulieren. Individuen und Gruppen wirken regulierend. Stress wird von Lazarus als eine bestimmte herausfordernde Beziehung zwischen Umwelt und Person beschrieben. Jenseits des alltäglichen Routinelösungsverhaltens werden Anforderungen gestellt, die das Wohlergehen des Individuums subjektiv bedrohen und nach Regulierung verlangen.[408] Die subjektive Wahrnehmung des Umweltsystems bringt Lebenserfahrungen mit Ressourcen und Stressoren hervor, welche das eigene Coping und letztendlich den Gesundheitszustand beeinflussen.[409] Belastungen führen zu Beanspruchungen und als Beanspruchungsfolgen zu Veränderungen im Gesundheitszustand.[410]

Der soziale Rückhalt, mit Vertrauen und Reziprozität gilt als gesundheitsfördernd.[411] Dieser u. a. ,Schutzfaktoren' haben Einfluss auf die primäre und sekundäre Bewertung[412], darauf ob ein Stressor als Herausforderung oder Bedrohung empfunden wird.[413] Für eine sozial regulierte Stressbewältigung werden drei mög-

---

[407] Das Konzept der Beanspruchungsregulation bezieht sich auf die Handlungsregulationstheorie von Winfried Hacker u.a., Wieland, Rainer; Baggen, Robert (1999): Bewertung und Gestaltung der Arbeit auf der Grundlage psychophysiologischer Beanspruchungsanalysen. Wuppertaler Psychologische Berichte, Heft 1, S.2-19, S.7.

[408] Lazarus, Richard S; Folkman, Susan (1996): Stress, appraisal, and coping. 9. Auflage (Original New York, 1984), o.O., S.15, S.21, S.54. Siehe auch Badura, Bernhard; Pfaff, Holger (1989): Stress ein Modernisierungsrisiko? KZfSS Jg. 41, S.644-668. Zur Kritik an der individualistisch begrenzten Perspektive der kognitiven Stresskonzepte (Lazarus, Folkman, Greif), die die äußeren Stressoren vernachlässigt und den gesamten Vorgang vor allem als individuelles Passungssystem, ergänzt um die Wahrnehmung sozialer Beziehungen, sieht, siehe Manfred Moldaschl (2005): Das soziale Kapital von Arbeitsgruppen und die Nebenfolgen seiner Verwertung. Gruppendynamik und Organisationsberatung, Jg. 36,2, Heft 2, S.221-239, S.236, Anm. 8.

[409] Antonovsky (1997) S.55. Sowohl die ,objektive' Beobachtung der Arbeitsbedingungen durch Außenstehende als auch die subjektive Bewertung durch die Arbeitenden sind mögliche Ansätze. Ebd. Siehe auch Bachmann, Nicole (1998) Die Entstehung von sozialen Ressourcen abhängig von Individuum und Kontext. Münster u. a. O. zugleich Diss. Universität Zürich.

[410] Holz, M., Zapf, D, & Dormann, C. (2004). Soziale Stressoren in der Arbeitswelt: Kollegen, Vorgesetzte und Kunden. Arbeit, 13, 278-291, 278. Wieland (1999) S.6.

[411] Mielck, A. ; Bloomfield, K. (2001): Verringerung der Einkommens-Ungleichheit und Verstärkung des sozialen Kapitals: Neue Aufgaben der sozial-epidemiologischen Forschung. Das Gesundheitwesen, vol. 63, no 1, S.18-S.23, S.21f. Rhoades; Linda; Eisenberger, Robert (2002): Perceived Organizational Support: A Review of the Literature. Journal of Applied Psychology, Vol. 87, No. 4, S.698–714.

[412] Lazarus (1996). Udris & Frese (1999) S.437.

[413] Stressoren sind Stimuli, die die Ressourcen eines Systems angreifen oder übersteigen. Antonovsky (1997) S.125ff.

liche Ansatzpunkte ausgemacht: Wahrnehmung und Bewertung eines Ereignisses (subjektives Belastungserleben), Problemlösung sowie unmittelbare Regulation der resultierenden Stressreaktionen.[414]

Soziale Unterstützung setzt die Existenz von Interaktionen zwischen ‚Nehmern' und ‚Gebern' voraus. Indem „signifikante Andere" (House & Kahn) instrumentelle, emotionale und/oder informationsbezogene Hilfen geben,[415] kann soziale Unterstützung als Protektivfaktor oder als Bewältigungsressource wirken.[416] Sie hilft auch Einzelnen, eigene Bewältigungs-Ressourcen zu aktivieren.[417] Im Experiment senkte die Existenz sozialer Puffer die pathogene Wirkung externer Reize.[418]

Vertrauensvolle Beziehungen: Soziale Unterstützung und Gruppenkohäsion
Hocheffektive Organisationen bedürfen der Entwicklung persönlicher vertrauensvoller Beziehungen.[419] Positive Erfahrungen mit dem Gegenüber zu sammeln ist konstitutiv für die Entwicklung von Vertrauen. Vertrauensvolle Beziehungen entstehen in einem Prozess, bei dem eine Ressource freiwillig an einen Empfänger gegeben wird. Der Vorgang zeigt, dass die Situation des Empfängers in den Gedanken und Gefühlen des Gebenden gegenwärtig ist. Hochgradig vertrauensvolle Beziehungen unter Kollegen sind gekennzeichnet durch das permanente Mitberücksichtigen passender Gelegenheiten.[420] Soziale Unterstützung schafft mit ihren Mechanismen Erfahrungen, die geeignet sind, die Basis für die Entwicklung des Gruppenzusammenhaltes zu bilden. Hier besteht regelmäßig die Chance, aus erlebter und gewährter sozialer Unterstützung gemeinsame Normen und Haltungen zu entwickeln und das Gefühl der Gruppenkohäsion zu fördern. Auch wenn verschiedene Gründe für das Entstehen sozialer Kohäsion bekannt sind (äußere Be-

---

[414] Pfaff, Holger (1989): Stressbewältigung und soziale Unterstützung: zur sozialen Regulierung individuellen Wohlbefindens. Weinheim. (Zugleich Diss. TU Berlin 1988) S.145ff.
[415] Thoits, Peggy (1995): Stress, Coping, and Social Support Processes – Where Are We – What Next? Journal of Health and Social Behaviour (Extra Issue), S.53-79, S.64.
[416] Fydrich u.a. (2007): Fragebogen zur Sozialen Unterstützung (F-SozU). Manual. Göttingen. Fydrich, Thomas u.a. (2009): Fragebogen zur Sozialen Unterstützung – (F-SozU): Normierung der Kurzform (K-14). Zeitschrift für Medizinische Psychologie, 18, S. 43-48.
[417] Caplan, Gerald (1974): Support systems and community mental health: Lectures on concept development. Pasadena.
[418] Bachmann (1998) S.32. Coan, James A. et al. (2006): Lending a Hand. Social Regulation of the Neural Response to Threat. Psychological Science, S.1032-1039.
[419] Requena F. (2003): Social capital, satisfaction and quality of life in the workplace. Social Indicators Research 61 (3): 331-360.
[420] „Concept of consideration" Nugent, Paul D.; Abolafia Mitchel Y. (2006): The creation of trust through interaction and exchange – The role of consideration in organizations. Group & Organization Management 31 (6): S.628-650.

drohung, Ähnlichkeit, gemeinsame Ziele, ...), kommt der sozialen Unterstützung regelmäßig eine wichtige vorbereitende Rolle zu. Sie schafft mit ihren Mechanismen Erfahrungen, die regelmäßig die Basis für die Entwicklung des Gruppenzusammenhaltes bilden können. Soziale Unterstützung kann zu sozialer Kohäsion führen und umgekehrt.

Gruppenkohäsion

Im Gegensatz zu dem Konzept der sozialen Unterstützung, welche dem Individuum zugeordnet werden kann, beschreibt die soziale Kohäsion mit einem ökologischen Merkmal soziale Strukturen[421], vorzugsweise von Gruppen. Definitionen der Gruppenkohäsion lassen sich grob in Kategorien einteilen: Jene, die die Gruppe in den Mittelpunkt stellen (Korpsgeist, dass Gruppenverhalten, die Gruppeneffektivität) und jene, die die Attraktivität der Gruppe für ihre Mitglieder beschreiben.[422] In einer sozialen Gruppe steht eine angebbare Zahl von Mitgliedern über längere Zeit in einem verhältnismäßig kontinuierlichen Interaktions- und Kommunikationsprozess und entwickelt ein ‚Gefühl der Zugehörigkeit' (Wir-Gefühl). Um das Gruppenziel zu erreichen und die Gruppenidentität zu stabilisieren, sind gemeinsame Normen und eine rollendifferenzierende Aufgabenteilung notwendig.[423] "Social cohesion […] includes trust, a sense of belonging and the willingness to participate and help, as well as their behavioural manifestations."[424]

Alle Gruppen, deren Mitglieder über eine gewisse Zeit die Möglichkeit zur Interaktion haben, zeigen drei Strukturmerkmale: Kohäsion, Rollendifferenzierung und Normen.[425]

Mit Festinger werden drei Kohäsionskräfte – d. h. jene Kräfte, die die Bindung an eine Gruppe bewirken – unterschieden:

---

[421] Lochner, K.; Kawachi, I.; Kennedy, B. (1999): Social Capital: A guide to its measurement. Health & Place 5 S.259-270, S.260.
[422] Schachter, Stanley; et al. (1951): An Experimental Study of Cohesiveness and Productivity. Human Relations, S. 229-238.
[423] Schäfers, Bernhard (20087): Die soziale Gruppe. In: Korte, Hermann/Schäfers, Bernhard (Hg.) Einführung in Hauptbegriffe der Soziologie: Einführungskurs Soziologie. Wiesbaden, S.129-144, S.133.
[424] Chan, Joseph; Ho-Pong To; Chan, Elaine (2006): Reconsidering Social Cohesion: Devellopping a Definition and analytical Framework for Empirical Research. Social Indicators Research, 75, S.273–302, S.290.
[425] Brodbeck, Felix C; Frey, Dieter (1999): Gruppenprozesse. In Hoyos, Carl Graf; Frey, Dieter (Hg): Arbeits- und Organisationspsychologie, Weinheim, Bd. I, S.358-372, S.359.

1. Attraktivität der Gruppe für ihre Mitglieder (Stolz auf die Gruppe)
2. Attraktivität zwischen den Gruppenmitgliedern (Sympathie untereinander)
3. Attraktivität der Gruppenaufgabe (Aufgabenmotivation).

Eine hohe Gruppenkohäsion verstärkt die Gruppennorm. Dies kann Leistungen steigern wie auch mindern.[426]

Je stärker diese Anziehungskraft, umso kohäsiver ist die Gruppe.[427] Während die Kohäsion den Gruppenzusammenhalt beschreibt, gibt die Lokomotion das Ausmaß der Orientierung der Gruppe auf ein Ziel hin an. Um dieses Ziel zu erreichen, sind Aufgaben zu verteilen und zu koordinieren, d. h. verschiedene Funktionen auszubilden, die die strukturelle Differenzierung vorantreiben. Aus bedeutsamen Gemeinsamkeiten an Interessen, Werten oder Zielen werden gruppenspezifische Normen entwickelt.[428]

Demand-Control Modell
Entscheidungsspielräume und psychische Anforderungen sind im Demand-Control Modell von Robert A. Karasek die entscheidenden Einflussgrößen. Das Zusammenspiel von geringem Entscheidungsspielraum und hohen beruflichen Anforderungen wird mit psychischem Stress in Verbindung gebracht.[429] Zu den psychischen Arbeitsanforderungen zählen die Arbeitsmenge, der Arbeitstakt, die Intensität, Abgabetermine und Stressoren, die aus Konflikten am Arbeitsplatz entstehen.[430]

Entscheidungsspielraum und Arbeitsanforderungen
Der Entscheidungsspielraum bezieht sich darauf, inwieweit das Individuum Entscheidungen über seine eigene Arbeit treffen kann. Dies betrifft sowohl die (organisationsabhängige) Ermächtigung Entscheidungen zu treffen als auch die intellektuelle Fähigkeit.[431]

---

[426] Brodbeck & Frey (1999) S.359. Ein weiteres Kriterium kann in den Gruppenalternativen gesehen werden. Fischer, Lorenz; Wiswede, Günter: Grundlagen der Sozialpsychologie (2002²) Überarbeitete und erweiterte Auflage, München, Wien, S.595.
[427] Pfaff (1989) S.136.
[428] Vester, Heinz-Günther (2009): Kompendium der Soziologie I: Grundbegriffe, Wiesbaden, S.81f.
[429] Karasek betont die Notwendigkeit klar zu unterscheiden zwischen „…work load stressors and job decision latitude (skill level and decision authority)". Karasek (1979) S.286.
[430] Karasek (1979); Regehr, Cheryl ; Millar, Danielle (2007): Situation Critical: High Demand, Low Control, and Low Support in Paramedic Organizations. Traumatology, Vol. 13, No.1, S.49-S.58.
[431] Die Ermächtigung beschreibt den Grad der Partizipation, also den Einfluss darauf, was und wie etwas getan werden soll. Karasek, Robert A. Jr.(1979): Job Demands, Job Decision Latitude, and

Arbeitsüberlastung tritt auf, wenn die Arbeitsumgebung Anforderungen stellt, die die individuellen Fähigkeiten oder Fertigkeiten des Arbeitenden überschreiten. So steigt mit steigendem ‚strain' das Risiko an HKE zu erkranken.[432] Theorell u. a. (1991) entdeckten im Rahmen des DC-Modells eine Verbindung zwischen allgemeiner Muskelspannung und spezifischen Schulter-, Rücken- und Nackenproblemen und schlossen auf einen Entwicklungspfad von ungünstigen psychosozialen Arbeitsumgebungen zu Muskel- und Skelettproblemen.[433]

Erweiterung zum Demand Control Support Modell

In ihrer Erweiterung des Demand-Control-Modells fügten Johnson und Hall den sozialen Rückhalt am Arbeitsplatz hinzu. Sie brachten die Abwesenheit wirksamer sozialer Unterstützung auf die Formel: ‚Job strain plus isolation' gleich 'iso strain'[434]

Mit der Ergänzung des Modells um die soziale Unterstützung verlagerten Johnson und Hall den Fokus von der Beziehung zwischen dem Individuum und seiner Arbeit zu den arbeitsbezogenen sozialen Beziehungen. Entscheidungsspielraum und soziale Unterstützung sind dabei Ressourcen, die geeignet sind, Arbeitsanforderungen zu bewältigen. Wobei soziale Unterstützung als stressmindernder Moderator sowohl emotional als auch instrumentell fungieren kann. So wie Emotionen zur Konstruktion sozialer Wirklichkeit beitragen, beeinflusst diese vice versa die Emotionen, prägen diese die Belastungseinschätzung (second appraisal) und beeinflussen das Bewältigungsvermögen wie letztendlich ihre gesundheitlichen Folgen.[435] Auch hier konnte ein Zusammenhang von hohen Arbeitsanforderungen, geringem Entscheidungsspielraum und geringer sozialer Unterstützung mit verschiedenen Erkrankungen (Herz-Kreislauferkrankungen, Erschöpfungszuständen und Rückenbeschwerden) festgestellt werden.[436]

Mental Strain: Implications for Job Redesign. Administrative Science Quarterly, June 1979, Volume 24, S.285-308.

[432] Karasek R; Baker D; Marxer F; Ahlbom A; Theorell T (1981): Job decision latitude, job demands, and cardiovascular disease: a prospective study of Swedish men. American journal of public health, Vol. 71 (7), p: 694-705.

[433] Johansson (1995) S.169.

[434] Johnson, Jeffrey V.; Hall, Ellen M. (1988): Job Strain, Work Place Social Support, and Cardiovascular Disease: A Cross-Sectional Study of a Random Sample of the Swedish Working Population. American Journal of Public Health, 78, 1336-1342.

[435] Terpe, Silvia (1999): Die Schaffung sozialer Wirklichkeit durch emotionale Mechanismen. (Der Hallesche Graureiher 99-6) Halle.

[436] Johnson & Hall (1988) sowie Johnson, Jeffrey V. (1995): The Psychosocial Work Environment of Physicians: The Impact of Demands and Resources on Job Dissatisfaction and Psychiatric Dis-

In der vorliegenden Untersuchung wird das allgemeine umweltbasierte Stressmanagementmodell von Karasek erweitert um Elemente eines sozial regulierten Stressmanagementmodells[437]. Anstelle der sozialen Unterstützung, wie sie im Modell von Johnson und Hall verwendet wurde, tritt die Stress regulierende Wirkung der Gruppenkohäsion. Aus dem Demand-Control-Support Modell wird ein Demand-Control-Cohesion Modell.

3. Datenerhebung, Konstruktion der Maße und statistisches Vorgehen

Die nachfolgend beschriebenen Daten stammen aus der pseudonymen schriftlichen Befragung aller Beschäftigten in einem deutschen Automobilwerk. Im Zeitraum zwischen Dezember 1995 und Februar 1996 wurden die Beschäftigten eines Standortes aufgefordert, einen Fragebogen am Arbeitsplatz auszufüllen. Von insgesamt rund 3000 Beschäftigten liegen 1796 Erhebungsbögen vor. Die Daten umfassen diese 1796 Fälle.[438]

Untersuchungsgegenstand und Erhebungsdesign

Das Automobilwerk ist eines der ältesten im Konzernverbund. Es umfaßt 289.000 qm Produktionsfläche auf 522.000 qm Fabrikgelände. Hergestellt werden Benzin- und 6- sowie 8-Zylinder Dieselmotoren, Komponenten und Teile für die Kernmarke sowie einen Kleinwagen. Hinzu kommen Motoren in Klein- und Sonderserien für Pkw und Transporter.

Die Mitarbeiterbefragung wurde durchgeführt, um den überdurchschnittlich hohen Krankenstand des Automobilwerkes zu senken. Ihre Ergebnisse wurden in Gruppendiskussionen zu einem gemeinsamen Problemverständnis verdichtet, praktische Lösungsansätze in Gesundheitswerkstätten erarbeitet und in Aktionsplänen festgehalten. Die Hauptprobleme wurden identifiziert. Die daraus folgenden Gesundheitsziele und Aktionen wurden gemeinsam verbindlich beschlossen. Nach dieser

---

tress in a Longitudinal Study of Johns Hopkins Medical School Graduates. Journal of Occupational & Environmental Medicine, September 1995 – Volume 37 – Issue 9, S.1151-1159.
[437] Pfaff (1989).
[438] Pfaff; Holger; Bentz, (2000): Psychosoziale Zielvariablen als Basis eines modernen Arbeitsschutz- und Gesundheitsmanagements: Entwicklung und Anwendung. In: Schäcke, G.; Lüth, P.: Arbeitsmedizin im Wandel – bewährte Strategien und Herausforderungen. Fulda, S.310-S.318, S.315.

ersten erfolgreichen Intervention[439] wird der Datensatz jetzt einer Sekundäranalyse unterzogen.

Das Untersuchungssample besteht aus 90% Männer und 10% Frauen. Darunter sind Angestellte, direkte Arbeiter (unmittelbar in der Produktion tätig) und indirekte Arbeiter. In dem Automobilwerk sind unterschiedlichste Berufsgruppen anzutreffen, die vom Fließbandarbeiter, über den Gruppenarbeiter in der gruppengesteuerten Motorenfabrikation bis zum Werksingenieur oder Manager reichen. 51% der Befragten waren mehr als 10 Jahre bei diesem Arbeitgeber beschäftigt. In den vier erhobenen Altersgruppen sind die 30-39jährigen (27%) und die 40-49jährigen (30%) am stärksten vertreten. Auf die Gruppe „bis 29 Jahre" entfallen 22% und die Gruppe „50 Jahre und älter" 20%.

Konstruktion der Maße Gesundheit, Gruppenkohäsion und Arbeitsüberlastung
Das hier verwendete Modell enthält drei Basiskomponenten

- Arbeitsüberlastung
- Entscheidungsspielraum
- Gruppenkohäsion

mit je vier Antwortkategorien sowie die Komponente Gesundheit. Alter und Geschlecht wurden als potentiell kofundierende Variablen in die Regressionen mit aufgenommen.

Gesundheit wird hier gemessen als Abwesenheit von Beschwerden. Krankheitssymptome und Beschwerden wurden anhand von **Zerssens Beschwerdenliste** erhoben.[440] Die Beschwerden werden in Items mit je vier Ausprägungen („gar nicht", „kaum", „mäßig", „stark") erfaßt. Die subjektiv wahrgenommenen Beschwerden

---

[439] Veröffentlichungen: Pfaff, Holger; Bentz, Joachim (2001): Lernbasiertes Gesundheitsmanagement. In: Pfaff, Holger; Slesina, Wolfgang (Hg.): Effektive betriebliche Gesundheitsförderung. Weinheim und München, S.181-197. Holger Pfaff; Joachim Bentz (2000), Intervention und Evaluation im Daimler Chrysler Werk Berlin: Das Change Assesment Inventar (CAI) als Evaluationsinstrument des Gesundheitsmanagements. In: Badura, B.; Litsch, M.; Vetter, C. (Hg.): Fehlzeiten-Report 2000, S.176-190. Pfaff, Holger; Bentz, Joachim (2000): Psychosoziale Zielvariablen als Basis eines modernen Arbeitsschutz- und Gesundheitsmanagements: Entwicklung und Anwendung. In: Schäcke, G.; Lüth, P. (Hg.): Arbeitsmedizin im Wandel – bewährte Strategien und Herausforderungen, Fulda, S.310-S.318.
[440] Zerssen, D.v.; Koeller, D.M. (1975): Die Beschwerdenliste. Weinheim. (Beltz Test Gesellschaft mbH).

aller 24 Test-Items wurden aufsummiert. Der Summenscore zeigt, wie weit sich Beschäftigte durch körperliche und Allgemeinbeschwerden beeinträchtigt fühlen.

Als Basis für den sozialen Rückhalt am Arbeitsplatz und effektive Stressregulationshilfe wird die **Gruppenkohäsion** herangezogen. Die Skala „Gruppenkohäsion" fragt u. a. nach dem Zusammenhalt, der Arbeitsplatzwechselneigung sowie nach ausgeprägten Abneigungen gegen Kollegen.

Die **Arbeitsüberlastung** erfasst hier die subjektive Einschätzung der jeweils eigenen Arbeitsmenge, den Arbeitszeitumfang, den Veränderungsdruck, den Zeitdruck sowie die Last der Verantwortung.

Die Skala **Entscheidungs- und Kontrollspielraum** erfasst das Ausmaß in dem die Arbeitenden ihr Arbeitshandeln selbständig und mit welchen Freiheitsgraden sie es durch führen können. Der Entscheidungs- und Kontrollspielraum erlaubt den Arbeitenden Einfluß auf ihr Arbeitstempo zu nehmen, sich am Arbeitsplatz relativ frei zu bewegen, das Gefühl nicht permanent fremd kontrolliert zu werden und/oder sich die Arbeit selbst einzuteilen.

Statistisches Vorgehen: Integration der Moderatoreffekte in die Regressions-gleichungen

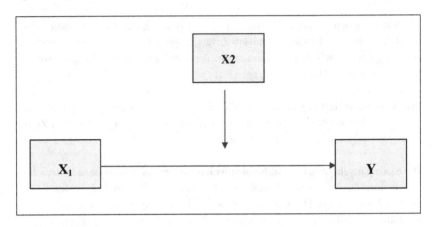

Abb. 3.1: Darstellung der Moderatorbeziehung in Modellen[441]

Lineare Regressionen stellen nicht die einzig denkbare, aber eine bewährte Modellierung dar.[442] Die Alternative, eine umgekehrte U-Form, die kurvolineare Zusammenhänge voraussetzt, entspräche nicht den theoretischen Annahmen. So ist zu erwarten, dass je höher die Arbeitsüberlastung ist, umso stärker auch die Beanspruchung und damit die negativen gesundheitlichen Folgen. Zudem hat sich die kurvolineare Modellierung für körperliche Gesundheitsreaktionen auch empirisch nicht bewährt.

---

[441] Nach Müller (2007) S.247, Abbildung 17.2.
[442] Siehe auch die Methoden vergleichende Studie von de Jonge, Jan; Reuvers, Mariëlle M. E. N.; Houtmanc, Irene L.; Bongers, Paulien M. ; Kompier, Michiel A. J. (2000) Linear and Nonlinear Relations Between Psychosocial Job Characteristics, Subjective Outcomes, and Sickness Absence: Baseline Results From SMASH. Hier zeigte im Dreijahreszeitraum das lineare Modell die besten Ergebnisse für psychosomatische Gesundheitsbeschwerden. Journal of Occupational Health Psychol. 2000 April; 5 (2), S.256-268.

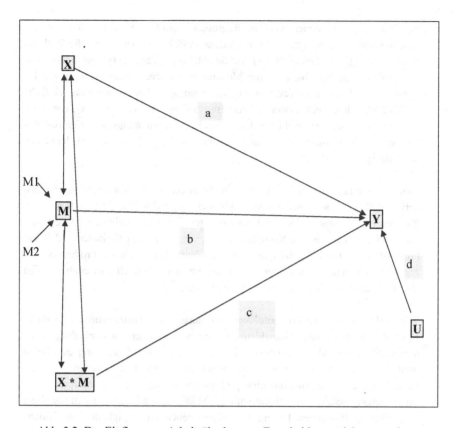

Abb. 3.2: Der Einfluss von Arbeitsüberlastung, Entscheidungsspielraum und Gruppenkohäsion auf die Gesundheit[443]

X = Arbeitsüberlastung

M1 = Entscheidungsspielraum

M2 = Gruppenkohäsion

X * M = Interaktionseffekt von Entscheidungsspielraum, Gruppenkohäsion und Arbeitsüberlastung

U = Confounder: Alter und Geschlecht

Y = Gesundheit

---

[443] Zur Darstellung von Moderationsbeziehungen siehe Kenny, David A. (2011): Moderator Variables. August 8. http://davidakenny.net/cm/moderation.htm (28.09.2011). Vgl. auch Müller, Dirk (2007): Moderatoren und Mediatoren in Regressionen. In: Albers, Sönke u.a.: Methodik der empirischen Forschung, S.245-260, S.247ff. sowie Pfaff (1989) S.49ff.

Bei linearen Regressionen wird die Regressionsgerade mittels der kleinsten Abweichungsquadrate bestimmt.[444] Ein Moderatoreffekt liegt vor, wenn die Wirkung einer unabhängigen Variablen (x1) auf die abhängige Variable (y) durch eine weitere unabhängige Variable (x2), der Moderatorvariablen, beeinflusst wird. Zur Integration der Moderatoreffekte in die Regressionsgleichungen wird das einfache additive Modell um einen oder mehrere Interaktionsterme ($\text{ß}_3 * x_1 * x_2$) erweitert. [445] Für gewöhnlich wird nicht nur das metrische, sondern, aufgrund der großen Robustheit der Regressionsanalyse, auch das hier vorliegende ordinale Skalenniveau als zulässig betrachtet.[446]

Faßt man die kontroverse Diskussion um die zweckmäßige Konstruktion von moderierten Regressionen zusammen, ergibt sich folgendes Bild: Die Auffassungen über die beste Konstruktion der Interaktionsterme gehen auseinander. Wie Cronbach 1987 darlegte, ist die Korrelation zwischen zentrierten Variablen und ihrem Produktterm geringer als zwischen den rohen Variablen und ihrem Produktterm.[447] Jedoch verbleibt auch nach einer Zentrierung im Gesamtmodell aller unabhängigen Variablen die potentiell existierende Kollinearität. [448]

Während Gatignon und Vosgerau[449] eine vorausgehende Zentrierung der unabhängigen Variablen als untauglich ablehnen, wird sie von anderen als unbedingt erforderlich betrachtet. Mehrheitskonsens ist derzeit, dass eine Zentrierung empfohlen wird.[450] Bei der Mehrheit dieser Autoren scheint Einigkeit zu bestehen, dass dies keine Lösung der Multikollinearitätsproblematik bringt, aber zur Interpretationsvereinfachung beiträgt. Im Umgang mit der Multikollinearität lassen sich vor allem zwei Grundauffassungen finden: Die Einen sehen Abhängigkeiten als Hinter-

[444] OLE = ordinary least square estimation, Hupfeld (1999) S. 6.

[445] Müller (2007) S.245, S.247.

[446] Maier, Jürgen; Maier, Michaela; Rattinger, Hans (2000): Methoden der sozialwissenschaftlichen Datenanalyse. München, S.91. Zu den Vor- und Nachteilen, die die Verwendung einer linearen Regression statt einer logistischen Regression bietet, siehe Garson, G. David (2008): Logistic Regression, from Statnotes: Topics in Multivariate Analysis. http://www2.chass.ncsu.edu/garson/pa765/logistic.htm (09.01.2008) sowie Hupfeld, Jörg (1999): Logistische Regression – eine Einführung. Bern. http://www.soz.psy.unibe.ch/team/pdf/hupfeld/Hupfeld1999c.pdf (01.02.2008).

[447] Gatignon, Hubert. und Joachim Vosgerau (2005). Moderating Effects: The Myth of Mean Centering, Working Paper, INSEAD, Fontainebleau Cedex. „Mean Centering does not make any difference in terms of multicollinearity", S.2.

[448] Siehe auch Brambor, Thomas; Clark, William R.; Golder, Matt, (2005): Understanding Interaction Models: Improving Empirical Analysis, in: Political Analysis 14, S.63-82. Brambor (2005). doi:10.1093/pan/mpi014.

[449] Gatignon & Vosgerau (2005).

[450] Jaccard, James; Turrisi, Robert (2003²) Interaction effects in multiple regression. Newbury Park, S.28. Backhaus (2008) S.96, Bortz (2005) S.45f., Brosius (2008) 368f.

grundrauschen, welches es zu eliminieren gilt. Die Anderen sehen diese Abhängigkeiten als gehaltvolle Zusatzinformation.[451] Denn die Kollinearität ist in den Daten enthalten[452], ganz gleich, welche Kunstgriffe zu ihrer statistischen Reduktion vorgenommen werden.

In der Regel wird die Aufnahme aller konstitutiven Variablen in das Regressionsmodell empfohlen. Nur im Ausnahmefall perfekter Multikollinearität, die entstanden ist, weil eine der Variablen des Modells nur für einen Teil des Samples vorliegt, sind nicht alle konstitutiven Variablen in das Interaktionsmodell aufzunehmen.[453] Daneben mag es inhaltliche Gründe geben, die einen Ausschluß konstitutiver Variablen rechtfertigen. In Summe erlaubt das Interaktionsmodell Aussagen über bedingte Effekte von x auf y, nicht aber über durchschnittliche oder unbedingte Effekte.[454]

In nachstehender Prozedur wurde die Regressionsgleichung entwickelt: Die Untersuchung der Variablen auf Normalität, Linearität und Homogenität ergab keine besonderen Auffälligkeiten.[455] Die Variablen wurden z-transfomiert.[456] Für jede einzelne unabhängige Variable wurde die bivariate Regression berechnet. Es erfolgte die Untersuchung der Fehler auf Linearität und Homoskedastizität sowie die Prüfung auf Multikollinearität anhand von Korrelationsmatrix, der Toleranzwerte und der Varianzanteile.[457] Anschließend wurden die Interaktionsterme durch die Multiplikation der standardisierten Prädiktoren gebildet.

Zuerst wurden die Direkteffekte schrittweise ins Modell aufgenommen,[458] dann die multiple Regression mit allen Variablen, als Direkteffekte, gerechnet. Anschließend wurden die Interaktionsterme einzeln in die Regression eingeführt, das Modell schrittweise um die Interaktionsterme erweitert, sowie die Anpassungsgüte der verschiedenen Varianten mittels des spezifischen R^2 geprüft. War die erklärte Vari-

---

[451] Jaccard et al. (2005) S.139.

[452] Brambor (2005).

[453] Brambor (2005) S.8f.

[454] Brambor (2005) S.10, siehe auch Schermelleh-Engel, Karin; Werner, Christina (2007): Computerunterstützte Einführung in multivariate statistische Analyseverfahren: Multiple lineare und moderierte Regression. http://user.uni-frankfurt.de/~cswerner/multivariate/multiple_regression.pdf (8.09. 2011).

[455] Siehe auch die graphische Darstellung im nachfolgenden Kapitel.

[456] Brosius (2008).

[457] Für die Darstellung und Diskussion der konkreten Ergebnisse siehe Kapitel 4.

[458] Zur Diskussion über die zweckmäßige Abfolge der Testung von Direkt- und Interaktionseffekten vgl. auch Pfaff (1989) S.243ff.

anz (R^2) im Modell mit Interaktionsterm größer, wurde mittels des F-Tests die Signifikanz der Interaktion geprüft. Das Modell mit der besten Anpassung wurde ausgewählt.[459]

4. Hypothesen

Direkteffekte

1. Arbeitsüberlastung beeinträchtigt die Gesundheit.
2. Handlungsspielraum fördert die Gesundheit.
3. Gruppenkohäsion fördert die Gesundheit.

Additive Direkteffekte

4. Handlungsspielraum und Gruppenkohäsion bewirken zusammen eine bessere Gesundheit als jeder Faktor für sich allein.

Moderatoreffekte

5. Handlungsspielraum puffert die gesundheitlichen Auswirkungen der Arbeitsüberlastung ab und verhindert negative gesundheitliche Folgen.
6. Gruppenkohäsion puffert die gesundheitlichen Auswirkungen der Arbeitsüberlastung ab und verhindert negative gesundheitliche Folgen.
7. Gruppenkohäsion und Handlungsspielraum interagieren miteinander und puffern gemeinsam die gesundheitlichen Auswirkungen der Arbeitsüberlastung.

Multiple Moderatoreffekte

8. Gruppenkohäsion, Handlungsspielraum und Arbeitsüberlastung interagieren miteinander und verändern gemeinsam die gesundheitlichen Auswirkungen der Arbeitsüberlastung.

---

[459] Im Zweifelsfall wäre das theoretisch besser fundierte Modell vorzuziehen. Müller (2007) S.248.

IV. Handlungsspielraum und Gruppenkohäsion als Moderatoren der Arbeitsüberlastung

Im vorliegenden Kapitel vier werden zuerst die Ergebnisse dargestellt und anschließend im Forschungskontext diskutiert. Die Ergebnisdarstellung beginnt mit einer deskriptiven Beschreibung der Daten anhand von statistischen Maßzahlen und Verteilungsgraphiken. Aus Gründen der besseren Übersichtlichkeit werden die Ergebnisse vorzugsweise tabellarisch dargestellt. Getestet werden die Direkteffekt-, die Puffer- und die Interaktionshypothesen des Demand-Control-Cohesion Modells.

Dabei unterscheidet sich der Untersuchungsansatz von vielen anderen Studien in dreierlei Hinsicht:

1. Das Demand-Control Modell wird um eine Dimension erweitert.
2. Diese zusätzliche Dimension besteht nicht in der konkreten sozialen Unterstützung (social support) sondern im wahrgenommenen Gruppenzusammenhalt (group cohesion).
3. Im Gegensatz zur weit verbreiteten Vorgehensweise werden nicht psychosoziale Bedingungen mit psychischen Folgen in Beziehung gesetzt, sondern mit handfesten physischen Gesundheitswirkungen.

1. Ergebnisse

Direkteffekte

Die Direkteffekte von Arbeitsüberlastung, Entscheidungs- und Kontrollspielraum, der Gruppenkohäsion sowie der Kontrollvariablen Alter und Geschlecht auf die Gesundheit, zeigen die Tabellen 2a bis 2c. Wiedergegeben werden die Ergebnisse der linearen Regressionen auf Zerssens Symptome.

- Handlungsspielraum, Arbeitsüberlastung und Gesundheit (Tabelle 2a)
- Gruppenkohäsion, Arbeitsüberlastung und Gesundheit (Tabelle 2b)
- Handlungsspielraum, Gruppenkohäsion, Arbeitsüberlastung und Gesundheit (Tabelle 2c).

Puffereffekte

Die moderierenden Effekte, d. h. die Puffereffekte, die auf die gesundheitlichen Wirkungen der Arbeitsüberlastung Einfluß nehmen, zeigen die Tabellen 3a bis 3b. Wiedergegeben werden die Ergebnisse der linearen Regressionen auf Zerssens Symptome unter Einfluß des jeweiligen Interaktionsterms. Jede der Tabellen zeigt die Ergebnisse einer Regressionsrechnung. Zur Integration der Moderatoreffekte in die Regressionsgleichungen wird das einfache additive Modell um einen oder mehrere Interaktionsterme ($\beta_3 * x_1 * x_2$) erweitert.

- Handlungsspielraum als Moderator (Tabelle 3a).
- Gruppenkohäsion als Moderator (Tabelle 3b).

Kombination von Direkt- und Puffereffekten

- Bei der Kombination von Direkt- und Puffereffekten gibt es Anzeichen für einen Direkteffekt der Verbindung von Gruppenkohäsion und Handlungsspielraum auf die Gesundheit sowie zugleich einen Interaktionseffekt von Handlungsspielraum und Arbeitsüberlastung, bei dem die Wirkung der Arbeitsüberlastung auf die Gesundheit abgepuffert wird. (Tabelle 4) sowie dafür, dass
- Handlungsspielraum und Gruppenkohäsion, unter bestimmten Bedingungen, gemeinsam die Arbeitsüberlastung moderieren.

	Zahl der Items	Cronb. Alpha	N	Min.	Max.	Mittel-wert	Standard-Abweichung
Beschwerdenliste Zerssen	24	0,90	1514	,0	63,0	17,55	12,097
Gruppenkohäsion	5	0,83	1718	5,0	20,0	13.49	3,506
Arbeitsüberlastung	6	0,73	1716	6,0	24,0	13,31	3,401
Handlungsspielraum	4	0,72	1731	4,0	16,0	11,16	2,711
Geschlecht	1		1772	1,0	2,0	1,099	0,2999
Alter	1		1779	1,0	4,0	2,450	1,0484
Gruppenkohäsion *Arbeitsüberlastung			1684	40,0	437,0	177,48	60,53
Handlungsspielraum * Arbeitsüberlastung			1694	24,0	352,0	146,96	46,968
Gültige Werte (Listen-weise)			1337				

Tabelle 1: Kennwerte der eingesetzten Items und Skalen

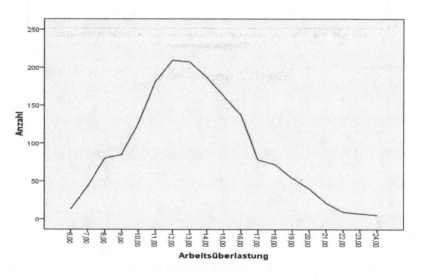

Graphik 1: Arbeitsüberlastung

In der graphischen Darstellung ähneln sich die Verteilung der Arbeitsüberlastung und die Beschwerden nach Zerssen. Speziell bei den obersten 18 Werten der Zerssen Skala nähert sich die Zahl der mit körperlichen Symptomen hoch Belasteten stark der Zahl der Beschäftigten an, die einer hohen Arbeitsüberlastung ausgesetzt sind. Schon ohne die Fallebene einzubeziehen, gibt es so Anzeichen dafür, dass ab dem oberen Drittel der Arbeitsüberlastung auch die körperlichen Beschwerden stark ansteigen.

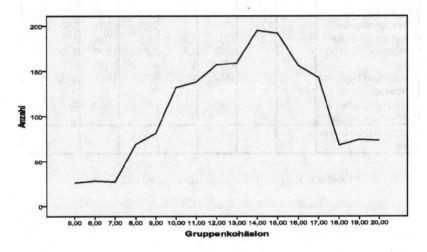

Graphik 2: Gruppenkohäsion

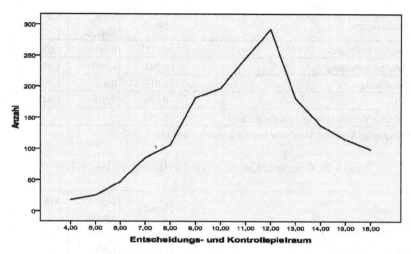

Graphik 3: Entscheidungs- und Kontrollspielraum

Lineare Regressionen auf Zerssens Symptome

Die Tabellen 2a bis 2c zeigen die Direkteffekte der unabhängigen Variablen auf die körperlichen Beschwerden nach Zerssens Beschwerdenliste.

Skalen/Items	Beta*	Sign. Niveau	VIF
Handlungsspielraum	*-0,263*	*0,000*	1,063
Arbeitsüberlastung	0,276	0,000	1,064
Geschlecht	0,036	0,130	1,019
Alter	0,065	0,007	1,033
Erklärte Varianz (korrigiertes R-Quadrat)	0,174		

* Abhängige Variable: Beschwerdenliste Zerssen

Tabelle 2a: Handlungsspielraum, Arbeitsüberlastung und Gesundheit

Skalen/Items	Beta*	Sign. Niveau	VIF
Gruppenkohäsion	-0,215	*0,000*	1,056
Arbeitsüberlastung	0,288	0,000	1,052
Geschlecht	0,019	0,433	1,008
Alter	0,059	0,016	1,041
Erklärte Varianz (korrigiertes R-Quadrat)	0,152		

*Abhängige Variable: Beschwerdenliste Zerssen ; N=1438,

Tabelle 2b: Gruppenkohäsion, Arbeitsüberlastung und Gesundheit

Skalen/Items	Beta*	Sign. Niveau	VIF
Handlungsspielraum	-0,204	*0,000*	1,076
Gruppenkohäsion	-0,146	0,000	1,214
Arbeitsüberlastung	0,264	0,000	1,202
Geschlecht	0,041	0,084	1,020
Alter	0,072	0,003	1,044
Erklärte Varianz (korrigiertes R-Quadrat)	0,188		

*Abhängige Variable: Beschwerdenliste Zerssen ; N=1438

Tabelle 2c: Handlungsspielraum, Gruppenkohäsion, Arbeitsüberlastung und Gesundheit

Kollinearitätsdiagnose

Um eine mögliche, verdeckte Korrelation zwischen den erklärenden Variablen aufzuspüren, wird eine Kollinearitäsdiagnose durchgeführt.[460]

---

[460] Zur Kollinearitätsdiagnose siehe Brosius, Felix (2008): SPSS 16. Das mitp-Standardwerk. Heidelberg, S.566f., S.568ff., Backhaus, Klaus u.a. (2008): Mulitvariate Analysemethoden. Eine anwendungsorientierte Einführung. Berlin, Heidelberg, 12. vollständig überarbeitete Auflage, S.87f.sowie Bortz, Jürgen (2005): Statistik für Sozial- und Humanwissenschaftler. Heidelberg, sechste, vollständig überarbeitete und aktualisierte Auflage, S.448ff.

Modell	Dimension	Eigenwert	Konditionsindex	Varianzanteile					
				(Konstante)	Arbeitsüberlastung	Autonomie	Kohäsion	Geschlecht	Alter
1	1	1,558	1,000	,00	,09	,21	,20	,05	,01
	2	1,163	1,157	,14	,20	,00	,01	,01	,46
	3	,995	1,251	,55	,07	,01	,02	,27	,06
	4	,944	1,285	,26	,10	,00	,03	,65	,00
	5	,734	1,457	,06	,54	,08	,09	,01	,47
	6	,607	1,602	,00	,00	,69	,65	,02	,00

a. Abhängige Variable: Beschwerdenliste Zerrsen

Tabelle 2d: Kollinearitätsdiagnose

Sämtliche VIF-Werte liegen mit Werten zwischen 1,04 und 1,3 deutlich unter der als kritisch zu bewertenden Grenze von 2,0. (Tabellen 2a-2c).

Für den Konditionsindex gelten Werte zwischen 10 und 30 als Anzeichen für mäßige, Werte oberhalb von 30 als Anzeichen für starke Kollinearität.[461] Der hier erreichte höchste Wert von 1,6 liegt weit darunter. Kollinearität scheint bei Betrachtung der Konditionsindizes kein größeres Problem darzustellen.

Zerlegt man die Varianzen der Regressionskoeffizienten in Komponenten, die den Eigenwerten zugeordnet sind,[462] fällt auf, dass jeweils einmal derselbe Eigenwert die Varianz der Regressionskoeffizienten in relativ hohem Maße erklärt, d. h. eine Abhängigkeit voneinander nicht auszuschließen ist. Dies gilt für die Varianz der Regressionskoeffizienten von „Autonomie und Kohäsion" sowie „Arbeitsüberlastung und Alter". So dass einerseits in der nachfolgenden inhaltlichen Diskussion der Beziehung von Autonomie und Kohäsion besondere Aufmerksamkeit zu schenken sein wird: Welche Abhängigkeiten, die sich hier abzeichnen, sind zu konstatieren? Andererseits sind Alter und Arbeitsüberlastung nur schwach korreliert[463] und betrifft die Parallelität der Varianzen nur je einen von sechs Eigenwerten

---

[461] Brosius (2008) S.570.
[462] Brosius (2008) S.570.
[463] Korrelation von Alter und Arbeitsüberlastung: Pearsons Korrelationskoeffizient = 0,137, Sign.=0,00, N=1706. Für eine Aufstellung aller Korrelationswerte siehe im Anhang Tabelle 10.1.

(siehe Tabelle 2d). Somit scheint Kollinearität, auch bei Betrachtung der Eigenwerte, kein größeres Problem darzustellen. [464]

Einbeziehung der Moderatoren[465]

Skalen/Items	Beta*	Sign. Niveau	VIF
Handlungspielraum	**-,259**	**,000**	**1,068**
Arbeitsüberlastung	**,271**	**,000**	**1,069**
Geschlecht	,035	,144	1,019
Alter	**,064**	**,008**	**1,033**
Arbeitsüberlastung * Handlungsspielraum	**-,062**	**,009**	**1,012**
Erklärte Varianz (korrigiertes R-Quadrat)	0,177		

*Abhängige Variable: Beschwerdenliste Zerssen; N=1438,
Signifikante Einflussgrößen sind fettgedruckt (Signifikanzniveau <0,05)

Tabelle 3a: Handlungsspielraum als Moderator

Skalen/Items	Beta*	Sign. Niveau	VIF
Arbeitsüberlastung	**,285**	**,000**	**1,065**
Gruppenkohäsion	**-,214**	**,000**	**1,052**
Geschlecht	,019	,441	1,008
Alter	**,061**	**,013**	**1,042**
Arbeitsüberlastung * Gruppenkohäsion	-,041	,091	1,011
Erklärte Varianz (korrigiertes R-Quadrat)	0,153		

* Abhängige Variable: Beschwerdenliste Zerssen; N=1438, Signifikante Einflussgrößen sind fettgedruckt (Signifikanzniveau <0,05).

Tabelle 3b: Gruppenkohäsion als Moderator

---

[464] Vgl. zu den Schwellenwerten auch Ohr, Dieter (2010): Lineare Regression: Modellannahmen und Regressionsdiagnostik. In: Wolf, Christof; Best, Henning (Hg.): Handbuch der sozialwissenschaftlichen Datenanalyse, S.639-676, S.664. Er argumentiert, dass der Konditionsindex größer als 30 und die Varianzanteile von mindestens zwei der unabhängigen Variablen größer als 0,5 werden müssen, um ein schwerwiegendes Kollinearitätsproblem zu vermuten.
[465] Zum Vorgehen siehe Baltes-Götz, Bernhard (2009): Moderatoranalyse per multipler Regression mit SPSS. Trier.

Die Gruppenkohäsion ist als alleiniger Moderator der Arbeitsüberlastung nicht signifikant. Dies ändert sich, wenn man nur jene Mitarbeiter betrachtet, die über einen hohen Handlungs- und Entscheidungsspielraum verfügen. Bei diesem Subsample, mit großem Handlungs- und Entscheidungsspielraum, wirkt die Gruppenkohäsion eindeutig arbeitsüberlastungsmoderierend, d. h. gesundheitsfördernd.[466]

Skalen/Items	Beta*	Sign. Niveau	VIF
Gruppenkohäsion	**-0,143**	*0,000*	1,206
Arbeitsüberlastung	**0,260**	**0,000**	1,084
Handlungsspielraum	**-0,201**	**0,000**	1,219
Arbeitsüberlastung * Gruppenkohäsion	-0,011	0,659	1,190
Handlungsspielraum * Arbeitsüberlastung	**-0,053**	**0,041**	1,188
Geschlecht	0,040	0,093	1,020
Alter	**0,071**	**0,003**	1,047
Erklärte Varianz (korrigiertes R-Quadrat)	0,190		

*Abhängige Variable: Beschwerdenliste Zerssen; N=1438, Signifikante Einflussgrößen sind fettgedruckt (Signifikanzniveau <0,05)

Tabelle 4: Gruppenkohäsion und Handlungsspielraum als Moderatoren der Arbeitsüberlastung

Arbeitsüberlastung, Handlungsspielraum und Kohäsion sind als Direkteffekte auf die Gesundheit hochwirksam und signifikant. Zugleich moderiert die Interaktion des Handlungsspielraums die Arbeitsüberlastung. Dennoch bleibt die Arbeitsüberlastung, sui generis, ein entscheidender Belastungsfaktor für die Gesundheit (Tab. 4).

---

[466] Betrachtet wurde das oberste Quintil für den Handlungsspielraum. N = 309, Beta = 0,118, Sign. Niveau = 0,034, VIF = 1,016, korrigiertes R-Quadrat = 0,07.

Skalen/Items	Beta*	Sig.	VIF
Arbeitsüberlastung	,259	,000	1,182
Handlungsspielraum	-,202	,000	1,234
Kohäsion	-,141	,000	1,240
Geschlecht	,040	,095	1,021
Alter	,070	,004	1,050
Arbeitsüberlastung * Handlungsspielraum	-,055	,039	1,261
Arbeitsüberlastung * Gruppenkohäsion	-,016	,538	1,236
Handlungsspielraum * Gruppenkohäsion	-,027	,289	1,113
Arbeitsüberlastung * Handlungsspielraum * Gruppenkohäsion	,007	,785	1,310
Erklärte Varianz (korrigiertes R-Quadrat)	0,190		

*Abhängige Variable: Beschwerdenliste Zerssen; N=1438,
Signifikante Einflussgrößen sind fettgedruckt (Signifikanzniveau <0,05)

Tabelle 5: Handlungsspielraum, Gruppenkohäsion & Arbeitsüberlastung

Die Arbeitsüberlastung weist in der bivariaten Betrachtung einen deutlichen Zusammenhang mit einem verschlechterten Gesundheitszustand auf.

Auch in der multivariaten Analyse der **Direkteffekte** bleiben Arbeitsüberlastung und Handlungsspielraum einerseits (Tab. 2a) sowie Arbeitsüberlastung und Gruppenkohäsion (Tab. 2b) andererseits, eng und relativ ähnlich in der Effektstärke mit dem Gesundheitszustand verbunden. Mehr Handlungsspielraum oder eine größere Gruppenkohäsion gehen mit weniger gesundheitlichen Beschwerden einher (Tabellen 2a bis 2c). Die Betrachtung der **Moderatoreffekte** ergibt eine deutliche Rangfolge: Sie zeigt, dass in der untersuchten Stichprobe der Moderator **Handlungsspielraum** in der Interaktion mit der Arbeitsbelastung signifikante, nachweisbare Effekte aufweist. Von den Kontrollvariablen Geschlecht und Alter, ist nur das Alter von nachweisbarem, aber geringem Einfluss. (Tab. 3a)

Für die **Gruppenkohäsion**[467] ergibt die Überprüfung für die Gesamtheit der Beschäftigten einen schwächeren, aber nachweisbaren direkten Zusammenhang mit der Gesundheit. In der Interaktion mit der Arbeitsüberlastung weist die Gruppenkohäsion als Moderator einen relevanten, aber mit einem 10%-Signifikanzniveau behafteten Wert auf (Tab. 3b). In der Interaktion von Handlungsspielraum, Gruppenkohäsion und Arbeitsüberlastung bewirkt die psychosoziale Einflussgröße Gruppenkohäsion eine Steigerung der Varianzaufklärung von 17,7 auf 19,0% (Tab. 4). Insgesamt zeigt der Handlungsspielraum einen stärkeren Zusammenhang mit dem Gesundheitszustand als der Gruppenzusammenhalt.

Die Einbeziehung des Dreifachinteraktionsterms „Arbeitsüberlastung * Handlungsspielraum * Gruppenkohäsion" ergibt für die Gesamtheit aller Mitarbeiter keine zusätzliche Varianzaufklärung (Siehe Tabelle 4 und Tabelle 5). Jedoch ebenso wie der Interaktionsterm „Arbeitsüberlastung * Gruppenkohäsion" in Tabelle 3b unter bestimmten Bedingungen doch nicht nur wirksam, sondern auch signifikant wurde, gilt dies in ähnlicher Weise auch hier: Die Arbeitsüberlastung der Mitarbeiter mit einem hohen Handlungs- und Entscheidungsspielraum wird durch den Interaktionsterm „Arbeitsüberlastung * Handlungsspielraum * Gruppenkohäsion" nachweisbar moderiert.[468]

2. Diskussion

Limitierungen des Untersuchungsmodells

Im zugrunde liegenden Wirkungsmodell wurden mögliche Moderatorbeziehungen (siehe Abbildung 1) untersucht und denkbare Mediatorbeziehungen außer Betracht gelassen.[469] Die **Querschnittstudie** erlaubt nur, kausale Zusammenhänge plausibel zu vermuten, aber nicht i.e.S. zu kontrollieren. Sämtliche Skalen wiesen mit Cronbachs Alpha $>= 0,7$ eine gute innere Konsistenz auf. Die Gruppe der über

---

[467] Die Variable Gruppenkohäsion ist ordinalskaliert, annähernd normalverteilt, leicht rechtsschief verteilt(S=-0,193) und unimodal. Die Variable Arbeitsüberlastung ist ordinalskaliert, annähernd normalverteilt, leicht linksschief (S=0,337).

[468] Betrachtet wurde das oberste Quintil für den Handlungsspielraum. N = 309, Beta = 0,135, Sign. Niveau = 0,014, VIF = 1,013, korrigiertes R-Quadrat = 0,086.

[469] Eine Mediatorbeziehung besteht, wenn die Prädiktorvariable (X) zuerst auf die Mediatorvariable (M) wirkt und diese dann auf die Prognosevariable (Y) beeinflusst. Dieser Einfluss kann vollständig oder partiell sein. Dann verläuft die Wirkung zum Teil über den Mediator und zum Teil auf direktem Weg. Müller (2007) S.245, S.253. Hier würde die Arbeitsbelastung auf die Gruppenkohäsion, und diese dann auf die Gesundheit wirken. Zugleich würde die Arbeitsbelastung direkt auf die Gesundheit wirken.

50jährigen ist schwächer als jene der über 30jährigen und der über 40jährigen ver-treten. Daher ist es denkbar, dass die weniger Gesunden bereits vor der Studie aus dem Arbeitsverhältnis ausgeschieden sind. Eine Selbstselektivität bei älteren Beschäftigten kann die beobachteten – sehr schwachen – Zusammenhänge von Alter und Gesundheit geschwächt haben.[470]

Vielfach konnten gesundheitsschädliche Gewohnheiten sowohl mit der Schichtzugehörigkeit als auch mit Arbeitsumständen in Verbindung gebracht werden.[471] Ein Schichtgradient wurde hier nicht kontrolliert. Im vorliegenden Querschnittsdesign lassen sich derartige Fragestellungen sinnvollerweise nicht untersuchen, zumal die Wirkrichtung von individuellem Gesundheitsverhalten und Arbeitsverhältnissen bisher nicht eindeutig belegt sind – wenn auch vieles derzeit für einen starken Einfluss der Arbeitsverhältnisse auf das individuelle Verhalten sprechen. Eine Differenzierung von Stressoren nach unterschiedlichen Arbeitsbereichen und Aufgaben lag nicht vor. Gleiches gilt für die Dauer der Belastungsexposition.[472]

Zerssens Beschwerdenliste enthält keine Differenzierung von chronischen und akuten Schmerzen/Beschwerden. Dabei gibt es Befunde, die darauf hindeuten, dass z. B. Mobbing mit akuten Beschwerden, Arbeitsüberlastung und der Mangel an organisationsbezogener Gerechtigkeit mit chronischen Schmerzen einhergehen.[473] Chronische Beschwerden, die u. a. als direkte Folge lang anhaltender arbeitsbezogener Fehlbeanspruchungen auftreten können, sind so nicht identifizierbar. Sie machen erfahrungsgemäß einen guten Teil des ‚Gesundheitsgefühls' gerade älterer Beschäftigter aus. Diese Erfahrung spiegelt sich in der in der Redensart: ‚Wenn ich morgens beim Aufwachen keine Schmerzen habe, dann bin ich tot.'

Körperliche Beschwerden im Bereich des Muskel- und Skelettapparates stellen eines der alltäglichen, nichtsdestoweniger im Alltagserleben der berufstätigen Bevölkerung moderner Gesellschaften großen Gesundheitsthemen dar. Dies gilt für

---

[470] Siehe Saastamoinen P. et al. (2009): Psychosocial risk factors of pain among employees. European Journal of Pain. 2009 Jan;13(1):S.102-108.

[471] Im GRABE Index faßt Christian Janßen Lebensstilmuster zusammen.Janßen et al. (1999); Mielck, Andreas (2000): Soziale Ungleichheit, Bern. Marmot & Wilkinson (Hg) (2006): Social determinants of health, Oxford. Wolf, Christof (2003): Soziale Ungleichheit, Gesundheitsverhalten und Gesundheit: eine soziologische Analyse für Personen im mittleren Erwachsenenalter. Habilitationsschrift, Universität zu Köln.

[472] Siehe auch De Lange AH, Taris TW, Kompier MAJ, Houtman ILD, Bongers PM (2002): Effects of stable and changing demand-control histories on worker health. Scand J Work Environ Health, vol 28, no 2, S.94–108.

[473] Saastamoinen (2009).

Nackenbeschwerden[474] ebenso wie für Rücken- oder Schulterprobleme.[475] Die erfaßten Beschwerden entstammen der Befragung, sind Ausdruck des subjektiven Gesundheitsempfindens der Befragten.

1. Diese Beobachtung könnte Fehlwahrnehmungen wiedergeben. ‚Der Beschäftigte fühlt sich krank, ist es aber gar nicht.' Aber selbst subjektive Sichtweisen, die objektiv falsch sind, können reale Folgen zeitigen. Nach dem Thomas Theorem "If men define situations as real, they are real in their consequences."[476] Mit anderen Worten, Situationseinschätzungen haben das Potential, eine Realität eigener Art zu entfalten.

2. Es handelt sich um eine Momentaufnahme, die möglicherweise nur die Tagesverfassung wieder gibt. Hier greift die detaillierte breit gefächerte Symptomabfrage. Die Paralleltestreliabilität liegt nach Zerssen zwischen r=0.85 und r=0.95, die Halbierungszuverlässigkeit für die Parallelformen bei r=.091, für beide Testformen zusammen bei r=0.96.[477]

3. Wissen wir aus Langzeituntersuchungen, wie von Ladwig und Kollegen auf Basis der KORA–Forschungsplattform, dass auch Momentaufnahmen nach Zerssens Beschwerdenliste aussagekräftige Folgeabschätzungen erlauben. Sie befragten eine Zahl von fast 13000 Personen im Alter zwischen 25 und 74 Jahren und konnten im Zeitabstand von 7 Jahren einen langfristigen Zusammenhang von subjektiven Beschwerden nach Zerssen und dem Risiko für das Auftreten einer koronaren Herzerkrankung nachweisen.[478] Zu ähnlichen Ergebnissen bezüglich der Anwendbarkeit sorgfältig konstruierter subjektiver Maße zur Erhellung der Ursachen von Muskelskelettproblemen

---

[474] Geertje A.M. Ariëns, Willem van Mechelen, Paulien M. Bongers, , Lex M. Bouter, Gerrit van der Wal (2001): Psychosocial risk factors for neck pain: A systematic review.

[475] Larsman P., Hanse J.J. (2009): The impact of decision latitude, psychological load and social support at work on the development of neck, shoulder and low back symptoms among female human service organization workers. International Journal of Industrial Ergonomics, 39 (2) S 442-446.

[476] Thomas, W.I.; Thomas, D.S. (1928). The Child in America: Behavior Problems and Programs, S.572. Zit. n. Robert K. Merton (1995): Thomas Theorem und Matthew Effekt. Social Forces, 74 (2): December, S.379-424, S.380. http://www.garfield.library.upenn.edu/merton/thomastheorem.pdf (14.07.2007).

[477] http://www.psych.uni-goettingen.de/institute/testothek/web-testothek/show_all.html?test_id=474 (03.04.2009).

[478] Ladwig, K.-H; Marten-Mittag, B.; Baumert, J. (2005): Psychosoziale Belastungsfaktoren als Risiko für das Auftreten einer koronaren Herzerkrankung – Eine Bestandsaufnahme unter besonderer Berücksichtigung der KORA-Forschungsplattform. Gesundheitswesen 2005; 67: S.86-93.

kamen Hollmann und Kollegen in ihrer Studie zur Validierung eines Frage-
bogens zur körperlichen Arbeitsbelastung.[479]

Rund 50 % der Beschäftigten gaben an, keine oder nur geringe Beschwerden zu
verspüren. Es ist nicht auszuschließen, dass Personen mit großen Gesundheitsbeschwerden diese verschwiegen, obwohl den Befragten Anonymität zugesichert
wurde. Jedoch ist im Bereich großer Beschwerden zu berücksichtigen, dass der
Summenscore von Zerssens Beschwerdenliste die große Bandbreite von 24 verschiedenen Beschwerden erfaßt. Infolgedessen Spitzenbelastungen mit einzelnen
Beschwerden durchaus vorhanden sein können, ohne zu einem hohen oder sehr
hohen Summenscore zu führen. Wer heftige Nacken- und Rückenverspannungen
sowie Kopfschmerzen hat, muß keine Magenbeschwerden aufweisen. Wer nachts
unruhig schläft, und schwere Beine hat, braucht keine weiteren Beschwerden, um
sich möglicherweise permanent erschöpft zu fühlen. Hier erlaubt die Aufsummierung der verschiedenen Beschwerden wohl eine multifaktorielle Belastung wider
zu geben, verstellt aber zugleich den Blick auf einzelne, auch massive und mas-
sivste Beanspruchungssymptome.[480]

Aufgrund der nicht sehr ausgeprägten Sensitivität des Gesamtscores ist bei der Interpretation der Daten somit gerade auch dem mittleren Beanspruchungsbereich
(von 18 bis 35 Punkten) Aufmerksamkeit zu gewähren.[481] Niedrige und mittlere
Summenscores können durchaus mit hohen und höchsten Werten bei einzelnen
Beschwerden einher gehen. Ob die Aufsummierung einer Vielzahl kleinerer Beschwerden qualitativ einer kleinen Anzahl, dafür intensivster Beschwerden entspricht, kann im Rahmen der Fragestellungen dieser Studie nicht beantwortet wer-

---

[479] So lag z. B. die Retestvalidität bei drei Befragungen innerhalb eines Jahres bei 0,65. Hollmann S,
Klimmer F, Schmidt KH, Kylian H.(1999): Validation of a questionnaire for assessing physical
work load. Scand J Work Environ Health. 1999 Apr;25(2):105-114.

[480] Siehe auch Larsman P., Hanse J.J. (2009): The impact of decision latitude, psychological load
and social support at work on the development of neck, shoulder and low back symptoms among
female human service organization workers. International Journal of Industrial Ergonomics, 39 (2), S 442-446. Hier entwickelten 28-30% aller zu Beginn beschwerdefreien Personen
binnen eines Jahres einschlägige Symptome. Dies. S.444.

[481] Für weitere Untersuchungen z. B. über eher psychisch begründete Beschwerden wäre eine entsprechende Differenzierung und Isolierung der zugehörigen Faktoren prinzipiell denkbar. Vgl. Rüllich, Kathrin (2007): Gesundheitsrelevantes Verhalten und beanspruchende Arbeitsbelastungen bei
Polizeibeamten/innen im Reviereinsatzdienst der Polizeidirektion Halle des Landes Sachsen-Anhalt.
Diss. Universität Halle-Wittenberg, S.26. Zum Versuch Symptome aus Zerssens Liste zusammen zu
fassen, siehe auch Formanek, Berthold M. (2000): Geschlechtunterschiede in Symptomwahr-
nehmung und Gesundheitsverhalten in einer repräsentativen Erwachsenenpopulation, Diss. TU
München, S.24f. Formanek dichotomisierte den Gesamtscore.

den. Im Ergebnis kann eine Unterschätzung des gesundheitlichen Beanspruchungs-
niveaus nicht ausgeschlossen werden. Tatsächlich ist die linksschiefe Verteilung
der Beschwerden in der Graphik nicht als weitgehende Abwesenheit von Beschwerden, sondern als weit verbreitete Abwesenheit oder nur geringe Ausprägung
von Beschwerden in ihrer ganzen denkbaren Vielfalt zu interpretieren. Scores nach
Zerssen, die im oberen Drittel liegen sind auf jeden Fall als Alarmzeichen massiver
Symptomatiken in Breite wie Ausprägung wahrzunehmen.

Da Erwerbsarbeit nur einen Teil des Gesamtarbeitsvolumens darstellt[482] und der
Gesundheitszustand von verschiedenen weiteren Faktoren – Person, Umwelt oder
der Arbeitsaufgabe abhängig ist,[483] liegt die hier erklärte Varianz von rund 19% im
Erwartungsbereich.

Bei der *Arbeitsüberlastung* ist eine quantitative oder qualitative Überforderung
möglich.[484] Organisatorische Gegebenheiten und individuelle Fähigkeiten ebenso
wie das Ausmaß der körperlichen Belastung[485] und die Dauer der Exposition (ku-
mulative Überlastung) werden in den Daten nicht differenziert, auch wenn die hier
erfassten quantitativen Arbeitsanforderungen generell den größten Effekt zu haben
scheinen.[486] Es fehlen, wie in den meisten ähnlichen Studien, unabhängige Maße
der Stressoren, ihrer gesundheitlichen Folgen sowie möglicher Kofundierungen.[487]

Zudem wurde die Umgebungsbelastung außer Acht gelassen. Aller Modernisierung
und Technisierung der Arbeit zum Trotz, stellen konventionelle physikalisch-tech-
nische oder chemische Faktoren immer noch eine bedeutsame gesundheitswirk-
same Belastungsgröße dar. Zur Veranschaulichung sei nur auf Arbeiten unter
Atemschutz, die Exposition gegenüber starken Lärmquellen oder belastende Tem-
peratur- und Raumluftbedingungen verwiesen.

---

[482] Bamberg, Eva 2004: Stress bei der Arbeit. In: Arbeit S.264-277, S.274.
[483] Wieland (1999) S. 8.
[484] Badura & Pfaff (1989) S.654. Humphrey, Nahrgang, Morgeson (2007): Integrating Motivational, Social, and Contextual Work Design Features: A Meta-Analytic Summary and Theoretical Exten-sion of the Work Design Literature – Metaanalyse, Journal of Applied Psychology, 2007, Vol. 92, No. 5, 1332–1356, S.1335ff.
[485] Vgl. Hollmann, Sven et al. (2000): Handlungsspielräume bei der Arbeit: Ein Schutzfaktor für Muskel-Skelett-Beschwerden bei psychischen und körperlichen Belastungen? In: Bolt, H.M. et al.: Arbeitsphysiologie heute, Dortmund Bd.2, S.79-89.
[486] Siehe auch Vanroelen, Levecque, Louckx (2009).
[487] Bonde, JP (2008): Psychosocial factors at work and risk of depression: a systematic review of the epidemiological evidence. Occupational and Environmental Medicine; 65; 438-445.

Tatsächlich lag der Mittelwert der angegebenen Arbeitsüberlastung nur leicht über dem Mittelpunkt der Skala. Dies könnte durch die beim Antwortverhalten oft zu beobachtende Tendenz zur Mitte beeinflusst worden sein. Zudem gilt, viel Arbeit zu haben, sie erfolgreich zu bewältigen und (etwas) darüber zu klagen, immer noch als Ausdruck einer positiv bewerteten, leistungsorientierten Grundhaltung.

Jedoch gibt es Hinweise darauf, dass die subjektive Einschätzung des Handlungs-spielraums die subjektive Einschätzung der Arbeitsüberlastung beeinflusst.[488] *Ein größerer Handlungsspielraum läßt die empfundene Arbeitsüberlastung sinken.* Im Ergebnis kommt es zur Unterschätzung der Arbeitslast und damit Unterschätzung der salutogenen Effekte von Handlungsspielraum und Gruppenkohäsion.

Handlungs- und Entscheidungsspielraum

Handlungsspielraum und Gruppenkohäsion korrelieren positiv miteinander.[489] Dies kann sowohl als Hinweis auf die Entstehungsbedingungen kohäsiver Arbeitsbe-ziehungen als auch auf die Entstehungsbedingungen größerer Handlungsspielräume gedeutet werden. In der Forschung wurde bisher vielfach die Gesundheitswirksam-keit von Handlungs- und Entscheidungsspielräumen hervorgehoben. Dennoch sind die Befunde nicht einhellig.[490]

Unter anderem gibt es Gründe dafür, entgegen der Modellannahmen, *keine voll-ständige Linearität* der Zusammenhänge zu unterstellen. Wie weit die förderliche Wirkung des Handlungsspielraums reicht, ist offen. Es ist ein Grenznutzen zu er-warten, bei dem mit wachsendem Spielraum die Zunahme positiver Wirkungen kleiner werden wird.[491] Sehr viel Handlungsspielraum bedeutet Optionszuwachs, dieser kann zu Optionsstress führen. Zugleich können Zielfindung und –verfolgung gestört und im Ergebnis nicht mehr gesundheitsförderlich, möglicherweise sogar schädlich wirken. Allerdings haben sich curvilineare Zusammenhänge – so sie überhaupt untersucht wurden – kaum finden lassen. Die zwei aufgrund ihrer Stich-probengröße und Datenqualität vermutlich bedeutendsten Studien von Marmot und Kollegen aus dem Jahre 1991 sowie von Rydstedt u. a. von 2006 konnten einen

---

[488] Larsman, Pernilla (2006): On the relation between psychosocial work environment and muscu-losceletal symptoms. A structural equation modelling approach. Dissertation Universität Göteborg. S.5. Siehe auch van der van Doef & Maes (1999) S.108f.
[489] Pearsons Produkt Moment Korrelation = 0,356, N=1690.
[490] Siehe die Übersichtsarbeiten von van der Doef (1999) und de Lange (2003) sowie Häusser (2010).
[491] Hacker (2005) S.137f.

curvolinearen Zusammenhang nicht überzeugend belegen.[492] So dass das hier zugrunde liegende Modell eines linearen Zusammenhangs noch als die nicht nur statistisch besser interpretierbare sondern auch realitätsnähere Modellierung erscheint.

In der Formulierung der Hypothesen von Karasek zum Demand Control Modell gibt es additive und interaktive Effekte. Während die einzelnen Effekte von job control und job demands ebenso wie ihre additive Wirkung des öfteren bestätigt werden konnten, gilt dies nicht für die vermuteten interaktiven Effekte. Toon Taris kommt zu dem provokanten Schluss,

„...that the D x C interaction is a fickle phenomenon that often unpredictable depends on third factors. One might even argue, that the positive findings on the D x C effect are due to capitalization on chance combined with publication bias".[493]

Demnach bestände die Tendenz, eher Studien einzureichen und zu publizieren, die Hypothesen bestätigen als jene Forschungsergebnisse, die keine oder falsifizierende Ergebnisse zeigen.[494]

Die Skala „Entscheidungs- und Kontrollspielraum" erfasst das Arbeitstempo, die Bewegungsfreiheit, die Einteilungsfreiheit und das Gefühl kontrolliert zu werden.

Prädiktor (Entscheidungsspielraum) und Resultat (Gesundheitszustand) beruhen auf Selbstauskünften. Von daher besteht theoretisch die Gefahr eines Bias von Ursache und Wirkung. In ihrer ökologischen Studie konnten M. Bobak et al. (2000) zeigen, dass in sieben mittel- und osteuropäischen Staaten, die Durchschnittsraten (mean rates) des Entscheidungsspielraums mit den Mortalitätsraten korrelierten. Die Kontamination von subjektiv berichteten Maßen war in dieser Studie kein Problem.[495]

---

[492] Taris, Toon W. (2006): Bricks without clay: On urban myths in occupational health psychology. Work & Stress, 20: 2, S.99-104, S.100.
[493] Taris (2006) S.99f.
[494] Zugleich besteht ein bekanntes Problem bei der Überprüfung der Signifkanz von Moderatoreffekten darin, dass bei messfehlerbehaftete Variablen, die Reliablität der Prädiktoren stets höher ist, als die des aus ihnen geformten Produktterms. Somit der Interaktionseffekt systematisch unterschätzt wird. Schermelleh-Engel (2007).
[495] Marmot, Michael (2006): Health in an unequal world. The Lancet 368, S.2081-S.2094, S.2088.

Bei der Betrachtung des relativ großen Handlungsspielraums (siehe Graphik) ist man geneigt, zuerst an einen untersuchungsinduzierten Artefakt[496] zu denken. Entspricht doch die Alltagsvorstellung vom automobilen Fließbandarbeiter kaum dem eines in seinen Handlungen relativ freien Beschäftigten. Sollte es aufgrund der Befragungs- und Interventionssituation im Automobilwerk auch zu einem solchen ‚Hawthorne Effekt' gekommen sein?

In den Hawthorne Werken untersuchten Elton Mayo und Mitarbeiter den Einfluß der Beleuchtungsverhältnisse u. a. Arbeitsbedingungen auf die Arbeitsleistung. Sowohl bei der Interventionsgruppe, bei der die Lichtintensität erhöht wurde, als auch bei der Kontrollgruppe, die unter gleichbleibenden Lichtverhältnissen arbeitete, stieg die Produktivität deutlich und in gleichem Maße. Im weiteren Verlauf der Experimente stieg die Arbeitsleistung sogar als die Lichtintensität gesenkt wurde.[497] In der Interpretation der Ergebnisse wurde der Schluß gezogen, dass nicht die physikalischen Arbeitsbedingungen, sondern sozialpsychologische Effekte, die durch die Untersuchungssituation hervor gerufen wurden, ursächlich waren. Die Arbeitenden spürten das Interesse, welches ihnen im Rahmen der Studie entgegen gebracht wurde. Auf diese stärkere Befriedigung ihres Anerkennungsbedürfnisses reagierten sie mit erhöhtem Arbeitseinsatz, der zur Leistungssteigerung führte. Eine besondere Rolle spielte dabei die formal nicht vorgesehenen Kommunikation zwischen verschiedenen Arbeitsgruppen.

Im Rahmen der vorliegenden Studie wurde ein derartiges Interesse auch den im Automobilwerk Beschäftigten entgegen gebracht. Kontrollgruppen waren nicht vorgesehen. Der Querschnittscharakter der Studie mit nur einem Meßzeitpunkt erlaubt auch keine Veränderungsmessung.

Tatsächlich sind m. E. die Ursachen dennoch eher in der Zusammensetzung der befragten Beschäftigten zu suchen. Denn in dem Untersuchungssample sind neben den unmittelbar in der Produktion tätigen, den direkten Arbeitern, auch indirekte Arbeiter und Angestellte enthalten. Die direkten Arbeiter sind z. T. in der Produktion hochwertiger Motoren in Fertigungsgruppen organisiert. Diese Gruppen steuern bestimmte Aspekte ihrer Tätigkeit selbständig.[498] Durch die Selbstregulation

---

[496] Rosenstiel, Lutz von (2007[6]): Grundlagen der Organisationspsychologie. Stuttgart, S.121.
[497] Rosenstiel, Lutz von; Molt, Walter; Rüttinger, Bruno (1977[3]): Organisationspsychologie. Stuttgart u. a. O. S.43ff.
[498] Siehe auch Lacher, Michael (2000): Gruppenarbeit in der Automobilindustrie – Zwischen Teilautonomie und Neuorientierung. Arbeit Heft 4, Jg. 9 S.133-141.

der Gruppen werden soziale Bedürfnisse, wie z. B. das Kontaktbedürfnis[499], positiv beeinflußt. Zugleich kann mittels der Partizipation im Rahmen der der Gruppe eingeräumten (Teil-) Autonomie die Arbeitszufriedenheit[500] und der hier abgefragte subjektiv wahr genommene Handlungs- und Entscheidungsspielraum gesteigert werden.[501]

Es muß hier offen bleiben, inwieweit in der Fertigung durch die Bildung von Arbeitsgruppen Aufgabenvielfalt und intellektuelle Anforderungen für den Einzelnen gesteigert werden. Die Möglichkeiten zu teilautonomem Handeln und Planen im Rahmen der Gruppenarbeit lassen Partizipationseffekte von intensiverem ‚Mitdenken' und sich Identifizieren mit Arbeitsinhalten und Organisation erwarten.[502] Womit die Tätigkeit im Sinne Hackers vollständiger[503] und die Einbindung intensiver wird. Positive Selbstwirksamkeitserfahrungen können dann zu einem Bild relativer Autonomie beitragen.

Die gesteigerte (Teil-) Autonomie von Arbeitsgruppen reichert das Tätigkeitsspektrum an und wirkt zugleich ambivalent. Sie zieht mehr Planungs- und Abstimmungsprozesse nach sich, die i.d.R. auch eine größere, zumindest andere Arbeitsbelastung darstellen. Diese kann als Freiheitsgewinn zugleich aber auch als zusätzliche Arbeitslast, bestehend aus Abstimmungs- und Koordinationslast, mehr Zeitaufwand und einer daraus resultierende Zeitnot, empfunden werden.[504]

Für die indirekten Arbeiter gilt, dass vielfach Prozesse der Instandhaltung und Wartung die selbständige Planung und Handlungsausführung geradezu voraus setzen. Hier hat im Zuge der Automatisierung der Automobilproduktion eine Verlagerung von einfachen repetitiven Tätigkeiten zu überwachenden, wartenden und steuernden Handlungen statt gefunden.

Hier wurde nur die Jobautonomie erfasst, nicht aber Aufgabenvielfalt und intellektuelle Anforderungen. Eine Ursache der in der Literatur differierenden Befunde

---

[499] Rosenstiel (1977) S.45f.
[500] Rosenstiel (2007) S.286f.
[501] Zu den subjektiven und objektiven Freiheitsgraden der Tätigkeit siehe Hacker (2005[2]): Allgemeine Arbeitspsychologie, S.137.
[502] Rosenstiel (2007) S.287.
[503] Richter & Hacker (1998) S.119-122.
[504] Matys, Thomas (2006): Macht, Kontrolle und Entscheidungen in Organisationen. Wiesbaden, S.106.

kann in der fehlenden Unterscheidung gesehen werden.[505] Besondere Anforderungen stellen auch jene überwachenden Tätigkeiten dar, die weder Zeitdruck noch schwere körperliche Arbeit beinhalten, dafür aber ein besonders hohes Maß an Konzentration erfordern und zugleich hochgradig monoton sind. Das Anforderungskontrollmodell beschreibt vor allem die arbeitsbezogene Situation mit Arbeitslast und Handlungsspielraum. Die individuell differierende Stress-bewältigung wird zugunsten sozial und organisational moderierter Belastungserfahrungen außer Acht gelassen. Tatsächlich spricht vieles dafür, dass das individuelle Stressmanagement von subjektiven Kontrollüberzeugungen[506] und der Verhandlungsautonomie, d. h. den Einfluß der Beschäftigten auf die Kontextbedingungen ihrer Arbeit[507] mit bestimmt wird.

Drifthypothese

Macht Arbeit krank, oder kommen Kranke bevorzugt auf bestimmte Arbeitsplätze? Suchen Menschen mit bestimmten Persönlichkeitsmerkmalen bevorzugt Arbeitsplätze mit geringerem Handlungsspielraum? Wären dann möglicherweise die Krankheitssymptome auf die Persönlichkeitsstruktur sowie die Lebensgewohnheiten zurück zu führen? [508] Frese und Semmer konnten nachweisen, dass auch in Querschnittsstudien der Zusammenhang von psychischen Stressoren und psychosomatischen Beschwerden bestehen bleibt, wenn man Faktoren wie Lebenssituation und ‚politische Übertreibung' kontrolliert. Insgesamt sprechen ihre Ergebnisse mehrheitlich für eine Kausalwirkung von psychischen Stressoren und widersprechen der Drifthypothese.[509]

---

[505] Humphrey, Nahrgang, Morgeson (2007) S.1335ff. Siehe auch Vanroelen (2009) sowie van Yperen & Hagedoorn, M. (2003): Do high job demands increase intrinsic motivation or fatigue or both? The role of job control and job social support, Academy of Management Journal 46, S.339–348.
[506] Die Vertreter von CATS oder dem Locus of Control (Wallston) betonen die ausgeprägt subjektive individuelle Stressbewältigung. Cognitive Activation Theory of Stress (CATS). Reme SE, Eriksen HR, Ursin H. Cognitive activation theory of stress – how are individual experiences mediated into biological systems? SJWEH Suppl. 2008;(6):177–183. Kenneth A. Wallston, Barbara Strudler Wallston and Robert DeVellis (1978): Scales Development of the Multidimensional Health Locus of Control (MHLC). Health Education & Behavior, Vol. 6, No. 1. (1 January 1978) S.160-170.
[507] Hüttges, Annett; Moldaschl, Manfred (2009): Innovation und Gesundheit bei flexibilisierter Wissensarbeit – unüberwindbarer Widerspruch oder eine Frage der Verhandlungsautonomie? Wirtschaftspsychologie Heft 4, S.1-10, S.3.
[508] Edimansyah Bin Abdin (2008): Assessing and managing risk of occupational stress in male automotive assembly workers in Malaysia. Dissertation USM, Kota Bharu, Kelantan/Malaysia, S.XXII.
[509] Frese, M.; Semmer, N. (1991): Soziale Stressoren in der Arbeitswelt. In: Greif, S.; Bamberg, E.; Semmer, N. (Hrsg.): Psychischer Streß am Arbeitsplatz. Göttingen, S.168-184, zit. n. Hajek (1999) S.72.

Gruppenkohäsion

Die Kombination von Handlungsspielraum und Gruppenkohäsion ist als Direkteffekt statistisch hochwirksam und hoch signifikant. Die Gruppenkohäsion hilft der Gesundheit, setzt aber für ihre volle Wirksamkeit zusätzliche Gegebenheiten voraus. Dazu zählen in allererster Linie der Handlungsspielraum, sowie technische und organisatorische Regulationsvoraussetzungen, die oft die Minimalvoraussetzungen für Kommunikation und Interaktion bilden.[510] Im Einzelnen sind dies folgende Faktoren:

- Die Gruppenkohäsion beeinflußt den Gesundheitszustand positiv (ß=-0,215; Tab. 2b).
- Dies gilt auch in der multiplen Regression mit drei voneinander unabhängigen Variablen auf den Gesundheitszustand. Auch hier beeinflußt die Kohäsion als Direkteffekt den Gesundheitszustand positiv (ß=-0,146; Tab. 2c).
- Wird die Kohäsion als alleiniger Moderator der Arbeitsüberlastung konzipiert, behält sie ihre gesundheitsschützende Wirkungsrichtung, (ß=-0,041; Tabelle 3b), verfehlt jedoch das angestrebte 5% Signifikanzniveau. Hier, in einer fehlenden Berücksichtigung notwendiger Zusatzbedingungen könnte auch eine der Ursachen für die heterogenen empirischen Befunde zahlreicher Studien zum Demand-Control-Support Modell liegen.[511] In die gleiche Richtung, einer zukünftig bei der Modellierung und Operationalisierung von Studien zu beachtenden besseren Passung von Demands, Control und Strains – sie schlagen ein "triple match principle" vor – weisen die Überlegungen von de Jonge & Dormann.[512]

Erst im Zusammenspiel der Moderatoren *Gruppenkohäsion und großer Entscheidungsspielraum* mit der Arbeitsüberlastung wachsen Effektstärke und Signifikanz.[513] Daraus läßt sich schließen, dass die Gruppenkohäsion bei großem Handlungsspielraum die Folgen der Arbeitsüberlastung mindert. Im Ergebnis spricht alles dafür, dass die Kombination von Handlungsspielraum und Gruppenkohäsion den größten Einfluß auf das Belastungserleben, d. h. die individuelle Beanspru-

---

[510] Zu den besonderen Kommunikationserfordernissen siehe auch Kapitel 5 über das 4-Ebenen-Modell im Kommunikationsquadrat u.a.

[511] Siehe Häusser (2010).

[512] De Jonge, Jan ; Dormann, Christian (2006): Stressors, Resources, and Strain at Work: A Longitudinal Test of the Triple-Match Principle, Journal of Applied Psychology, Volume 91, Issue 6, November 2006, Pages 1359-1374.

[513] Betrachtet wurde das oberste Quintil für den Handlungsspielraum. N = 309, Beta = 0,118, Sign. Niveau = 0,034, VIF = 1,016, korrigiertes R-Quadrat = 0,07. Vgl. auch Tabelle 3b.

chung bei gegebener Arbeitsüberlastung ausübt. Erst im Zusammenspiel mit einem großen Handlungsspielraum erzielt die Gruppenkohäsion ihre volle arbeitsüberlastungsmoderierende Wirkung.[514]

Arbeitsüberlastung besteht hier vor allem aus zuviel Verantwortung, der Arbeitsmenge, dem Arbeitszeitumfang, dem Veränderungsdruck sowie dem Zeitdruck. Die Gruppenkohäsion kann hier *Bestimmungsleistungen der Gruppe* fördern, die die *Verantwortung* immer noch als zu groß erscheinen lassen (Arbeitsüberlastung durch zuviel Verantwortung), dennoch im Austausch mit Anderen tragbarer werden lassen. Ebenso kann der *Veränderungsdruck* durch Gruppenleistungen vom Typus des Bestimmens und der emotionalen Unterstützung besser bewältigt werden. Nicht einsame Entscheidungen, sondern durch Dritte fremd reflektierte Urteile und mit bedachte Einschätzungen fördern das individuelle Coping, die Handhabbarkeit von Herausforderungen.

Hier wurden Querverbindungen außerhalb der Arbeitsgruppe nicht erfaßt. Dennoch sind Hierarchie übergreifende und vor allem arbeitsbereichsbezogene Querverbindungen innerhalb und außerhalb der Organisation, die über den Arbeitsgruppenrahmen hinaus gehen, zur Lageeinschätzung und damit der Reduktion von Unsicherheit oft von entscheidender Bedeutung.[515]

Zusammen mit den hier angestellten inhaltlichen Überlegungen deutet alles darauf hin, dass erst ein ausreichender Handlungsspielraum des Einzelnen und/oder der Gruppenmitglieder überhaupt instrumentelle Hilfe erlaubt. *Der Handlungsspielraum kann als notwendige Regulationsvoraussetzung für erlebte instrumentelle Unterstützung und als förderliche Voraussetzung für emotional antizipierte Unterstützung betrachtet werden.* In die gleiche Richtung weisen die Ergebnisse von Johansson, bei denen nur bei hohem Entscheidungsspielraum und hoher Arbeitslast das Krankheitsrisiko deutlich von der sozialen Unterstützung bestimmt wird.[516]

---

[514] Bei hohem Handlungsspielraum muß die Interaktion mit der Arbeitsüberlastung nicht zwangsläufig gesundheitsfördernd ausfallen. Es gibt gute Gründe, wie in der nachfolgenden Diskussion dargelegt, den Phänomenen von Gruppendenken und gruppenhomogenem gesundheitsbezogenem Fehlverhalten bei und mit der Arbeit zukünftig mehr Aufmerksamkeit zu schenken.
[515] So können produktions- und hierarchieferne Gruppierungen, wie z. B. Betriebssportgruppen oder Betriebschöre, durch den informellen Austausch zur Lageeinschätzung durch die Beschäftigten dienen.
[516] Risk Ratio 1,22 bei hoher sozialer Unterstützung verglichen mit 2,21 bei geringer sozialer Unterstützung. Johansson (1995) S.172, Table 2.

114

Ungeachtet der immer noch vorherrschenden begrifflichen Unschärfe über die ,Gruppenkohäsion'[517], die die Vergleichbarkeit von Studienergebnissen erschwert,[518] liefert das hier verwendete Konstrukt einen wichtigen, die Gesundheit moderierenden Faktor: Mit seiner rechtsschiefen Verteilung ist der Index ,Gruppenkohäsion' vor allem differenzierungsfähig für Personen mit höherer wahrgenommener Gruppenkohäsion.[519] Im Gegensatz zu Indikatoren, die auf Gruppenebene erhoben werden[520], erlauben die hier vorgenommenen Befragungen von Individuen, abweichend vom Urteil der Gesamtgruppe, auch für Einzelne eine mangelnde Gruppenkohäsion zu erfassen.

Wenn es gilt, arbeitsbezogene Belastungen zu bewältigen, *sind Arbeitskollegen häufig räumlich, zeitlich und thematisch die naheliegenden Anderen – potentielle Bewältigungshelfer mit den notwendigen Fertigkeiten, Werkzeugen und betriebsimmanenten Kenntnissen – für instrumentelle, informationsbezogene aber auch emotional-situationsgerechte Hilfen.* Sie sind wichtige potentielle Träger arbeitsstressmoderierender sozialer Beziehungen. Der Befund einer salutogenen Wirkung ist umso bemerkenswerter, als dass folgende Faktoren geeignet erscheinen, den Einfluss der Gruppenkohäsion zu verdecken:

1. **Gruppengröße:** Die Grenzen einer Gruppe im engeren soziologischen Sinne, mit der Chance auf Gegenseitigkeit und regelmäßige persönliche Begegnungen, werden mit maximal 25 Mitgliedern angegeben.[521] Beschäftigte, die nicht in einer derartigen überschaubaren Gruppe organisiert sind, bleiben ohne Chance auf Teilhabe an diesen Gruppeneffekten. Für sie verbleibt nur die ,ideologische' Form der Kohäsion.

2. **Unschärfe:** Bei der Messung von sozialer Kohäsion wird hier, wie auch in anderen Studien üblich, auf eine von Gruppenmitgliedern vorgenommene

---

[517] Moldaschl, Manfred (2005): Das soziale Kapital von Arbeitsgruppen und die Nebenfolgen seiner Verwertung. Gruppendynamik und Organisationsberatung, 36,2. Jg,, Heft 2, S.221-239. S. 222, S.236, Anm. 6.

[518] Zu den Konzeptualisierungsproblemen siehe Vangelisti, Anita L. (2009): Challenges in conceptualizing social support. Journal of social and personal relationships. Vol. 26, No 1, S.39-51.

[519] Siehe auch Fydrich (2007) S.47.

[520] So z. B. bei Putnam, Robert (2001): Social Capital. Measurement and Consequences. ISUMA, Vol 2, No. 1:41-51. Siehe auch Veenstra, Gerry (2001): Social Capital & health. ISUMA. Kawachi I; Kennedy BP; Glass R (1999): Social capital and self-rated health: a contextual analysis. American journal of public health, Vol. 89 (8), p.1187-93. „Social capital indicators, aggregated to the state level, were obtained from the General Social Surveys." Kawachi (1999).

[521] Schäfers (2008).

Bewertung zurückgegriffen – ihr Zusammengehörigkeitsgefühl. Dieses Konzept vermischt möglicherweise ideologische und relationale Elemente sozialer Solidarität in einem einzigen Maß und begrenzt damit die Chance, zwischen diesen beiden und ihren Wechselwirkungen zu differenzieren.[522]

3. **Wirkungsrichtung und Kontextabhängigkeit:** Die Wirkung einer kohäsiven Gruppe kann, muss aber nicht salutogen sein.[523] Die gruppeninterne Interaktion mit ihren Mechanismen von Reziprozität und Vertrauen[524] schafft eigene Belastungen oder Erleichterungen. So kann die Gruppenkohäsion eine Gesundheitsressource, einen Moderator für Arbeitsbelastungen oder einen Belastungsfaktor (z. B. mitsorgen, mitleiden, Pflicht zur Unterstützung, schädliche Asymmetrie in den individuellen Gruppenbeziehungen) darstellen. Belastende Wirkungen einer gut ausgebildeten Gruppenkohäsion bleiben im Modell außer acht. Aufgrund dieser fehlenden Differenzierungsfähigkeit des Indexes kann es zur Unterschätzung der positiven Wirkungen der Gruppenkohäsion kommen.

4. **Objektive oder subjektive Kohäsion:** Die hier erfasste subjektiv wahrgenommene Kohäsion fasst eher die atmosphärische Dimension der Gruppe.[525] Sie kann unterschiedlich fundiert sein und zieht infolgedessen differierende Unterstützungsleistungen und Erwartungen nach sich. Arbeitsbezogene Kohäsionen lassen beispielsweise eher instrumentelle Hilfen erwarten, kollegial freizeitbetonte Kohäsionsgruppen ohne unmittelbaren Arbeitsbezug eher emotionale Unterstützungsleistungen.

5. **Regulationsvoraussetzungen und -hemmnisse bei den sozialen Stressbewältigungshilfen**

---

[522] Vgl. Moody, James/White, Douglas R. (2003): Structural Cohesion and Embeddedness: A Hierarchical Concept of Social Groups. American Sociological Review, Vol. 68, No. 1 (Feb., 2003), pp. 103-127, 105.
[523] Moldaschl (2005) S.235.
[524] Schulz-Nieswandt, Frank (2006). Der vernetzte Egoist. Überlegungen zur anthropologischen Basis der Sozialpolitik im sozialen Wandel. In: Robertson von Throta, C. Y. (Hg.). Vernetztes Leben. Soziale und digitale Strukturen. Karlsruhe, S. 125-139, S.130-134.
[525] Schachter (1951).

Kenntnis, Gelegenheit und Motivation

Die Arbeitsorganisation kann als Rahmen verstanden werden, der definiert, wie weit Vertrauen und die Bereitschaft teilzuhaben und zu helfen, entwickelt und ausgedrückt werden können.[526] Setzt doch die gegenseitige Hilfe zur Entwicklung vertrauensvoller Beziehungen, Kenntnis und Gelegenheit voraus.[527] Zur Kenntnis gehört, zu wissen, was der andere und wann er es braucht.[528] So bestimmen die Regulationsspielräume der Gruppe und der einzelnen Arbeitsgruppenmitglieder sowie die technischen und räumlichen Gegebenheiten (z. B. eine kommunikationsfreundliche Umgebung) ob sie helfen können,[529] das Arbeitsklima und die konkurrierenden Interessen (z. B. Karriere orientierte Zurückhaltung bei der Unterstützung für Kollegen), ob sie helfen wollen und die individuellen Einstellungen, ob Beschäftigte sich helfen lassen wollen.

Empathie

Zudem ist die Fähigkeit zur Perspektivenübernahme[530], d. h. die Empathiefähigkeit, für das Mitbedenken der Situation und der jeweiligen Erfordernisse für den Anderen notwendig.

Gelegenheit: Notwendige technisch-physikalische Regulationsvoraussetzungen

Zu den technisch-physikalischen Regulationsvoraussetzungen gehört z. B. der Umgebungslärm. Ist verbale Kommunikation überhaupt und wenn ja unter welchen Anstrengungen möglich? Wie groß ist die räumliche Distanz? Gibt es Orte regelmäßiger Begegnung und Verständigung? Besteht regelmäßiger Sichtkontakt?

Im organisatorischen Bereich: Wer arbeitet mit wem zusammen? Wer soll oder darf mit wem kommunizieren. Wie sind Geheimhaltungsregeln und Dienstwege beschaffen? Ist Kommunikation formal oder informell erwünscht, geduldet oder unerwünscht, gar sanktioniert? Wird die Kommunikation überwacht – technisch oder durch ‚Informationszuträger'? Gibt es

---

[526] Chan, Joseph; To, Ho-Pong; Chan, Elaine (2006) S.290.
[527] Nugent & Abolafia (2006).
[528] Zur Reziprozitätsbereitschaft siehe Cialdini, Robert B. (2006⁴): Die Psychologie des Überzeugens. Bern, S.65.
[529] Pfaff (1989) S.223f.; sowie Abb.12, S.215.
[530] Schulz-Nieswandt (2006) S.131.

während oder außerhalb der bezahlten Arbeitszeit Orte, Anlässe und Gelegenheiten zur Verständigung?

Motivation: Wie ist es um die Interessenlagen bestimmt? Gibt es einheitliche Belegschaftsinteressen? Oder findet auch innerhalb vergleichbarer Qualifikations- und Tätigkeitsbereiche eine Aufspaltung statt – z. B. zwischen Zeit-, Stamm- und Leiharbeitern? Eine derartige kontraktuelle Aufspaltung der Belegschaft wird tendenziell ein Klima von Konkurrenz, Zukunftsangst und Kooperationsverweigerung begünstigen. Wie vorhersehbar und verlässlich, auch im Sinne intersubjektiver Gerechtigkeit, ist die Schichteinteilung, die Beförderungs- und Weiterbeschäftigungspolitik?[531]

Gemeinsame Zielorientierung: In ihrer, den Effekt der Gruppenkohäsion auf die Leistung untersuchenden, Metastudie stellten Mullen und Copper fest: „...what distinguishes the groups that perform well [...] is that they are committed to successfull task performance and regulate their behaviour to that end."[532] Deutlich wird auch hier, dass gemeinsame Gruppenziele einen mächtigen Motivator und die Fähigkeit zur Selbstregulation eine notwendige Voraussetzung darstellen.

Individuelle Kenntnis, Gelegenheit und Motivation sind notwendige Voraussetzungen, damit eine vorhandene Gruppenkohäsion zu optimaler Stressregulierung führen kann. Fehlen diese Rahmenbedingungen, kann keine gesundheitsförderliche Regulation erfolgen. Dann liegen „soziotechnische Regulationshemmnisse"[533] vor.

---

[531] Zur Gerechtigkeit und ihren Auswirkungen u.a. auf die Fehlzeiten siehe Liebig, Stefan (2002): Gerechtigkeit in Organisationen. Theoretische Überlegungen und empirische Ergebnisse zu einer Theorie korporativer Gerechtigkeit. In: Allmendinger, Jutta; Hinz, Thomas (Hg.): Organisationssoziologie. KZfSS, Sonderheft 42, S.151-187.

[532] Mullen, Brian; Copper, Carolyn (1994): The relation between group cohesiveness and performance: An integration. Psychological Bulletin. Vol. 115 (2), March, S.210-227, S.225. Bei ihnen sprechen die Ergebnisse dafür, dass Direkteffekte eher von der Leistung auf die Kohäsion wirken als von der Kohäsion auf die Leistung. Siehe auch Dyaram L; Kamalanabhan TJ. (2005): Unearthed: the other side of group cohesiveness. Journal of Social Sciences; 10(3): 185–190.

[533] Pfaff (1989) S.214.

6. Effektart

Soziale Kohäsion kann als Protektivfaktor oder/und als Bewältigungsressource (Moderator) wirken.[534] Ihre Wirkung als Protektivfaktor kann in diesem Rahmen, ohne objektive Arbeitsbelastungsmaße, nicht abschließend untersucht werden, da jede subjektive Bewertung der eigenen Arbeitsbelastung mit dem Bias der Gruppenkohäsion verknüpft wäre. Für ihre Bedeutung als Bewältigungsressource spricht der große Einfluss des Moderators bei gesteigerter Arbeitslast. Trotz wahrgenommener hoher Arbeitsbelastung treten bei hoher Gruppenkohäsion weniger arbeitsbezogene Stressreaktionen auf.

Das Signifikanzniveau von 10% (Tab. 3b) kann u. a. von der linksschiefen Verteilung der Arbeitsüberlastung und der rechtsschiefen Verteilung der Gruppenkohäsion begünstigt werden. Effektstärke und Richtung aber sind eindeutig und modellkonform. Diese Befunde decken sich z. T. mit den Ergebnissen bei Vanroelen, der für drei von neun möglichen interaktiven Verbindungen Belege fand: Handlungsspielraum und emotionales Wohlbefinden, Aufgabenvielfalt und Muskelbeschwerden, soziale Unterstützung und dauernde Erschöpfung.[535]

7. Große belastende Lebensereignisse

Die Gruppenkohäsion am Arbeitsplatz beschreibt in erster Linie ein arbeitsbezogenes Wir-Gefühl. Dies wird vor allem auf die täglichen Widrigkeiten, die „daily hassles"[536,] und anhaltenden Belastungen bei der Arbeit wirken können. Für die großen einschneidenden Lebensereignisse, wie Heirat, Scheidung, Geburt, Tod, oder Kündigung, die weit oben auf der Belastungsskala rangieren[537], sind diese kollegialen Bande sicher hilfreich, aber im Regelfall nicht hinreichend. Hier sind enge freundschaftliche und familiäre Bindungen gefordert. Dennoch wirken die großen Belastungen als Beanspruchungen, die auch Arbeit als individuell überlastend erscheinen lassen können. Ein ohnehin gebeutelter – z. B. aufgrund eines Schreikindes oder eines Todesfalls übermüdeter – Beschäftigter trifft auf eine herausfor-

---

[534] House, James S.; Landis, Karl R.; Umberson, Debra (1988): Social Relationships and Health. Science S.540-545, S.541.
[535] Vanroelen (2009) S.340. Zu den psychosomatischen Wirkungen sozialer Unterstützung siehe auch Frese, Michael (1989): Gütekriterien der Operationalisierung von sozialer Unterstützung am Arbeitsplatz. Zeitschrift für Arbeitswissenschaft, 43, S. 112-122.
[536] Lazarus & Folkman (1984) S.311f.
[537] Schmitt, Liane (2006) S.20f.

dernde Arbeit, die ihn in seinem akuten Zustand überlastet. Ohnehin privat vorgeschädigt, wird er jetzt häufig mit zusätzlichen körperlichen Symptomen reagieren.

8. Fehleinschätzungen aufgrund von Gruppendenken

Die Gruppenkohäsion kann gesundheitsfördernd wirken. Aber es gibt Konstellationen in denen sie ihre salutogene Wirkung nicht entfalten, ja sogar schädlich wirken kann: Arbeits- und Bezugsgruppen sind entscheidend für unsere *Normalitätsvorstellungen* – über angemessene Arbeitsbeanspruchungen, -zeiten, die Intensität der eigenen Anstrengungen, die Angemessenheit von Zielen, das Verhältnis von Arbeit, Freizeit und Familie, Lebensstile usw.

Im Rahmen des ‚Gruppendenkens' (Janis) können Normalitätsvorstellungen entwickelt, tradiert und trotz ihrer gesundheitsschädigenden Konsequenzen verteidigt werden, besonders wenn erstere mit den Gruppenzielen in Verbindung stehen.

Groupthink: "...a mode of thinking that people engage in when they are deeply involved in a cohesive in-group, when the members' strivings for unanimity override their motivation to realistically appraise alternative courses of action."[538]

Denn das langfristige Weiterbestehen von Gruppen und die Motivation ihrer Mitglieder hängen entscheidend von den gemeinsamen Anstrengungen und Zielen ab. Stabilisiert werden können derartige Fehlspezifikationen der Gruppe durch Zielvereinbarungen, die notwendige Anpassungsprozesse verhindern. Im Zuge der Aufrechterhaltung der Gruppenkohäsion kommt es dann zu dem Verlust der Fähigkeit unabhängigen Denkens und damit zur selektiven Wahrnehmung. Fehlerhafte Beurteilungen, Fehlentscheidungen sowie Fehlverhaltensweisen sind die Folge.

---

[538] Janis, Irving L.(1972):Victims of groupthink: A psychological study of foreign-policy decisions and fiascoes. Oxford, S.9.

3. Zusammenfassung

Psychosoziale Belastungsfaktoren, deren Folgen hier mit der Zerssen-Skala gemessen wurden, stellen ein Risiko für das Auftreten chronischer Krankheiten, wie z. B. der koronaren Herzerkrankung dar.[539] Die auf Basis der Daten von 1796 Befragten dargelegten Befunde zeigen, dass schon eine Querschnittstudie zur Aufklärung gesundheitsrelevanter Arbeitsbedingungen beitragen kann. Dies erlaubt die Annahme, dass es möglich wäre, beizeiten Gesundheitsrisiken zu identifizieren und bereits vor einer Chronifizierung Maßnahmen zu ihrer Entschärfung zu ergreifen. Der Handlungsspielraum hat sich hier als relevante Einflussgröße bewährt und ist als Direkt- und Abschirmeffekt nachweisbar. Die Gruppenkohäsion hat einen nachweisbaren Direkteffekt auf die Gesundheit. Der arbeitslastmoderierende Einfluss der Gruppenkohäsion hängt entscheidend von den gegebenen Handlungsspielräumen und Anreizen ab. Die Gruppenkohäsion kann nur zu instrumenteller Hilfe, realistischen Unterstützungserwartungen und Einschätzungshilfen (Bestimmungsleistungen) führen, wenn die organisatorischen Rahmenbedingungen stimmen, d. h. die Ausformung von Kenntnis, Gelegenheit und Motivation von den organisatorischen, technischen und physikalischen Gegebenheiten ermöglicht werden.

Auch wenn in den letzten zwei Jahrzehnten in der Literatur verstärkt soziale Faktoren am Arbeitsplatz als gesundheits- und leistungsrelevant betrachtet werden, erscheint eine genauere Spezifizierung und Erforschung der Wirkmechanismen für die zukünftige Forschung wünschenswert. Um soziale, technische und organisatorische Regulationshemmnisse am Arbeitsplatz besser identifizieren und ausräumen zu können, sollte zukünftig die Modellierung und Erfassung dieses Regulationsrahmens voran getrieben werden. Die subjektiv wahrgenommene Arbeitslast bleibt weiterhin ein entscheidender gesundheitswirksamer Faktor. Die Optimierung der Arbeitsbelastung – durchaus im Zusammenspiel mit psychosozialen Faktoren – verspricht eine Verbesserung des Gesundheitsstandes und legt ihre systematische Beobachtung und Analyse nahe.

---

[539] Ladwig, K.-H; Marten-Mittag, B.; Baumert, J. (2005): Psychosoziale Belastungsfaktoren als Risiko für das Auftreten einer koronaren Herzerkrankung – Eine Bestandsaufnahme unter besonderer Berücksichtigung der KORA-Forschungsplattform. Gesundheitswesen 2005; 67: S.86-93. Siegrist, Johannes (2005⁶): Medizinische Soziologie. München, Jena, S.72f.

Im Rahmen des untersuchten Modells ist hier folgende Rangfolge gesundheitsrelevanter Arbeitsfaktoren festzustellen:

1. Arbeitsüberlastung
2. Handlungsspielraum
3. Gruppenkohäsion
4. Die Moderation der Arbeitsüberlastung durch den Handlungsspielraum.

Selbst wenn die Gruppenkohäsion als Moderator der Arbeitsüberlastung für die Gesamtheit der Beschäftigten keine statistisch signifikante gesundheitliche Bedeutung ergab, erscheint es sinnvoll zu differenzieren: Für diejenigen Beschäftigten, deren Aufgaben durch Handlungsspielräume gekennzeichnet sind, stellt die Gruppenkohäsion einen bedeutsamen gesundheitsfördernden Faktor dar. Hier erscheinen gezielte Maßnahmen zur Analyse, Aufrechterhaltung und Förderung der Gruppenkohäsion besonders angezeigt.

V. Organisation, Umwelt und Gesundheit Arbeitsbezogene Wechselwirkungen zwischen Mensch, Wirtschaft und Gesellschaft

Vorbemerkung

„Es sind nicht die Dinge, die die Menschen beunruhigen, sondern die Vorstellungen, die sie sich von ihnen machen."[540]

Wie diese Vorstellungen, insbesondere wie sie am Arbeitsplatz unter Vermittlung der Organisation und in Rahmung durch die Gesellschaft entstehen, und so auf die Gesundheit wirken, soll im Folgenden, unter besonderer Berücksichtigung der Wirkungen von Autonomie und Kohäsion, skizziert werden. In Kapitel zwei wurden die vielfachen Einflüsse auf das Zustandekommen individueller Gesundheit beschrieben. Kapitel vier konzentrierte sich auf die empirischen Befunde zu den Zusammenhängen der externalen Ressourcen Gruppenkohäsion und Entscheidungsspielraum mit dem Anforderungsniveau. Personale Ressourcen, wie die internale Kontrollüberzeugung[541] oder die Distanzierungsfähigkeit, und der soziale Status als Indikator für die Verfügungschance über Ressourcen blieben dabei unberücksichtigt.

Begreift man Forschung als einen evolutionären Prozess von Ausgangsproblem, Theorieanwendung, ihrer empirischen Überprüfung und dem Entdecken eines neuen Problems[542], zeigt sich an dieser Stelle das neue Problem: Kohäsion und Entscheidungsspielraum sind gesundheitswirksam, aber anscheinend nur unter bestimmten, bisher unzureichend erfaßten, Bedingungen und bedürfen insbesondere in ihrer Wechselwirkung vertiefter qualitativer Betrachtung.

Vielfach wird angenommen, die Gruppenleistung würde weitgehend von der Interaktion zwischen den Gruppenmitgliedern bestimmt. Hier wird die Argumentation von Hackman aufgegriffen, dass kontextuelle und strukturelle Faktoren die Gruppenleistung maßgeblich bestimmen.[543] Somit können auch gesundheitliche

---

[540] Epiktet.
[541] Hajek (1999) S.79ff., S.115 und S.117.
[542] Popper, Karl Raimund (1973) Objektive Erkenntnis. Ein evolutionärer Entwurf. Hamburg.
[543] Hackman (2002) S.245-259.

Effekte wohl über die Gruppe vermittelt werden, aber ursächlich in der Tiefen-struktur der Organisation und ihres relevanten Umfeldes begründet sein. Besonde-res Augenmerk wird dabei auf die kommunikativen Verständigungsprozesse, die im Rahmen von Handlungsspielräumen, individuell und organisational, vielfach an Bedeutung gewinnen, gelegt werden.

Betriebliches Gesundheitsmanagement setzt im Betrieb zwischen Mensch und Ge-sellschaft an. Es geht darum, jenseits der Arbeitsgruppe, die Rolle der Organisation bei der Bewahrung und Herstellung von Gesundheit zu skizzieren. Als eine potenti-ell wertvolle Brücke zwischen Großorganisation und individueller Erfahrung kann dabei das kognitiv-emotionale Stresskonzept dienen. Neben den großen Le-bensereignissen sind es chronische Belastungen und Schwierigkeiten, wie an-haltende Arbeitsbeanspruchungen, die das Belastungserleben wie auch das – kolek-tive wie individuelle – Bewältigungsverhalten prägen und es nahe legen, die sozia-len Ursprünge und die Einflüsse von struktureller Persistenz sowie sozialem Wandel einzubeziehen.[544]

Als Stressorbereiche wurden die Aufgabenstruktur, die Organisationsstrukur, die Statusstruktur, Rollenstruktur[545] und Interaktionsprozesse sowie Umweltbedingun-gen ausgemacht. Daneben sind quantitative und/oder qualitative Unter- und Über-forderung zu unterscheiden.[546] Alle genannten Faktoren werden durch die Organi-sation, hier das Unternehmen, in wesentlichen Teilen vorgegeben oder vermittelt.

1. Organisation

Organisationen sind Stressvermittler. Arbeitsstress ist das Ergebnis eines zwar individuell bewerteten aber vielfach organisatorisch vermittelten Reizes.

Gruppen leben in einer Umwelt, einem „**äußeren System**" (Homans), mit physi-schen, technischen und sozialen Eigenschaften, die das Gruppenleben beschränken und ermöglichen. Wiewohl Homans eine Interdependenz von Gruppenverhalten und Umweltanforderungen postuliert, beginnt seine Analyse immer mit dem äuße-ren System. Dazu zählt er z. B. die Erwartungen der Beschäftigten (z. B. Geld zu verdienen), die Erwartungen der Firma an die Beschäftigten (z. B. bestimmte Tä-

---

[544] Thoits, Peggy (1995) S.56.
[545] Burisch (2006) S.88-91.
[546] Badura & Pfaff (1989) S.653f.

tigkeiten auszuführen), die Interaktionen die die Firma zwischen bestimmten Beschäftigten erwartet. D. h. die Beschäftigten sollten bestimmte Aufgaben erfüllen, sollten zusammen arbeiten und bezahlt werden. „Gefühle, die dem äußeren System zuzuordnen sind, wie das Motiv, Arbeit und Lohn zu erhalten, erfordern bestimmte Aktivitäten und Interaktionen."[547] Diese von außen bedingten Interaktionen schaffen ihrerseits neue Gefühle, die Homans als Teil des „inneren Systems" behandelt, weil sie nicht von den Mitgliedern in die Gruppe hineingebracht „sondern vielmehr in den Angehörigen durch ihr Leben in der Gruppe selbst erst ausgelöst worden sind."[548]

Hier soll der Ansatz unternommen werden, zum einen, allgemeinere organisationssoziologische Überlegungen zu den Grenzen und Voraussetzungen organisationaler gesundheitsfördernder Interventionen anzustellen, und zum anderen, die potentiell gesundheitsentscheidenden Interaktionen von Organisationen mit ihrer Umwelt anzureißen. So sind mögliche Widersprüche und Konflikte zu entdecken und neue Ansatz- und Lernpunkte auf dem Weg zu einem erweiterten Betrieblichen Gesundheitsmanagement zu gewinnen.

Definition
Unter Organisation soll mit Büschges und Abraham im weiteren Folgendes verstanden werden:

„Von bestimmten Personen gegründetes, zur Verwirklichung spezifischer Zwecke, planmäßig geschaffenes, hierarchisch[es] verfasstes, mit Ressourcen ausgestattetes, relativ dauerhaftes und strukturiertes Aggregat [Kollektiv] arbeitsteilig interagierender Personen, das über wenigstens ein Entscheidungs- und Kontrollzentrum verfügt, welches die zur Erreichung des Organisationszweckes notwendige Kooperation zwischen den Akteuren steuert, und dem als Aggregat Aktivitäten oder wenigstens deren Resultate zugerechnet werden können."[549]

Die fortschreitende gesellschaftliche Differenzierung ging für Max Weber u. a. historisch mit einer wachsenden Organisiertheit und rationalen Formung gesell-

---

[547] Weede, Erich (1992): Mensch und Gesellschaft. Soziologie aus der Perspektive des methodischen Individualismus. Tübingen, S.54.
[548] Homans, George Caspar (1972[6]): Theorie der sozialen Gruppe. Opladen, S.125.
[549] Büschges, Günter; Abraham, Martin (1997): Organisationen als Gegenstand der Alltagserfahrung. In: Dies.: Einführung in die Organisationssoziologie. Stuttgart, S.17-48, S.52.

schaftlicher Ordnungen sowie der Ausbreitung des abendländischen Rationalismus einher.[550] Angesichts der Komplexität der Umwelt, der Zahl und Vielfalt möglicher Ereignisse, die eine latente Überlastungs- und Gefährdungssituation darstellen, dienen Organisationen für ihre Mitglieder auch der Komplexitätsreduktion[551] und stellen zugleich einen Herrschaftsverband dar. Denn durch die Struktur der Organisation werden nicht nur die Aufgaben der Organisationsmitglieder geregelt, sondern auch Autoritätsbezüge, Kompetenzen, Verantwortlichkeiten und Kommunikationswege.[552] Dieser Verband kann nach außen als korporativer Akteur handeln.

Person und soziales System haben Erfolg und Überleben dadurch, dass sie im Prinzip umweltoffen, zugleich den Austausch mit der überkomplexen Umwelt begrenzen, und die Vorgänge von Selektion, Systembildung und Autopoiese in angemessener Menge leisten. Das wichtigste Element ist dabei die Produktion und Verwendung von Sinn.[553]

Nicht zufällig erinnert diese Sicht der Organisation an eine der in Kapitel zwei dargelegten Grundüberlegungen von Antonovsky: Die Frage nach dem Überleben von Individuen unter dem permanenten Ansturm der Stimuli und der Entwicklung des Kohärenzsinnes.[554] Organisationen werden nicht primär durch Handlungen sondern durch potentiell relevante Sinnzusammenhänge bestimmt. Am ehesten lassen sich, nach Luhmann, die systemischen Grundprozesse anhand der **Kommunikation**, die im Zusammenleben der Mitglieder stattfindet, erfassen.[555]

Miteinander Handelnde können ihre gegenseitigen Bewußtseinsinhalte und damit ihre Handlungsmotive nicht unmittelbar erkennen. Dieses spezifische Transzendenzproblem ist nur kommunikativ zu bewältigen. Die Motivverschränkung der Interagierenden findet über eine Abstimmung in gegenseitigen Mitteilungs- und Verstehensprozessen statt.[556] Sie bilden die Voraussetzung eine erfolgreiche Hand-

---

[550] Büschges (1997) S.67.
[551] Gukenbiehl, Hermann L.(1995[4]): Systemtheorien. In: Schäfers, Bernhard (Hg.): Grundbegriffe der Soziologie, Opladen, S.316-323, S.321ff.
[552] Zimmermann, Gunter E. (1995): Organisation. In: Schäfers, Bernhard (Hg.): Grundbegriffe der Soziologie, Opladen, S.234-236, S.235.
[553] Gukenbiehl (1995) S.322.
[554] Antonovsky (1997).
[555] Luhmann, Niklas (1984): Soziale Systeme. Grundriß einer allgemeinen Theorie. Frankfurt a.M., S.193ff. Luhmann spricht auch von der „Unwahrscheinlichkeit der Kommunikation". Ders. (2005[4]): Soziologische Aufklärung 3. Soziales System, Gesellschaft, Organisation. Wiesbaden, S.30ff.
[556] Schütz, Alfred (1981[2]): Der sinnhafte Aufbau der sozialen Welt. Eine Einleitung in die verstehende Soziologie. Frankfurt a.M., S.223-227.

lungskoordination. Wie eine derartige auf Mutmaßungen beruhende, ohne konkrete Abstimmungsprozesse versuchte ‚Handlungskoordination' ausfällt, geradezu ideal-typisch suboptimal verläuft, ist im Gefangenendilemma[557] zu besichtigen.

1.1 Zur Koordination intraorganisationalen Handelns: Rollen, Arbeitsanforderungen[558] und Zielvereinbarungen

Organisation und Individuum stehen in einem Spannungsverhältnis.[559] Rollen sind „gebündelte Verhaltenserwartungen", die nicht vom Einzelnen, sondern von der Gesellschaft oder der Organisation gestellt und verändert werden und denen sich der Einzelne nicht ohne Schaden entziehen kann.[560] Der doppelte Mensch ist zugleich ein freier Einzelner und ein vergesellschafteter, ein homo sociologicus. Um „das Dilemma des doppelten Menschen in fruchtbringendes Handeln zu übersetzen"[561] erfaßt der Mensch die Beschaffenheit der Situation, seine Bedürfnisse und nimmt eine abgleichende Bewertung beider Faktoren vor.

Die Bereitschaft von Individuen im Sinne der Organisationsziele zu handeln, läßt sich nach Katz und Kahn auf vier Motivationsmuster zurück führen:

- Arbeitsvertragsbedingte Bereitschaft. Sie beruht auf dem Herrschaftsverhältnis und wird durch Strafandrohung gesichert.
- Instrumentelle Befriedigung. Sie beruht auf den gebotenen Belohnungen und ist von diesen und ihrem Ausmaß im Verhältnis zur geforderten Leistung abhängig.
- Selbstverwirklichung. Sie basiert auf der Identifikation mit der Organisationsaufgabe.
- Internalisierung der Organisationsziele, basierend auf der individuellen Identifikation mit der Organisation und deren Zielen.[562]

---

[557] Rapoport, Anatol; Chammah, Albert M. (1970[2)]: Prisoners Dilemma: A study in conflict and cooperation. Ann Arbor, S.24ff. (Original 1965).
[558] Büschges (1997) S.162ff.
[559] Rosenstiel (2007) S.138. Brucks und Kollegen sprechen von der Diskrepanz von Ich-Identität und verlangter Rolle. Brucks, U.; Plesner, M.; Schmidt, C. (2004): Psychische Belastungen in der Dienstleistungsbranche. In: Psychische Belastung in der Dienstleistungsbranche – am Beispiel Einzelhandel. Workshop am 1. Oktober 2003 in Dresden, Schriftenreihe der BAUA, -Tagung- Tb137, Dortmund, Berlin, Dresden, S.77-95, S.84.
[560] Dahrendorf (1977[15]): Homo sociologicus. Opladen, S.35.
[561] Dahrendorf (1977) S.95.
[562] Büschges (1997) S.161.

Entlang dieser Muster wächst die Bindung an die Organisation für das Individuum und damit deren Bedeutung für dessen Leben. Am ausgeprägtesten dürfte die Identifikation mit der Organisationsrolle und der Organisation bei jenen ausfallen, welche die Organisationsziele internalisiert haben. Da Arbeitsorganisationen meist ein Umfeld darstellen, in dem die Mitglieder einen wesentlichen Teil ihrer wachen Lebenszeit verbringen, kann ihnen eine lebensräumliche Qualität zu kommen. Dies trifft sowohl auf die Mitglieder zu, die zwangsweise oder freiwillig eingebunden sind, als auch auf jene Mitglieder, „die sich nur in einer Organisation und durch sie verwirklichen können. Für sie gewinnt das Leben in der Organisation eine Qualität, die jener widerstreiten kann, die aus der Zweckgerichtetheit organisatorischen Handelns resultiert."[563]

Ob und in welchem Ausmaß eine Organisation zum Lebensraum wird, läßt sich nur im Einzelfall entscheiden. Zum einen wird es vom Organisationstyp und der Position in der Organisation abhängen zum anderen von individuellen Faktoren wie den Erwartungen an die Tätigkeit für und in der Organisation , die Gründe für die Mitgliedschaft, die vermittelten sozialen Beziehungen, die materielle oder soziale Abhängigkeit, die Identifikation mit der Organisation und ihren Zielen.[564]

Eine spezielle Form der Handlungskoordination, die im Rahmen des Lean Management Verbreitung findet, ist die kontrollierte Autonomie. ‚**Kontrollierte Autonomie**‘ wird als Sammelbegriff verwendet, für betriebliche Rollenanforderungen, die gezielt jene Persönlichkeitseigenschaften und Fähigkeiten von Arbeitnehmern einbeziehen, die in traditionellen Organisationsvorstellungen eher dem privaten Bereich zugeschrieben werden.[565] Die Vergrößerung der Handlungs- und Dispositionsspielräume wird nicht lediglich als Mangel der Organisation gesehen sondern als Beitrag zur Arbeitsoptimierung begriffen. „Diese Entwicklung enthält jedoch die Gefahr, besondere Arbeitsbelastungen, neue Risikosituationen und Risikogruppen hervorzurufen".[566]

---

[563] Büschges (1997) S.39.
[564] Büschges (1997) S.40.
[565] Westermayer, Gerhard; Stein Bertolt A. (2006): Produktivitätsfaktor Betriebliche Gesundheit. Göttingen u. a. O., S.61.
[566] Wotschak (1985) S.24 zit. n. Westermayer (2006) S.61. Zu den kontextuellen Kräften siehe Hackman, J. Richard (2002): Ein alternativer Blick auf Gruppen in Organisationen. In: Allmendinger, Jutta; Hinz, Thomas: Organisationssoziologie, Sonderheft der KZfSS Nr.42, Wiesbaden, S.245-259.

Die Arbeitsfolgen dieser, in der industriellen Produktion zunehmenden Praxis sind ambivalent: Die Gruppenmitglieder profitieren, z. B. in der teilautonomen Gruppenarbeit, von erweiterter Kooperation und Kommunikation sowie fachlich anspruchsvolleren Aufgaben. Mit der Hinzunahme von vorbereitenden, instandhaltenden und z. T. auch qualitätssichernden Arbeiten in die Gruppen, sowie der job rotation u.ä. folgt die Arbeitsgestaltung zum Teil den Prinzipien des von Hacker angeregten Konzepts der vollständigen Tätigkeit.[567] Jedoch entstehen zugleich neue Problemlagen: Höhere Leistungsanforderungen, wachsende Belastungen und neue Konfliktpotentiale.[568]

Da all diese informellen Techniken, die eingefordert werden, „keine Legitimation im formellen Regelwerk der Organisation besitzen" sind diese an die ‚Autonomie' einer bestimmten Person, gebunden.[569] In einem System, dessen globale Zielsetzungen feststehen und dessen Teilbereiche größtenteils automatisiert ablaufen, erhält der Handlungsspielraum die Aufgabe, die verbleibenden nicht regulierbaren Bestandteile des Produktionsprozesses zu immunisieren, d. h. das System von Störungen frei zu halten.

Zielvereinbarungen

Eine im Lean Management oft genutzte Technik ist die Zielvereinbarung, die schriftliche Selbstverpflichtung auf bestimmte Ziele. Typischerweise werden dabei die Termine, Arbeitsmengen und Leistungen des Beschäftigten und weniger die notwendigen Rahmenbedingungen der Organisation und des jeweiligen Vorgesetzten detailliert festgehalten.[570] Im gewerblichen Mitarbeiterbereich dienen Zielvereinbarungsgespräche vor allem der Sicherung eines reibungslosen Produktionsbetriebs und beschreiben Produktivitäts- und Qualitätsziele. Die Entwicklung der

---

[567] Vollständige Tätigkeiten beinhalten demnach Zielbildung, Orientierung, Handlungsplanung, -vollzug und -kontrolle sowie Reflektion. Schäfer, Ellen (2006) Betriebliche Kompetenzentwicklung. Einführung und Evaluation systematischer Kompetenzentwicklungskonzepte. Dissertation Universität Kassel, S.60.

[568] Gerst, Detlef (2006): Von der direkten Kontrolle zur indirekten Steuerung: Eine empirische Untersuchung der Arbeitsfolgen teilautonomer Gruppenarbeit. München u. a. O. Zugleich: Universität Göttingen, Dissertation 2005.

[569] Westermayer (2006) S.62.

[570] Zielvereinbarungen sollen „nicht die Wege enthalten, die die Mitarbeiter zur Zielerreichung einschlagen." Gabler Verlag (Hg.): Gabler Wirtschaftslexikon, Stichwort: Führung durch Zielvereinbarung, online im Internet: http://wirtschaftslexikon.gabler.de/Archiv/58348/fuehrung-durch-zielvereinbarung-v6.html. (22.04.2010).

Mitarbeiter und ihrer Qualifikationen wird in diesen Arbeitsbereichen in der Regel nicht vereinbart.[571]

Mit der schriftlichen, im nachhinein nachweisbaren Fixierung ist ‚freiwillig' ein ‚Commitment' entstanden, mit dem nicht nur ein äußerer, sondern viel entscheidender, ein innerer Wertmaßstab für den Erfolg des arbeitsbezogenen Handelns errichtet wird. In der Folge wird der Beschäftigte zur Vermeidung unangenehmer kognitiver Dissonanzen[572] danach streben, ein kongruentes Selbstbild zu erhalten. Mit jedem eigenen kleinen Schritt auf dem vorgezeichneten Weg der Selbstverpflichtung steigt die persönliche Investition, wächst aus dem Handeln eine Realität des Selbstbildes, die geeignet ist, Haltungen und langfristig auch Werte zu formen.

Am wirksamsten sind diese Commitments wenn sie aktiv selbst erarbeitet werden und öffentlich werden, mit eigener Anstrengung verbunden und freiwillig sind, oder erscheinen.[573] Konsistent zu sein und zu erscheinen, ist geeignet bei derartigen, koordinierten Zielvereinbarungen in der Kleingruppe einen Konvergenzprozeß und Uniformitätsdruck zu erzeugen. Bei hohem Arbeitsdruck und festgezurrten Zielen kann es gerade in stark kohäsiven Gruppen zum ‚Gruppendenken'[574] kommen. Das Denken in Alternativen unterbleibt.

Bestimmungsleistungen der Gruppe

Folgt man Irle in seiner Erweiterung der Dissonanztheorie, dann haben Individuen „gelernte Hypothesen über die psycho-logische Vereinbarkeit von Kognitionen".[575] Die Verfestigung von Wahrnehmungserwartungen (Hypothesen) wird u. a. von der sozialen Unterstützung anderer für diese Erwartung (Übereinstimmung in Bezug auf die Hypothese) mit bestimmt.[576] Werden die gleichen **Dissonanzen** erfahren, so können Personen, die miteinander in Kontakt stehen, eine Reduktion ihrer Dissonanz sehr leicht durch das Erlangen sozialer Unterstützung erreichen.[577]

---

[571] Schäfer (2006) S.60.
[572] Festinger, Leon (1978): Theorie der kognitiven Dissonanz. Bern, Stuttgart, Wien, S.17. (Original: A Theory of Cognitive Dissonance. Stanford 1957).
[573] Cialdini (2006) S.110.
[574] Janis (1972).
[575] Fischer, Lorenz; Wiswede, Günter (1997): Grundlagen der Sozialpsychologie. München, Wien. S.241.
[576] Fischer & Wiswede (1997) S.172f.
[577] Festinger (1978) S.257.

Besonders für **Überzeugungen**, die sich ihrer Natur nach nicht einfach in wahr oder falsch scheiden lassen, ist die Bedeutung der Bestimmungsleistungen der Gruppe nicht zu unterschätzen. Soweit kontrollierte Autonomie zur Vereinzelung beiträgt, ist deshalb zu erwarten, dass die Chancen zur sozial beeinflußten Bewältigung kognitiver Dissonanzen sinken.

Durch das Aufstellen von hohen Gruppenleistungszielen wird eine Gruppe sich stärker verpflichtet fühlen diese zu erreichen.[578] Denn es ist der Erfolg und die Anerkennung, die über einen längeren Zeitraum das ‚Wir-Gefühl' stark beeinflussen und die Gruppe vor dem möglichen Auseinanderbrechen schützen. Erfolg und anerkannte Leistung sind kohäsionsfördernde Faktoren. Wer den gewählten Weg zum Erfolg in Frage stellt, gar die zugrunde liegenden **Leistungsprämissen** anzweifelt, ‚gefährdet', evtl. unbewußt, die Existenz der Gruppe, zumindest seine eigene Position und den Verbleib in der Gruppe. Die vorgegebene relative Freiheit in der Wahl der Mittel geht, bei vorgegebenen Zielen, einher mit der persönlichen Verantwortungszuweisung für das Nichterreichen von Zielen.[579]

In sehr unterschiedlichem Umfang wird die teilautonome Gruppenarbeit in Deutschland eingesetzt. In der Automobilindustrie ist sie inzwischen vorherrschend.[580] Die Rolle insbesondere des Gruppenvorgesetzten hat sich durch die dort weitgehend vollzogene Umstellung vom tayloristischen Produktionssystem zur gruppen- und teambezogenen Arbeitsorganisation mit teilautonomen Gruppen deutlich gewandelt. Planungs-, Entscheidungs- und Prüfaufgaben wurden in die Gruppen integriert.[581]

Im Zustand kontrollierter Autonomie schwindet für den Beschäftigten die Fähigkeit, die Arbeitssituation und seine individuellen Bedürfnisse zu erfassen und letztere von denen der Organisation zu unterscheiden. Infolgedessen fällt es ihm schwer, eine angemessen die Ich-Interessen wahrende Bewertung vorzunehmen und auf einen Ausgleich zwischen den betrieblichen Anforderungen und seinen individuellen Bedürfnisse hinzuwirken. Die Anpassung an die Umwelt obsiegt über

---

[578] Mullen & Copper (1994).
[579] Westermayer (2006) S.63f.
[580] Lacher, Michael (2000): Gruppenarbeit i d Automobilindustrie – Zwischen Teilautonomie und Neuorientierung. Arbeit Heft 4, Jg. 9 S.133-141.
[581] Schichterich, Wolfgang (2004): Entwicklung zur Handlungskompetenz durch Supervision in der Automobilindustrie. Zeitschrift für Organisationsberatung, Supervision, Coaching, Volume 11, Number 3/September 2004, S.253-266. Neben der teilautonomen gibt es noch die standardisierte Gruppenarbeit. Lacher (2000).

die Selbstbehauptung der Individualität.[582] Das nach außen dargestellte Image verdrängt nach innen die Wahrnehmung des und den Zugang zum eigenen Selbst.

Unter den Bedingungen kontrollierter Autonomie droht so ein Verlust an Identität. Die Fähigkeit zur Auswahl ,passender' Persönlichkeitsanteile, d. h. zur Selbstdarstellung, schwindet. Nach Goffman benötigt man verschiedene Identitäten, um trotz großen Konformitätsdrucks, seine Unabhängigkeit beizubehalten. Die Kunst des ,impression managements' soll dabei die sogenannten ,hinteren Bereiche' des Selbst schützen. Goffman spricht in seiner Bühnen-Metapher von Vorderbühne und Hinterbühne. Der Handelnde bietet auf der Vorderbühne seine Identität mit passender Ausdruckssteuerung und spezifischem Rollenverhalten an. Die Hinterbühne stellt einen für das Publikum nicht einsehbaren, geschützten Bereich dar.[583]

In ihrer Fallstudie schildern Westermayer und Stein einen Meister, der im Rahmen seines Handlungsspielraums mit informellen Bewältigungsstrategien soziale Regeln bricht, in individuellen Problemsituationen zunehmend eingeschlossen und von der betrieblichen Gemeinschaft isoliert wird. ,Stillstand vermeiden' wird von der Produktionsmaxime des Betriebes zur Lebensmaxime des Meisters.[584] Diese mangelnde Distanzierungsfähigkeit zwischen Selbst und beruflicher Rolle begünstigt die Entstehung von Burnout.[585]

„**Burnout** ist ein dauerhafter, negativer, arbeitsbezogener Seelenzustand 'normaler' Individuen. Er ist in erster Linie von Erschöpfung gekennzeichnet, begleitet von Unruhe und Anspannung (distress), einem Gefühl verringerter Effektivität, gesunkener Motivation und der Entwicklung disfunktionaler Einstellungen und Verhaltensweisen bei der Arbeit. Diese psychische Verfassung entwickelt sich nach und nach, kann dem betroffenen Menschen aber lange unbemerkt bleiben. Sie resultiert aus einer Fehlpassung von Intentionen und Berufsrealität. Burnout erhält sich wegen ungünstiger Bewältigungsstrategien, die mit dem Syndrom zusammenhängen,

---

[582] Gemäß den Elementen aus Parsons Handlungstheorie: Situation, Bedürfnisse, Bewertung. Parsons, Talcott (1976): Zur Theorie sozialer Systeme. Opladen.
[583] Goffman, Erving (2008³): Wir alle spielen Theater. Die Selbstdarstellung im Alltag. Zürich S.230ff. (Original: The Presentation of Self in Everyday Life. New York, 1959.) In der deutschsprachigen Ausgabe wird der Begriff mit „Eindrucksmanipulation" übersetzt. S.189ff.
[584] Westermayer (2006) S. 57.
[585] Nil R, Jacobshagen N, Schächinger H, Baumann P, Höck P, Hättenschwiler J, Ramseier F, Seifritz E, Holsboer-Trachsler E. (2010): Burnout – eine Standortbestimmung. Schweizer Archiv für Neurologie und Psychiatrie, 161(2): S.72–77.

oft selbst aufrecht"[586, 587] Anhaltende „Hilflosigkeit beim Verändern, Meiden oder Verlassen einer Situation" kann, als Zustand des subjektiven, in der Situation Gefangenseins, den Beginn eines Burnout-Prozesses einleiten.[588]

> „Im symptomatischen Zentrum steht eine prozesshaft sich steigernde Unfähigkeit, negative Emotionen [...] (wie Unlust, Angst, Enttäuschung, Scham, Ärger) erfolgreich zu regulieren, ohne sich dabei auch von positiven Emotionen [...] (wie Freude, Stolz, Dankbarkeit) abzukoppeln. Verhaltensmäßige Symptome wie „Dehumanisierung" sind dabei als Versuche zu verstehen, negative Emotionen erst gar nicht aufkommen zu lassen bzw. in ihrer Wirkung zu minimieren."[589]

Möglicherweise ist die umfassende Erschöpfung, die als Kernsymptom gilt, eine biologisch fundierte „Not-Abschalt-Reaktion", die den Organismus davor bewahren soll, die letzte Energie an aussichtslosen Stellen zu verschwenden.[590]

Richter und Hacker fassen die Ursachen von Burnout etwas enger und bezeichnen Burnout als „spezifische Folge dialogischer Tätigkeiten", mit emotionaler und kognitiver Erschöpfung, die zu reduzierter Leistungsfähigkeit und Depersonalisation führt.[591] Es kommt zur Gleichgültigkeit gegenüber den Klienten, zudem zum Rückzug aus dem Engagement für die Organisation, der Einsatz sinkt, die Fluktuation steigt.[592]

---

[586] Schaufeli, W. & Enzmann, D. (1998). The Burnout Companion to Study and Practice. London: Taylor & Francis. Übersetzung Matthias Burisch.
[587] Schulze & Rössler (2006). Ulla Wittig-Goetz; Richter, Peter; Hacker, Winfried (1998): Belastung und Beanspruchung. Stress, Ermüdung und Burnout im Arbeitsleben. Heidelberg. Ball, Chris (2008): Burnout; Claims Focus 1/2008, S.4-6, S.6. Burisch, Matthias (2006): Das Burnout Syndrom. Heidelberg. Wilmar B. Schaufeli; Marisa Salanova (2007): Efficacy or inefficacy, that's the question: Burnout and work engagement, and their relationships with efficacy beliefs. Anxiety, Stress & Coping, Volume 20, Issue 2 June 2007 , S.177 – 196.
[588] Burisch (2006) S.176.
[589] http://www.swissburnout.ch/Burnout-definieren?lang=de (12.02.2010)
[590] http://www.swissburnout.ch/Burnout-definieren?lang=de (12.02.2010). Siehe auch Burisch (2006).
[591] Richter & Hacker (1998) S.66. Zur Symptomatologie siehe Dies. S. 146-153. Zur Verwendung des Burnout Begriffes seit Anfang des 20. Jahrhunderts siehe Driller, Elke (2008): Burnout in helfenden Berufen – am Beispiel pädagogisch tätiger Mitarbeiter der Behindertenhilfe. Berlin (Zugleich Dissertation Universität Köln), S. 13, Abb.1.
[592] Richter & Hacker (1998) S.151.

Eine der Begründerinnen der Burnoutforschung Christina Maslach formuliert: „the index of the dislocation between what people are and what they have to do."[593] Burnout ist „...eine Erosion der Werte, der Würde, des Geistes und des Willens – eine Erosion der menschlichen Seele. Es ist ein Leiden, das sich schrittweise und ständig ausbreitet und Menschen in eine Abwärtsspirale zieht, aus der das Entkommen schwer ist".[594] „Es fordert sehr viel von Ihnen, [...] und es verlangt weit mehr, als Sie zu geben fähig sind." Burnout ist verlorene Energie, verlorene Begeisterung, verlorenes Vertrauen.[595]

Burnout ist eine mögliche Folge von Langzeitstress[596], insbesondere in Verbindung mit Selbstüberforderungsneigungen, und somit gerade auch eine mögliche Folge des anhaltenden Zustandes kontrollierter Autonomie. Menschen in betont individualistisch ausgerichteten scheinen Gesellschaften stärker vom Burnout bedroht zu sein.[597] Die individualistische Orientierung und die damit einher gehenden fehlenden privaten, vorzugsweise familiären dichten Beziehungen erschweren es, Orientierungspunkte und Maßstäbe außerhalb der Arbeit zu finden und aufrecht zu erhalten. Dieser fehlende Korrekturmechanismus greift insbesondere bei anhaltenden Bemühungen ohne ausreichende Erfolge, ohne die Fähigkeit abzuschalten. Zunehmend mißlingt es, sich von den Organisationszielen zu distanzieren. Typisch ist dabei die Aufgabeninternalisierung, das besondere Engagement.

Somit sind Handlungsspielräume vom Typus kontrollierter Autonomie unter bestimmten Bedingungen ebenso geeignet die salutogenen Wirkungen der Gruppenkohäsion auszuhebeln wie intensivierte, bis in private Verrichtungen reichende, äußere Kontrolltendenzen.[598]

---

[593] Maslach, Christina,; Leiter, Michael P. (1997). The truth about burnout: How organizations cause personal stress and what to do about it. San Francisco, zit. n. Ball (2008) S.5.

[594] Maslach & Leiter (1997); Übers.: Matthias Buresch, zit. n. http://www.swissburnout.ch/Burnout-definieren?lang=de. (02.04.2010).

[595] Leiter, Michael & Maslach, Christina (2007): Burnout erfolgreich vermeiden. Wien, S.2f.

[596] Zu den gesundheitlichen Auswirkungen von Langzeitstress siehe Carlson, Neil R. (2004[8]): Physiologische Psychologie, München u. a. O., S.683ff.

[597] Pines, A. M., Ben-Ari, A., Utasi, A. & Larson, D. (2002): A cross-cultural investigation of social support and burnout. European Psychologist. 7, : 256-264.

[598] Wie z. B. die Protokollierung der Toilettengänge, der Tastaturanschläge am PC, der Telefonate, der persönlichen Kontakte, des Emailverkehrs oder der Kontobewegungen und privaten Hobbys. Auch medizinische Befunde und Angaben aus dem Bereich von Mitarbeiterbefragungen, so die Anonymität nicht gewahrt wird, gehören dazu.

1.2 Kommunikation: Individualisierungstendenzen der Arbeitsbelastung

Individualisierungstendenzen der Arbeitsbelastung begünstigen den Verlust von Kommunikationstiefe und -authentizität. Handlungsspielräume vom Typ kontrollierter Autonomie stellen informelle soziale Beziehungen am Arbeitsplatz in Dienst. Die wiederkehrende Interaktion in überschaubaren Gruppen fördert freundschaftliche Gefühle (Kontakt-Sympathie-Regel), die ihrerseits zu mehr Gruppenaktivität und Interaktion führen, zum Entfaltungsprozess. Zugleich kommt es tendenziell zu einer Angleichung von Aktivitäten und Gefühlen, letztendlich auch zu einer fortschreitenden Angleichung der Verhaltensvorstellungen, einem Standardisierungsprozess von Normen.[599]

Die Indienststellung informeller sozialer Prozesse belastet potentiell die Grundlagen des Gruppenzusammenhalts. Äußerlich kann er zunächst möglicherweise aufrecht erhalten werden, während zugleich hinter der Fassade Einzelne die informellen sozialen Beziehungen für Organisationszwecke heimlich und verdeckt instrumentalisieren. Der Preis dieses institutionellen Arrangements und des dazugehörigen Verhaltens besteht in der Aushöhlung der Gruppenkohäsion und dem individuellen Verzicht auf Authentizität in den zwischenmenschlichen Begegnungen am Arbeitsplatz. Im Ergebnis wird die Kohäsionsfassade vorerst aufrecht erhalten, sie ist nachgerade notwendige Voraussetzung für die Instrumentalisierung sozialer Beziehungen im Rahmen informeller Bewältigungsstrategien.

Individuelle Handlungsspielräume vom Typ kontrollierter Autonomie reduzieren die Bestimmungsleistungen der Gruppe (Homans), z. B. die Bestimmung ‚zu hoher Arbeitsanforderungen' oder führen zu Fehlspezifikationen[600], verhindern die Fremdreflektion, führen zu individuellen Schuldgefühlen und Vereinzelung. Das Ich wird vom Du getrennt auf sich selbst zurückgeworfen.[601] Der Regelkreis aus Selbstdeutung, vorgenommener Fremddeutung und erlittener Fremddeutung wird aufgelöst und mit ihm die Kongruenz des Deutungsrahmens. Die Arbeitssituation wird nicht mehr von ego und alter ego gemeinsam erlebt und gedeutet.[602]

---

[599] Weede (1992) S.57.

[600] Oder auch verbesserungsfähiger technischer oder organisatorischer Abläufe.

[601] Schiffer (2001) S.72. Selbstwertbestimmung und Selbstaktualisierung werden durch die Isolation erschwert oder gar unmöglich.

[602] Vgl. Schröer, Norbert (2002): Quasi-ideales Zeichensystem und Perspektivität – Zur intersubjektiven Konstitution sprachlicher Zeichensysteme in der Protosoziologie Thomas Luckmanns. Schweizerische Zeitschrift für Soziologie, 28 (1) S.105-118.

A: ‚Er steht doch unter Streß!' B: ‚Ach, gestreßt, sind wir doch alle mal.'

Im Verlauf der abnehmenden Kommunikationstiefe und -häufigkeit erscheint es fraglich, ob und nach welchen Regeln das ‚Quasi-ideale Zeichensystem' (Luckmann) mit seinen abgehobenen allgemeinen Zeichen im spezifischen Verwendungszusammenhang rekontextualisiert werden wird:

> "Hier verbindet sich die Sprache wieder mit anderen, zum großen Teil weniger eindeutig strukturierten, schwächer institutionalisierten und der Situation fest verhafteten Ausdrucksformen. Die Sprachgebrauchsregeln, die Regeln sozialen Handelns und die Regeln des Gebrauchs nichtverbaler Ausdrucksformen verflechten sich in der 'face-to-face-situation' sozusagen historisch sekundär, nachdem sie in ihrer primären Verflechtung die phylogenetische Basis für die Sprache darstellten."[603]

Nachdem sich, folgt man Luckmann, im fortgesetzten intersubjektiven Spiegelungsprozeß historisch kulturspezifisch ideale Zeichensysteme formten, unterliegt deren konkrete Anwendung spezifischen Verwendungsregeln. „Diese Verwendungsregeln sind sowohl sozialstrukturell (soziale Verteilung der Sprache) als auch situationspragmatisch (typisches Sprechen in typischen Situationen) geprägt."[604]

Im „4-Ohren-Modell", des Kommunikationspsychologen Schulz von Thun, werden vier Aspekte der direkten Kommunikation beschrieben: Sachinformation, Selbstäußerung, Beziehungsaspekt und ein Appell.[605] Die Gesprächsqualität wird davon bestimmt, wie diese Elemente bei Sender und Empfänger zusammen spielen.

Auf der *Sachebene* werden Daten und Fakten genannt. Hier gilt das Wahrheitskriterium (zutreffend/nicht zutreffend), das Kriterium der Relevanz und das der Hinlänglichkeit. ‚Sind die angeführten Sachinformationen ausreichend für das Thema?'.

---

[603] Luckmann, Thomas (1978): Kommunikation und die Reflexivität der Sozialwissenschaften. In: Zimmermann, Jörg (Hg.): Sprache und Welterfahrung, München, S.177-191, S.189.
[604] Schröer (2002) S.113.
[605] Schulz von Thun (1998): Miteinander reden 1. Störungen und Klärungen. Reinbek bei Hamburg, S.25-30, S.44ff., S.68. Ders. (2007[16]): Miteinander reden 3. Das ‚Innere Team' und situationsgerechte Kommunikation. Reinbek bei Hamburg. Zur Stimmigkeit siehe S.13ff., siehe auch http://www.schulz-von-thun.de/mod-komquad.html (15.04.2010).

Jede Äußerung ist auch ein Stück *Selbstkundgabe*, explizit oder implizit. Was geht in jemandem vor, wie ist sein Gefühlszustand, wie faßt er seine Rolle auf. Während der Sender mit dem ‚Selbstkundgabe-Schnabel‘, Informationen über sich preis gibt, werden diese vom Empfänger mit dem ‚Selbstkundgabe-Ohr‘ aufgenommen.

Der *Beziehungsaspekt:* Durch Formulierung, Tonfall und Begleitmimik wird geäußert, wie ich zum Anderen stehe – jedenfalls bezogen auf das aktuelle Gesprächsthema. Diese Äußerungen werden als Beziehungshinweise vom Empfänger mit dem Beziehungsohr aufgenommen und es wird entschieden: "Wie spricht der andere mit mir? Wie fühle ich mich darin behandelt? Was hält der andere von mir und wie steht er zu mir?"

Auf der *Appellseite* geht es offen oder verdeckt um Aufforderungen. Das Appell-Ohr ist eingestellt auf die Frage: Was soll ich aktuell machen, denken oder fühlen?

Schon in dyadischen Kommunikationsbeziehungen wird anhand der verschiedenen Aspekte des Kommunikationsquadrates deutlich, wie Verständigung leiden kann, wie Verluste an positiven Gruppeneffekten, an Mitgestaltung und Einbindung ihren ‚kommunikativen‘ Ursprung auf den vier Ebenen bei Sender und Empfänger finden können. Aus der gemeinsam erlebten ‚Wahrheit der Situation‘[606] werden zwei, drei oder noch mehr nur noch wenig überlappende Situationswahrnehmungen. Die ‚Reziprozität der Perspektiven‘[607] als „gemeinsame[r] Sinnhorizont jeder bewusst intersubjektiven Handlung"[608], die alle Handlungen in der Organisation, an einem vereinigten Weltaspekt orientiert, in Verhaltensbahnen hinein nötigt, schrumpft.[609] Die Wahrscheinlichkeit gemeinsamer zielführender Leistungen sinkt.

Infolge der abnehmenden Kommunikationstiefe und –authentizität entstehen weniger echte Gruppeneffekte, nimmt die Zahl intellektueller und emotionaler Anregungen ab, sinkt der Wert der Gruppenleistungen vom Typus des Bestimmens, sinken langfristig Produktivität und Innovationsfähigkeit. Kommt es im Rahmen der kontrollierten Autonomie zu einer Verschiebung in der Balance zwischen sozialer und Ich-Identität, gemäß Goffmans Modell der Ich-Identität im Rollenspiel,

---

[606] Schulz von Thun (2007) S.284ff.
[607] Assmann, Jan (2005[5]): Das kulturelle Gedächtnis. Schrift, Erinnerung und die politische Identität in frühen Hochkulturen. München, S.137f.
[608] Schäfer, Christoph (2009): Didaktik der Erinnerung. Bildung als kritische Vermittlung zwischen individuellem und kollektivem Gedächtnis. Münster, S.82.
[609] Schäfer (2009) S.79.

wird aus dem ‚doppelten Menschen' (Dahrendorf) der einfache Mensch, der mit ‚seiner Organisation', ihren Zielen wie seiner Organisationsrolle verschmilzt.

Die viel benutzte Metapher von der Organisation als Maschine impliziert die Beschäftigten als austauschbares ‚Rädchen im Getriebe'.[610] Im ‚Neo Taylorismus', der z. B. in der Autoindustrie anzutreffen ist, werden hochstandardisierte Arbeitsabläufe mit engen Arbeitstakten von kleinen Gruppen durchgeführt. Jeder soll im Bedarfsfall flexibel sofort ersetzen, d. h. für den Anderen einspringen können.[611]

Mit der Standardisierung von Arbeitsabläufen und der Institutionalsierung von Gesprächsrunden – wie z. B. bei der teilautonomen Gruppenarbeit –, die der kontinuierlichen Verbesserung und der für die Gruppe vereinbarten Ziele dienen sollen, werden Rahmen, Zwecke und damit in gewisser Weise auch die vorzugsweise zu behandelnden Gesprächsinhalte vorgegeben. Arbeit und Gespräch werden den strategischen Zielen der Organisation untergeordnet, eingebunden und effizienzsteigernd nutzbar gemacht.

1.3 Handlungsspielräume: Gesundheitsbrunnen und Unsicherheitsquelle

Im vorhergehenden Kapitel wurde die salutogene Wirkung von Handlungsspielräumen festgestellt. Dennoch gibt es eine Kehrseite: Es entsteht das doppelte Risiko erweiterter Handlungsspielräume. Mit den Handlungsspielräumen wachsen die Zonen der Ungewißheit für Organisation und Organisationsmitglied. Handlungsspielräume[612] sind per se eine Unsicherheitsquelle für die Organisation. Formale Regeln sollen diese beseitigen.[613]

Im Ergebnis kann dies wieder zu sehr begrenzten Handlungsspielräumen oder institutionalisierten Widersprüchen führen. So gibt es in Deutschland z. T. die widersprüchliche Kombination von Handlungsspielraum plus autoritärem Führungsstil

---

[610] Rosenstiel, Lutz von (2007[6]): Grundlagen der Organisationspsychologie. Stuttgart, S.375.

[611] Rosenstiel, (2007) S.59.

[612] Denn von den vier Quellen der Macht (Expertentum, personalisierte Nahtstellen zur Umwelt, Kontrolle von Informations- und Kommunikationskanälen in der Organsiation und Organisationsregeln ist, nach Crozier, nur eine auf Seiten der Organisation. Crozier, Michel; Friedberg, Erhard (1979): Macht und Organisation. Die Zwänge kollektiven Handelns. Königstein, S. 39-55, zit. n. Matys (2006) S.31f.

[613] Zur Kritik am vorgeblichen Autonomiecharakter der neuen Handlungsspielräume siehe Kuhn (2000): Die betriebliche Gesundheitsförderung am Scheideweg: zur Dialektik einer Erfolgsgeschichte. Prävention – Zeitschrift für Gesundheitsförderung 3/2000, S.95-96.

nach dem Harzburger Modell, deren Folgen sich in individualisierten Arbeitsbeziehungen, Frustration und gegenseitigem Mißtrauen niederschlagen.[614]

Mehr Entscheidungsmöglichkeiten könne auch als Entscheidungszwänge begriffen werden. Nur jene, die über die passenden personalen Ressourcen wie z. B. die Selbstwirksamkeitserwartung verfügen, können die Freiräume nutzen.[615] Bestimmte Persönlichkeitsdispositionen sind vermutlich besonders anfällig für Formen der kontrollierten Autonomie, für Organisationshingabe und Selbstaufgabe. So konstatierten Laurenz Meier et al. kürzlich, dass Entscheidungsspielräume die Auswirkungen von Stressoren nur bei jenen Beschäftigten milderten, die über einen inneren Locus of Control verfügten.[616] Für jene, die eine externen Locus of Control aufwiesen, gingen Entscheidungsspielräume so gar mit einem schlechteren Wohlbefinden einher. Zudem müssen die informationalen Voraussetzungen und Rückkoppelungsprozesse geeignet sein, begründete Auswahlentscheidungen zu treffen.

Kontrolltendenzen und das Paradox der Regelungsversuche
Selbst die Formulierung zusätzlicher formaler Regeln schaltet die Ungewißheitsquellen nie vollständig aus, sondern schafft neue Ungewißheitszonen „die sofort von denen ausgenutzt werden können, deren Spielraum sie einschränken und deren Verhaltensweisen sie bestimmen sollten".[617] Anstelle neuer formaler Regeln tritt zum Teil die kontrollierte Autonomie.

Sie kann das Aushandlungsspiel zwischen der Organisation und ihren Mitgliedern unterlaufen, indem die Anforderungen der Organisation internalisiert und so ureigene Bedürfnisse verdrängt werden.

---

[614] Geffken, Rolf (2010): Prekarisierung der Normalarbeit: Zielvereinbarungen. Ohne Ort. Zur grundsätzlichen Differenzierung zwischen „Kontrollstrategie" und „Engagementstrategie" von Organisationen siehe Hackman (2002) S.247f.
[615] Semmer, Norbert, K.; Zapf, Dieter (2004): Gesundheitsbezogene Interventionen in Organisationen. In: Schuler, Heinz (Hg.): Organisationspsychologie – Gruppe und Organsiation. Göttingen u. a. O. S.773-844, S.823.
[616] Untersucht wurden die affektive Beanspruchung und Muskelskelettschmerzen von 96 Beschäftigten im Dienstleistungsbereich. Meier, Laurenz L.; Semmer, Norbert K.; Elfering, Achim; Jacobshagen, Nicola (2008): The double meaning of control: Three-way interactions between internal ressources, job control, and stressors at work. Journal of Occupational Health Psychology. Vol 13(3) July 2008, 244-258.
[617] Crozier & Friedberg (1979): Macht und Organisation, S. 53, zit. n. Walgenbach, Peter (2004): nb Organisationstheorien. In: Schuler, H. (Hg.): Enzyklopädie der Psychologie. Bd. 4. Organisationspsychologie: Gruppe und Organisation. Göttingen u. a. O., S.605-652, S. 641.

Organisationen bieten ihren Mitgliedern Sicherheiten u. a. in Bezug auf die zu erfüllenden Rollenverpflichtungen wie auch die Einordnung von Stimuli. Isolierenden Formen der Arbeitsgestaltung, wie sie sich z. B. infolge der kontrollierten Autonomie oder der ungeregelten oder verschärften Konkurrenz oder gar dem Mobbing,[618] entwickeln können, führen zu einem Verlust an Orientierungsfunktion und Komplexitätsreduktion der Organisation. Aus einem Ort verstärkter Gewißheiten wird eine Umgebung der Verunsicherung. Gefühle spielen dabei eine in der Organisationssoziologie vielfach vernachlässigte, jedoch außerordentlich wichtige Rolle.[619]

Emotionen wirken auf die Anregung prosozialen Verhaltens. Und dieses wirkt – auch über den Weg der Erinnerung an ähnliche Situationen – auf die Stimmung. Unsere Stimmungen werden zum großen Teil davon beeinflusst, wie wir in der Lage sind, unsere sozialen Verpflichtungen zu erfüllen.[620] Positive Stimmungen beeinflussen Kreativität und Problemlöseverhalten positiv. Verzögerte und fehlende Rückmeldungen, die die Verhaltensökonomie stören, wirken negativ, tragen zum Stress bei.[621] Ebenso wie strukturell induzierte chronische Belastungen gibt es kollektive Bewältigungsanstrengungen,[622] infolgedessen eine emotionsregulierende Wirkung von Gruppen. Als Mitglied verschiedener formaler Gruppen hat jeder Mensch verschiedenste Bezugsgruppen, die sein Denken, Fühlen und Handeln bestimmen.[623]

Auch wenn hier die verstärkte Indienststellung und Konditionierung von Emotionen im beruflichen Alltag angesprochen wurde, ist der Vorgang, wie Norbert Elias nachwies, im Prinzip nichts Neues: Der Mensch ist ein vergesellschaftetes Wesen, nicht nur im Denken und Handeln sondern auch in seinen Gefühlen, zumindest in seinen Ängsten.[624] Historisch entwickelten die Menschen im europäischen Kultur-

---

[618] Zum Mobbing siehe Holz, Melanie; Zapf, Dieter; Dormann, Christian (2004): Soziale Stressoren in der Arbeitswelt: Kollegen, Vorgesetzte und Kunden. Zeitschrift Arbeit, Jg. 13, Heft 3, S.278-291, S.283f.

[619] Terpe, Silvia (1999): Die Schaffung sozialer Wirklichkeit durch emotionale Mechanismen. (Der Hallesche Graureiher 99-6) Halle und Wittenberg.

[620] Gerrig & Zimbardo (2008) S.465.

[621] Richter & Hacker (1998) S.123f.

[622] Thoits (1995) S.56.

[623] Lück (1999) S.265.

[624] Badura, Bernhard (1990): Interaktionstress. Zum Problem der Gefühlsregulierung in der modernen Gesellschaft. Zeitschrift für Soziologie, Jg. 19, Heft 5, S.317-328, S.320.

kreis eine steigende Selbstüberwachung ihrer Gefühle, die sich von einer unmittelbaren Fremdkontrolle spontaner Gefühle zu einer ebenmäßigeren Selbstkontrolle entwickelte.[625] Soziale Normen und individuelles Selbstwertgefühl greifen ineinander. Der „Selbstzwang" zur Einhaltung von Gefühlsregeln im zwischenmenschlichen Umgang wird „als angezüchtete Furcht vor der Verringerung des eigenen Ansehens in den Augen anderer" beschrieben.[626]

Zielvereinbarungen arbeiten mit Selbstkontrollzwängen. Mit der Angst das Gesicht zu verlieren, zumindest Dissonanz zu verspüren, wenn die zugrundeliegenden Leistungsnormen und die bis dahin mit getragenen Ziele infrage gestellt werden. „Intrapsychische Spannungen" sind die Folge.[627] Zudem bei engen Arbeitszusammenhängen auch die Zielerreichung von Kollegen gefährdet erscheinen kann. Oder deren Ziel-, Leistungs- und Weltorientierung von den Kollegen als angezweifelt erlebt werden kann. ‚Negative' Emotionen zu unterdrücken und gleichzeitig ‚positive' Emotionen zu konstruieren ist ein wachsender Bestandteil moderner Arbeitsformen.[628]

Emotionsarbeit, Gefühlsarbeit und Burnout

Das Tätigkeitsfeld Automobilindustrie läßt nicht als erstes an den diffizilen Umgang mit Menschen denken. Dennoch finden auch hier – wenn auch sicher weniger als in helfenden und pflegenden Berufen – Begegnungen unter Menschen statt, bei denen es erforderlich ist, eigene schwierige Gefühle zu unterdrücken, um die anfallende Arbeit professionell bewältigen zu können. Burnout, das „Ausbrennen", ist oft mit unverarbeiteten, weil verdrängten Gefühlen verbunden.

Die Mitarbeiterin eines Autohauses beschrieb die Folgen dieser Gefühls- und Emotionsarbeit mit den Worten: ‚Ich kann mich selbst nicht mehr spüren.' Sie geht innerlich zu sich selbst auf Distanz, um Nähe zum Anderen – hier dem Kunden, in anderen Tätigkeiten dem Kollegen – herstellen zu können. Zu den Beanspruchungsprofilen bei denen Burnout-Phänomene besonders häufig auftauchen, gehören nicht nur intensive Kundenkontakte sondern können auch die Sandwichpositionen mitt-

---

[625] Elias, Norbert (1976): Über den Prozess der Zivilisation: Soziogenetische und psychogenetische Untersuchungen, Bd 2. Wandlungen der Gesellschaft. Entwurf zu einer Theorie der Zivilisation. Frankfurt a. M., S.312-336.

[626] Elias (1976) S.347.

[627] Badura (1990) S.322. Siehe auch Elias (1976) S.341.

[628] Eberstein, Benita von (1995): Rheuma und Psyche. Zu Risiken und Nebenwirkungen der modernen Arbeitswelt, Berlin (Veröffentlichungsreihe der Arbeitsgruppe Public Health, Wissenschaftszentrum Berlin für Sozialforschung) S.38.

lerer Führungskräfte[629], bei denen Loyalitätskonflikte zwischen Vorgesetzten und Untergebenen entstehen können, gezählt werden.[630]

Gefühls- und Emotionsarbeit sind zu unterscheiden. Nach Auchter & Strauss ist **Gefühlsarbeit** jene Arbeit, die in Hinsicht auf die Gefühle anderer erbracht wird. Dazu zählen z. B. das Herstellen einer Vertrauensbeziehung oder das Streben nach Empathie.

Emotionsarbeit bezieht sich auf den Umgang mit den eigenen Gefühlen. Im Beruf besteht sie im Wesentlichen darin, eigene ‚negative' Gefühle (Widerwillen, Ärger, Abneigung, Angst, Schuld, Versagensgefühle...) zu unterdrücken und dem Gegenüber stattdessen ‚positive' Gefühle (Ermutigung, Engagement, Freundlichkeit, Mitgefühl ...) zu zeigen.

Aber auch negative Gefühlsäußerungen können funktional erwünscht sein, so z. B. der interne Revisor, der glaubhaft Sanktionen androhende Vorgesetzte mit Personalverantwortung. Taktisch gezeigte Gefühle lassen Unsicherheiten bei Zeigenden wie Gegenüber wachsen.

Gefühls- und Emotionsarbeit entsteht vor, in und als Folge von Interaktionen. Nach Auchter & Strauss beschreibt **Interaktion** „das komplexe wechselseitige Geschehen zwischen zwei oder mehr Personen". Neben dem äußeren Verhalten umfaßt der Begriff unter anderem unbewusste und bewusste Phantasien, Rollenzuweisungen, Erwartungshaltungen, Gefühls- und Körpererfahrungen. Komplex ist dieses Geschehen auch in der Hinsicht, das meist unterschiedliche hierarchische Ebenen, zeitgleich oder nacheinander, betroffen sind.[631]

Im Berufsalltag laufen zwangsläufig vielfältige Interaktionen unterschiedlicher Dauer und Frequenz ab. Die Spannbreite reicht von kurzen Momenten bis zu intensiver jahrelanger Zusammenarbeit. In den letzten drei Dekaden hat sich der Rhythmus der Interaktionen deutlich beschleunigt:

---

[629] So z. B. die Sandwich Konstellationen von Meistern zwischen Management und Arbeitern. Brödner, Peter (2002): Flexibilität, Arbeitsbelastung und nachhaltige Arbeitsgestaltung. In: Brödner, P.; Knuth, M.(2002): Nachhaltige Arbeitsgestaltung. Trendreports zur Entwicklung und Nutzung von Humanressourcen. München, S.7.
[630] von Eberstein berichtet über zahlreiche Studien, die derartige Störungen der körperlichen Selbstwahrnehmung beschreiben. Eberstein (1995) S.13.
[631] Auchter, Thomas; Strauss, Laura Viviana (2003[2]): Kleines Wörterbuch der Psychoanalyse. Göttingen, S.92.

- Die stark segmentierende tayloristische Fließbandarbeit in der Industrie ist einer zunehmenden Gruppen- bzw. Teamarbeit gewichen mit wachsender Komplexität, die Absprachen zwischen den Beteiligten unbedingt erforderlich macht.
- Das Einräumen von Handlungsspielraum, das Streben nach sowie das Gewähren von Partizipation erfordern viel mehr Interaktions-, Aushandlungs- und Abstimmungsprozesse als dies bei stärker autoritär und hierarchisch ausgerichteten Organisationen zuvor der Fall war. (Lean Management)
- Steigender technologischer Wettbewerbs- und Veränderungsdruck.
- Die starke Zunahme der Zahl von Fach- und Führungskräften,[632] sowie Kopfarbeitern bei denen typischerweise nicht enge Handlungs- und Entscheidungsspielräume, sondern Zeitdruck und unsichere Umfeldbedingungen die Arbeitssituation kennzeichnen.
- Mit einer zunehmend alle Lebensbereiche durchdringenden Wettbewerbssituation werden ständige Freundlichkeit sowie ubiquitäre Verfügbarkeit, mit der Tendenz zur Aufhebung der Trennung von Arbeit und Freizeit, als Konkurrenzvorteil verstanden.
- Die verordnete Ungleichheit mit der gleichzeitigen Beschäftigung von Zeit-, Stamm- und Leiharbeitern verstärkt die ‚kollegiale‘ Konkurrenz und Unsicherheit.
- Der Trend zur ‚Dienstleistungsgesellschaft‘ erhöht die Zahl kundenorientierter Kontakte und damit den Zwang entsprechende Gefühls- und Emotionsarbeit zu leisten.

Der „funktionalistische Umgang mit Gefühlen" wird jetzt vielfach im Berufsleben verlangt. Neben die Rationalitätsprinzipien, die eher eine sachliche, bloße gefühlsbedeckende Haltung erheischten, treten zunehmend Normen aktiven Gefühlseinsatzes. Von den Beschäftigten wird die Entwicklung von Gefühlsstrategien im unternehmerischen Interesse erwartet[633] – Kundschaft erhalten oder gewinnen, auch bei internen Dienstleistungen, Zahlungsausstände eintreiben, Zahlungsaufschübe erreichen, Mitarbeiter motivieren.

---

[632] In Westdeutschland stieg die Zahl der Fach- und Führungskräfte, nach Definition der ILO, von 1984 bis 1998 von 2,2 auf 3,4 Millionen. In Ostdeutschland gab es 1998 zusätzlich 0,8 Mio hoch qualifizierte Angestellte. Sozioökonomisches Panel (SOEP) zit. n. Brödner (2002) S.7.
[633] Treibel, Annette (2006[7]): Einführung in soziologische Theorien der Gegenwart. Wiesbaden, S.294. Zur Emotionsarbeit siehe auch Schmitt, Liane (2006): Kompetenzabhängiges Belastungserleben in Dienstleistungsberufen. Dissertation Universität Mannheim, S.43-55.

„Das neue an unserer Zeit ist die zunehmend vorherrschend *instrumentelle Haltung* gegenüber unserer ursprünglichen Fähigkeit, bewußt und aktiv ein breites Spektrum von Gefühlen für private Zwecke auszuspielen; neu ist auch die Art und Weise, mit der diese Haltung von großen Organisationen produziert und verwaltet wird".[634]

Mit ihrem Buchtitel ‚Das gekaufte Herz' legt Arlie Hochschild nahe, dass die Steuerung der Gefühle, nicht mehr primär uns obliegt, sondern anderen. Positive und weniger positive Gefühle werden möglichst situationsadäquat im Dienste beruflicher Anforderungen abgerufen. Das Eindrucksmanagement (Goffman) wird professionell in Dienst gestellt. Gefühle fungieren als Werkzeuge – im übrigen eine Fertigkeit, die von Frauen anscheinend häufiger genutzt und beherrscht wird. Die neuen Gefühlsnormen wirken vom öffentlichen und beruflichen auf den privaten Bereich zurück. ‚Das falsche Selbst' beginnt den Weg zu den eigenen, nicht offenbarten Gefühlen zu verstellen.[635]

„Der schlechtgelaunte Eigenbrötler, der sich jeder Teamarbeit entzieht, dabei aber hervorragende Arbeitsergebnisse abliefert, wird immer mehr zur Ausnahmeerscheinung. Kommunikations- und Sozialkompetenz sowie Teamfähigkeit stehen heute überall ganz oben auf der Agenda – auch für Menschen, denen das nicht so liegt. Damit erhöht sich aber auch die Rate an Interaktionsstress."[636]

Interaktionsstress liegt nach Badura immer dann vor,

„wenn ein Widerspruch besteht zwischen tatsächlichen negativen Gefühlen gegenüber alter ego (z. B. Angst, Feindseligkeit, Scham- oder Schuldgefühlen) und erwarteten, beruflich erzwungenen bzw. zwingend gebotenen Leistungen emotionaler Zuwendung und sozialer Anerkennung – und wenn dieser Widerspruch als das eigene Gefühls- und Interaktionsvermögen beeinträchtigend erlebt wird."[637]

---

[634] Hochschild, Arlie Russell (2006): Das gekaufte Herz. Die Kommerzialisierung der Gefühle. Frankfurt a.M., New York, S.43. Hervorhebungen im Original.
[635] Treibel (2006) S.294-296.
[636] Hofmann, Irmgard (2008): Schattenarbeit. Die Arbeit mit und an den eigenen Gefühlen. http://www.irmgard-hofmann.de/doku.php?id=schattenarbeit&DokuWiki=u0uu9hqk24iat5p60up9jk8i06.
[637] Badura (1990) S.320.

Eine ‚Überdosis' an Interaktionsstress wird i. d. R. dort auftreten, wo andauernd zu Lasten eigener auf die Gefühle anderer eingegangen werden muss. Mit der Internationalisierung der Zusammenarbeit, der ‚Cultural Diversity' am Standort und konzernweit werden selbstverständliche Situationswahrnehmungen und Deutungen seltener, wird die Verständigung schwieriger. Räumliche, sprachliche und kulturelle Entfernungen tragen zur interindividuellen Distanzierung bei.

Nach Hochschild gibt es drei Techniken, die im Rahmen der Emotionsarbeit die äußere Darstellung oder das Gefühlsleben selbst verändern sollen:

A. Die körperliche Ebene: spontane ablehnende Reaktionen unterdrücken
Spontane äußerliche Reaktionen (z. B. ablehnender Art, wie das Gesicht zu verziehen oder bei Sanktionsanwendung mitfühlender Art) die nicht leitlinienkonform sind, werden möglichst kontrolliert bzw. unterdrückt. Die Person ‚zeigt sich' der Situation gewachsen.

B. Die expressive Ebene
Selbstkontrolle soll hier helfen, das gewünschte äußere Erscheinungsbild zu zeigen. Der Körper wird, wie beim Schauspieler, als Werkzeug zur Darstellung eingesetzt.

C. Die innere Ebene, das „deep-acting"
Beim Handeln auf der inneren Ebene wird mit einer Neu-Interpretation der Situation oder mit dem Erzeugen von inneren Bildern versucht, auch das innere Gefühl abzuändern. (z. B. fachlich/objektivierend).

Der Erwerb und die Anwendung der Techniken der Gefühls- und Emotionsarbeit bedürfen eines langen Selbsterziehungsprozesses. Jedoch riskieren Professionelle besonders beim „deep-acting", nicht nur andere über die eigenen Gefühle hinweg zu täuschen, sondern auch sich selbst. Sie verlieren die Wahrnehmung für ihre eigenen Gefühle, spüren nicht mehr die notwendigen Abgrenzungen und brennen nach und nach aus.[638]

---

[638] Hofmann (2008).

2. Betriebliches Gesundheitsmanagement

Die hier dargestellten Ergebnisse zum Einfluss von Arbeitsüberlastung, Gruppen-kohäsion und Handlungsspielraum auf die körperliche Gesundheit können als ein Baustein zu einem „belastbaren wissenschaftlichen Fundament betrieblicher Ge-sundheitsförderung"[639] beitragen.

Die Betriebliche Gesundheitsförderung (BGF) umfaßt nach der Luxemburger De-klaration „alle gemeinsamen Maßnahmen von Arbeitgebern, Arbeitnehmern und Gesellschaft zur Verbesserung von Gesundheit und Wohlbefinden am Arbeits-platz".[640] BGF kann dazu beitragen, organisationale Ressourcen zu stärken oder zu schaffen, die zur Abwehr oder Abmilderung der auf die und in der Organisation wirkenden Stressoren benötigt werden. Betriebliche Gesundheit liegt dann vor, „wenn das Gefüge organisationaler Regeln zu einer kohärenten Interaktion der Be-schäftigten mit ihrer betrieblichen Umwelt führt."[641]

Betriebliches Gesundheitsmanagement (BGM) geht darüber hinaus und beschreibt, „die systematische, datengestützte Planung, Durchführung, Steuerung und Evalua-tion der Präventions- und Gesundheitsförderungsaktivitäten in den Unterneh-men".[642]

Deutlich wird in der Abbildung organisationaler Bewältigung wie breit die Wir-kungen eines verhältnisorientierten BGM auf die Stärkung der Organisationsres-sourcen und damit die Fähigkeiten der Organisation zur Anforderungsbewältigung sein können. Gesundheitsförderung kann als ein Prozess gesehen werden, der dazu beiträgt, ein optimales Maß an Be- und Entlastung in den Lebens- und Arbeitsbe-dingungen herzustellen.[643]

---

[639] Badura, B. ; Ritter, W.; Scherf, M. (1999): Betriebliches Gesundheitsmanagement – Ein Leitfa-den für die Praxis. Berlin, S.21.

[640] Luxemburger Deklaration zur Betrieblichen Gesundheitsförderung in der Europäischen Union von November 1997, in der aktualisierten Fassung vom Januar 2007, S.2.

[641] Beck, David; Bonn, Verena; Westermayer, Gerhard (2005):Betriebliche Gesundheit: Ziele, Ge-genstandsbereiche und Diagnose. Sozialwissenschaften und Berufspraxis, Jg. 28(1): S.18-32, S.18. http://nbn-resolving.de/urn:nbn:de:0168-ssoar-38435.

[642] Köhler, T.; Janßen, C.; Plath, S.-C.; Steinhausen, S.; Pfaff, H. (2009): Determinanten der be-trieblichen Gesundheitsförderung in der Versicherungsbranche: Ergebnisse einer Vollerhebung bei deutschen Versicherungen im Jahr 2006. Gesundheitswesen; 71(11), S.722-731.

[643] Waller, Heike (2002³): Gesundheitswissenschaft: eine Einführung in Grundlagen und Praxis von Public Health. Stuttgart, S.150.

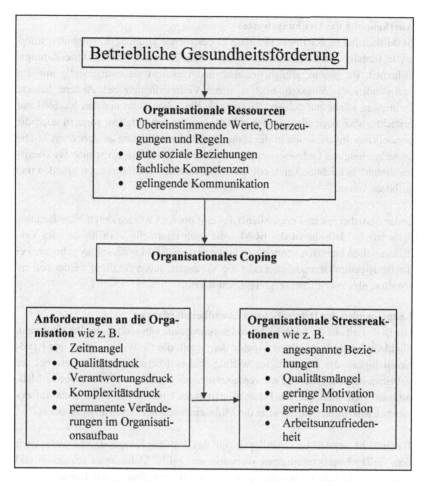

Abb. 5.1: Modell der organisationalen Bewältigung[644]

---

[644] Nach Pfaff, H.; Lütticke, J.; Ernstmann, N.; Pühlhofer, F.; Richter, P. (2005): Demands and organizational stress reactions in hospitals. In: Korunka, C.; Hoffmann, P. (Hg.): Change and Quality in Human Service Work. Dedicated to the work of André Büssing. München, S. 179-191. Zitiert in Anlehnung an Plath (2007) S.9.

Anerkennung des Ordnungswertes

BGM bedeutet in der Regel Eingriffe in bestehende Ordnungen, zumindest informelle Verhältnisse. Diese gewähren den Organisationsmitgliedern Orientierungssicherheit. Ihr eigener alltäglicher Aufwand verstrickt sie zwangsläufig mit den bestehenden Verhältnissen, trägt zu deren Verinnerlichung bei. Andere, bessere Ordnungen könne nur schwer überzeugen. Sie haben nicht nur den Nachteil nur gedachte, aber noch nicht bestehende Ordnungen darzustellen, sondern auch die persönlichen Investitionen in die bisher vorhandene Ordnung zu entwerten.[645] Die „Anerkennung des Ordnungswertes" ist eine Bewußtseinslage, die man als „Basislegitimität" bezeichnen kann, auf der sich inhaltliche Bestimmungen gründen und aufbauen lassen.[646]

Ordnungssicherheit und persönlicher Investitionswert werden durch organisationsverändernde Maßnahmen des BGM – die auch informelle Verhältnisse oder Verhaltensweisen betreffen können – in Frage gestellt. BGM muß, soll es gelingen, bei der Basislegitimität anknüpfen oder die Voraussetzungen für diese wieder neu erschaffen, also zuerst Überzeugungsarbeit leisten.

Leitprinzipien der Betrieblichen Gesundheitsförderung

Die BGF zielt auf die körperliche und psychosoziale Gesundheit der Beschäftigten. Sie identifiziert die positiven Aspekte der Arbeit, die für Wohlbefinden und Handlungsfähigkeit der Beschäftigten wichtig sind und berücksichtigt letztere bei der Arbeitsgestaltung. Sie umfaßt verhaltensändernde und verhältnisbezogene Maßnahmen. BGF zielt auf alle Beschäftigten eines Unternehmens und nicht auf bestimmte Risikogruppen. Sie setzt die Mitbestimmung der Beschäftigten voraus.[647]

Wesentliche gesetzliche Grundlagen sind das Arbeitsschutzgesetz von 1996, nach dem Gefährdungsbeurteilungen vorzunehmen, ggfls. Maßnahmen abzuleiten und deren Wirksamkeit zu prüfen und zu dokumentieren sind[648], das Betriebsverfas-

---

[645] Popitz, Heinrich (2004): Prozesse der Machtbildung. In: Ders: Phänomene der Macht. Tübingen, S.185-231, S. 224f.

[646] Popitz (2004) S.227.

[647] Diese Kriterien spiegeln nicht die aktuelle Praxis wieder, bilden aber Leitprinzipien, die bei der BGF verfolgt werden sollten. Fuchs, Reinhard (2003). Sport, Gesundheit und Public Health. Göttingen u. a. O., S.188. Zur Situation vor Ort siehe auch Gröben, Ferdinand (2002): Gesundheitsförderung in der Automobilindustrie. Hemmende und fördernde Faktoren. Eine Bilanz. Karlsruhe.

[648] Plath (2007) S.10.

sungsgesetz [649] oder handlungsleitende Normen wie die DIN EN ISO 9241 oder DIN EN ISO 10075. [650]

Im Europäischen Qualitätsmodell der betrieblichen Gesundheitsförderung werden drei Hauptelemente herausgestellt:

1. **Unternehmenspolitik:** Wahrnehmung von BGF als Führungsaufgabe
2. **Personalwesen und Arbeitsorganisation:**
   Partizipation der Mitarbeiter bei Einführung von BGF-Maßnahmen: aktives Mitgestalten [651]
   Maßnahmen zur Wiedereingliederung nach längerer Arbeitsunfähigkeit
   Maßnahmen zur Vereinbarkeit von Familie und Beruf
   Aufgabenadaptierte Aus- und Weiterbildung
   Vermeidung von Unter- bzw. Überforderung
   Schaffung von Entwicklungsmöglichkeiten [652]
3. **BGF-Planung** [653]
   Kommunikation
   Bedarfsermittlung
   Bestimmung der Ziele
   Bestimmung der Ergebniskriterien [654]

---

[649] Betriebsverfassungsgesetz § 87.1.7. Mitbestimmung Gesundheitsschutz; § 87.1.13 Mitbestimmung über Grundsätze von Gruppenarbeit.

[650] DIN EN ISO 10075: Ergonomische Grundlagen bezüglich psychischer Arbeitsbelastung.

[651] Aust, Birgit (1999): Gesundheitsförderung in der Arbeitswelt. Umsetzung streßtheoretischer Erkenntnisse in eine Intervention bei Busfahrern. Medizinsoziologie Band 11. Münster (Zugleich Diss. Universität Bielefeld), S.23.

[652] Plath (2007) S.45.

[653] Breucker, Gregor (2001): Qualitätssicherung betrieblicher Gesundheitsförderung. In: Pfaff, Holger; Slesina, Wolfgang (Hg.): Effektive betriebliche Gesundheitsförderung: Konzepte und methodische Ansätze zur Evaluation und Qualitätssicherung. Weinheim und München, S.127-144. Plath (2007) S.44f. Siehe auch Walter, Uta (2007): Qualitätsentwicklung durch Standardisierung – am Beispiel des Betrieblichen Gesundheitsmanagements. Dissertation Universität Bielefeld S.66f.

[654] European Foundation of Quality Management (EFQM) zit . n. Gabler Verlag (Hg.): Gabler Wirtschaftslexikon, Stichwort: Qualität: EFQM, KTQ, QEP, online im Internet: http://wirtschaftslexikon.gabler.de/Archiv/90263/qualitaet-efqm-ktq-qep-v9.html. Zur Qualitätssicherung und Evaluation siehe auch Priester, Klaus (1998): Betriebliche Gesundheitsförderung: Voraussetzungen – Konzepte – Erfahrungen. Frankfurt am Main, S.286ff. Zur praktischen Ausgestaltung von BGF in Form von Gesundheitszirkeln und –werkstätten im Unternehmen siehe das DC-Praxishandbuch (2004) sowie zur Mitarbeiterbeteiligung Preußner, Irene (2004): Betriebliche Gesundheitsförderung durch Partizipation: Eine qualitative Studie zu den individuellen Voraussetzungen für eine Beteiligung an Gesundheitszirkeln. Dissertation Universität Hamburg, S.15-21. http://www2.sub.uni-hamburg.de/opus/volltexte/2004/2102/pdf/Dissertation.pdf.

Prinzipien des lernbasierten Gesundheitsmanagement

Lernbasiertes Gesundheitsmanagement bedeutet unter fortwährender Anpassung an veränderte Rahmenbedingungen den betriebsspezifischen ‚Königsweg' zu finden und zu gestalten.[655] BGF bedeutet einen umfassenden Lernprozeß für die gesamte Betriebsorganisation. Im kontinuierlichen Verbesserungsprozess des ‚lernenden Unternehmens'[656] ist ein Lernklima zu schaffen, das Lernen messbar zu machen, Lernen als Managementinstrument einzusetzen. Um angstfreies Lernen zu ermöglichen, haben Vorgesetzte das Eingestehen von Fehlern zu fördern. Rückschläge sind ‚gezielt kreativ-lernend zu verwerten'.[657] Auch eine produktive Vielfalt innerhalb der Organisation, im Sinne einer Pluralität von Lösungsentwürfen, ist zu fördern.[658]

Im Rahmen eines integrierten BGM[659] sind datengestützte Lernzyklen zu institutionalisieren. Die Lernzyklen umfassen vier Kernprozesse: Diagnose, Interventionsplanung, Intervention sowie Evaluation von Umsetzung, Prozess und Struktur.[660]

Nutzen und Rentabilität von BGF und BGM

Im Idealfall findet sich jeder an seinem Platz, entsprechen die Anforderungen den Fähigkeiten und Fertigkeiten, gibt es eine optimale Gratifikation, angemessene Ressourcen, passende Bewältigungsmuster und eine insgesamt gesundheitsfördernde Arbeitsgestaltung und Organisation.

Vollständige Rentabilitätsnachweise und direkte betriebswirtschafliche Nutzenkalkulationen sind angesichts multifaktorieller Wirkungszusammenhänge nicht einfach. Psychosoziale Bedingungsveränderungen im laufenden Betrieb eines Unternehmens erlauben kaum den ‚Goldstandard' medizinischer Interventionsstudien, die Randomized Controlled Trials (RCT), anzuwenden. Anstelle dessen können z. B. Struktur- und Kompetenzentwicklung als Erfolgsindikatoren genutzt wer-

---

[655] Zur Abgrenzung zum Evidenz- und Konsensbasierten Gesundheitsmanagement siehe Pfaff & Bentz (2001) S.181f.

[656] Priester (1998) S.278f.

[657] H. Volk (1995) zit. n. Priester (1998) S.280.

[658] v. Weizsäcker (1984).

[659] Osterholz, U. ; Schott, S. (2001): Das Bonus-Modellvorhaben – auf dem Weg zu einem kennzahlengesteuerten integrativen betrieblichen Gesundheitsmanagement. In: Badura, B.; Litsch, M.; Vetter, C. (Hrsg.): Fehlzeitenreport 2000. Zukünftige Arbeitswelten. Gesundheitsschutz und Gesundheitsmanagement, Berlin, Heidelberg, New York, S.160-175.

[660] Pfaff & Bentz (2001) S.183. Zu den Instrumenten des BGM siehe Ulich, Eberhard; Wülser, Marc (2004): Gesundheitsmanagement im Unternehmen. Arbeitspsychologische Perspektiven. Wiesbaden, S.117-226.

den.[661] Zudem gibt es inzwischen gute Ansätze für die Auswahl geeigneter Standards für Evaluationsuntersuchungen sowohl bezüglich der Spezifität von Maßnahmen als auch intervenierender Moderatoren.[662] Die Erfolge verhaltensorientierter Ansätze sind leichter zu messen als verhältnisorientierte Ansätze. Letztere sind „Potentialinvestitionen".[663]

3. Gesellschaft, Arbeit, Individualisierung und Kohäsion

Gesundheit kann als ein fortwährender Balanceakt verstanden werden.[664] Vielfältige Reize sind zu filtern und ihre Entstehung wie auch Bearbeitung ist nicht zuletzt von der Gesellschaft, der eigenen sozialen Umwelt, der Arbeitsorganisation und historischen sozialen und technischen Entwicklungsprozessen abhängig. Das Zustandekommen von Stress als intensiviertem individuellem Beanspruchungserleben ist ohne seinen gesellschaftlichen Bezugsrahmen, der Auskunft über die wirkmächtigen kollektiven Überzeugungen gibt, nur unvollständig zu verstehen. Denn auch Märkte und Organisationen sind soziokulturell[665] und historisch eingebunden.

3.1 Die Gesellschaft als Bühne gesunden Lebens

Die Gesellschaft kann[666] als Bühne ,vorvertraglicher Voraussetzungen' für gesunde Organisationen und ein gesundes Leben verstanden werden.

---

[661] Trojan, Alf (2008): Stadtentwicklungsstrategie. Magedeburg. http://www.sgw.hs-magdeburg.de/sommerakademie/2008/workshops/protokoll/Trojan-Stadtentwicklungsstrategie.pdf (07.05.2010). Zum finanziellen Nutzen siehe den Überblicksaufsatz von Aldana, Steven G. (2001): Financial Impact of Health Promotion Programs. A Comprehensive Review of the Literature. American Journal of Health Promotion, Vol. 15, No 5, S.296-320.
[662] Zu den Standards für Evaluationsuntersuchungen siehe Fritz, Sigrun (2004): Mehrebenen-Evaluation von Maßnahmen der betrieblichen Gesundheitsförderung. Dissertation Universität Dresden, S.9ff.
[663] Ulich & Wülser (2004) S.195f. Siehe auch Andersen, Hanfried H.; Mühlbacher, Axel C. (2005): Die Evaluation von Prävention und Gesundheitsförderung. Prävention – Zeitschrift für Gesundheitsförderung, 28 Jg., 03/2005, S.78-83.
[664] Antonovsky (1997).
[665] Preisendörfer, Peter (2005): Organisationssoziologie. Grundlagen, Theorien und Problemstellungen. Wiesbaden, S.150.
[666] In Anlehnung an Durkheim.

Effizienz, Legitimität und Rationalitätsmythen

Folgt man Vertretern des Neo-Institutionalismus, dann prägt die Umwelt einer Organisation wesentlich deren Vorstellungen über eine ‚rationale‘ Organisationsgestaltung: „Organizations compete not just for ressources and customers, but for political power and institutional legetimacy, for social as well economic fitness."[667]

„Rationalitätsmythen" (Meyer & Rowan) sind Regeln und Annahmen, die festlegen, was plausible soziale Ziele sind und mit welchen Mitteln diese rational zu verfolgen sind. Mythen sind sie in dem Sinne, „dass ihre Wirklichkeit und Wirksamkeit von einem geteilten Glauben an sie abhängt, sie also nicht einer ‚objektiven‘, d. h. empirischen Prüfung unterzogen werden, bzw. unterzogen werden können."[668] Typische Beispiele dafür sind ‚organizational downsizing‘ oder ‚Total Quality Management‘.[669]

Die Vorstellungen darüber, wie moderne Organisationen gestaltet zu sein haben, finden ihren Ursprung demnach in generellen Annahmen, die in modernen Gesellschaften existieren und als „gesellschaftliche Erwartungsstrukturen" Konformitätsdruck auf Organisationen ausüben.[670] Diese werden in Programmen (z. B. tertiäre Prävention), bestimmten Stellen (z. B. Gleichstellungsbeauftragte) oder Verfahrensweisen (z. B. Qualitätsmanagementsysteme oder Shareholder Value Orientierung) aufgrund der öffentlichen Meinung, wichtiger Bezugsgruppen oder bestimmter Gesetze eingerichtet. Organisationen, die diesen Vorstellungen gerecht werden, vergrößern ihre Legitimität. Zugleich werden diese Elemente nicht unbedingt aus Gründen der Effizienz eingeführt. Selbst ihre Bewertung folgt nicht eigenen, sondern externen Kriterien. So werden Organisationen „zu dramatischen Inszenierungen der Rationalitätsmythen, die moderne Gesellschaften durchziehen."[671]

> "Quite beyond the environmental interrelations suggested in open-systems theories, institutional theories in their extreme forms define organizations as dramatic enactments of the rationalized myths pervading

---

[667] DiMaggio, Paul J.; Powell, Walter W. (1983): The Iron Cage Revisited: Institutional Isomorphism and Collective Rationality in Organizational Fields. In: American Sociological Review 48, H. 2, S. 147-160, S.150.

[668] Walgenbach (2004) S.635.

[669] Dazu gehört auch die Annahme, dass moderne Organisationen Computer nutzen. Walgenbach (2004) S.635.

[670] Hasse, Raimund; Krücken, Georg (2009): Neoinstitutionalistische Theorie. In: Kneer, Georg; Schroer, Markus (Hg.): Handbuch Soziologische Theorien. Wiesbaden, S.237-252, S.237.

[671] Meyer, J. M./Rowan, B. (1977): Institutionalized Organizations: Formal Structure as Myth and Ceremony. American Journal of Sociology, H. 2, S. 340–363, S.346.

modern societies, rather than as units involved in exchange – no matter how complex – with their environments. "

Aus den gleichzeitig zu verfolgenden Effizienz- und Legitimitätserfordernissen können sich Widersprüche ergeben, die durch zwei kombinierte Kunstgriffe gelöst werden: „Entkoppelung und Logik des Vertrauens".[672] Bei der Entkoppelung wird eine formale Struktur errichtet, die als Legitimationsfassade dient. Besonders wichtig ist hierbei die Verwendung des passenden Vokabulars, welches signalisiert, dass die Organisation den institutionalisierten Regeln entspricht. Das tatsächliche Handeln erfolgt losgelöst von Teilen der formalen Struktur und wird von den Mitarbeitern nach den aktuellen praktischen Erfordernissen variiert.

Gesellschaftlicher Zusammenhalt und Wandel

Am Ende des 19. Jahrhunderts konstatierte Emile Durkheim veränderte Formen gesellschaftlichen Zusammenhalts. Mit der Ausdifferenzierung der Arbeitsaufgaben in der modernen Industriegesellschaft wuchs die Arbeitsteilung und die Spezialisierung der Individuen. Diese waren zunehmend auf gegenseitige Ergänzung angewiesen. Infolgedessen veränderten sich nach Durkheim die Formen der Solidarität: Die ältere, traditionsbetonte Erscheinung weniger spezialisierter Gesellschaften war eine von gemeinsamen Anschauungen und Gefühlen getragene ‚mechanische Solidarität'. Sie beruhte auf dem tradierten kollektiven Bewußtsein und gemeinsamer Normdurchsetzung. In moderneren Gesellschaften ersetzt die ‚organische Solidarität' den ‚mechanischen' Zusammenhalt und schafft durch Übereinkunft (‚kontraktuell') differenzierte Formen des Zusammenhalts in denen Individuen unterschiedlich eingebunden sind. Kollektive Anschauungen sind so nicht verschwunden, haben aber an Prägekraft eingebüßt.

In der Zeit seitdem Durkheim 1893 „De la division du travail social" veröffentlichte, wuchs die westliche Industriegesellschaft, setzte sich die Abkehr von einer immer noch – in Deutschland bis zum 1. Weltkrieg – stark landwirtschaftlich geprägten Volkswirtschaft fort und fand im letzten Quartal des 20. Jahrhunderts seine Fortsetzung im Übergang zur postindustriellen Dienstleistungs- und Informationsgesellschaft. Neben dem infolge von Mechanisierung, Rationalisierung, Digitalisierung und Globalisierung wachsenden Anteil überflüssiger werdender Arbeitskräften moderner westlicher Industriegesellschaften bei gleichzeitig steigender welt-

---

[672] Meyer & Rowan (1977) S.357, S.360.

153

weiter Interdependenz von Wirtschaft und Entwicklung verschärfen sich die Fragen des gesellschaftlichen Zusammenhalts.

Doppelte Informationsunsicherheit

Auf der Ebene der Firmen häufen sich die Meldungen über zentralen Datenmissbrauch und flächendeckende Ausforschung der Mitarbeiter von Großunternehmen.[673] Anstelle des Vertrauensverhältnisses von fairen, einer Fürsorgepflicht genügenden Arbeitgebern tritt hier die kontrollierende, ihre Mitglieder möglichst vollständig überwachende Organisation. Nicht Vertrauen sondern Mißtrauen beginnt Arbeitsverhältnisse wie Zukunftserwartungen zu beherrschen.

Eine entgrenzte Entlohnungsdistanz[674] und individuelle Bereicherungsstrategien tragen spätestestens mit ihrem Bekanntwerden[675] zum Auflösungsprozeß bei. Die Entkoppelung von individueller Verantwortung, Haftung und Einkommen tragen für die Mehrzahl der Arbeitenden weder zum Handhabbarkeitserleben noch zur Sinnhaftigkeit positiv bei.

Die volkswirtschaftlichen Kosten sind gerade in Form von toxischen Papieren und den Bilanzen sogenannter ‚Bad Banks' zu bilanzieren. Die politischen Kosten sehen wir in Ansätzen im Zulauf zu radikalen Gruppen und einer um ihre materiellen Grundlagen fürchtenden bürgerlichen Mitte.[676] Die gesundheitlichen Kosten beginnen wir mit der einsetzenden Debatte um die Ursachen eines seit Jahren massiven Anstiegs psychischer Erkrankungen zu ahnen.

3.2 Die neue Unsicherheit der Arbeit und der Arbeitenden

Psychische Erkrankungen stiegen in Deutschland von 1997-2004 um 70%. Patienten sind heute eher bereit zum Arzt zu gehen, entsprechend werden psychische Erkrankungen früher entdeckt und behandelt. Zugleich sorgen Arbeitsplatzunsi-

---

[673] Telekom, Lidl, Deutsche Bahn, z.T. EDEKA.

[674] In den USA lag das Einkommen der Vorstände von Großunternehmen im Jahr 1999 419mal so hoch wie das einfacher Arbeiter. Zehn Jahre zuvor betrug es nur das 42fache. Baumann (2009) S.106.

[675] Osterloh, Margit; Weibel, Antoinette (2006): Investition Vertrauen. Prozesse der Vertrauensentwicklung in Organisationen. Wiesbaden, S.188ff.

[676] Karl-Heinz Lewed: Sarrazin, die „wutschäumende Mitte" und die kulturalistische Lösung sozialer Exklusion. In: Streifzüge 08-11-2009.

cherheit und Arbeitsverdichtung für eine dramatische Zunahme psychischer Erkrankungen, besonders beim Start ins Berufsleben. Jüngere Altersgruppen weisen seit 1997 z. T. eine Verdoppelung der Krankheitsfälle auf.[677] „Der mörderische Wettbewerb hat sich ins Innere der Büros verlagert.“[678] Das Leben der Beschäftigten wird von ‚Frustration, Isolation, grundlegender Konkurrenz und Rivalität‘ beherrscht.[679] Die psychischen Erkrankungen resultieren, möglicherweise, aus der gestiegenen Angst, der heute von jedermann erwarteten Leistung nicht gerecht zu werden.[680]

Die **Beschleunigung** von Kapitalströmen, technologischem Wandel, organisatorischem Umbau und wachsender Lern- und Anpassungsdruck bei zugleich schrumpfenden Vertrauensverhältnissen sowie dem Aufbau zunehmender formaler Kontrollen[681] führen vermehrt zu ‚Kompetenzkrisen‘ (Burisch) d. h. Versagensangst[682], auch im höheren Management. Lebenslanges Lernen kann auf allen Hierarchieebenen eine Verheißung, aber auch eine irgendwann nicht mehr zu erfüllende Anforderung und damit die mögliche Ausschließung vom Arbeitsplatz nach sich ziehende Bedrohung bedeuten.[683]

Die fortschreitende Formalisierung und damit Entpersonifizierung[684] weiter Teile des Arbeitslebens, stellt den Beschäftigten als ein zu normendes Modul an seinen Platz im Wirtschaftsbetrieb. Zwischenmenschliche Rücksichten und gegenseitige Verpflichtungen nehmen mit der Flüchtigkeit von Investitionsbeziehungen und Arbeitsverhältnissen ab.

---

[677]DAK-Gesundheitsreport 2005 zit. n. http://www.presse.dak.de/ps.nsf/sbl/ E3046DF6422A681DC 1256FE00055348C (16.06.2010). Siehe auch Badura et al. (2010).

[678] Bauman, Zygmunt (2009): Gemeinschaften. Auf der Suche nach Sicherheit in einer bedrohlichen Welt. Frankfurt am Main, (Original: Community. Seeking Safety in an Insecure World. Cambridge 2001.) S.156.

[679] Daniel Cohen zit. n. Baumann (2009) S.156.

[680] Baumann (2009) S.157.

[681] Dazu zählen Zertifizierungen, Standardisierungen, Ausweitung der Dokumentationspflichten und zeitlich befristete Arbeitsverträgen.

[682] Burisch (2006) S.75.

[683] Siehe auch Wüstner, Kerstin (2006): Arbeitswelt und Organisation. Ein interdisziplinärer Ansatz. Wiesbaden, S.162. Zudem erleben mit dem kontinuierlichen Abbau der Mittelschicht rund drei Viertel der Bevölkerung eine Stagnation oder Reduktion ihrer realistischerweise erreichbaren materiellen Optionen. Goebel, Jan; Gornig, Martin; Häußermann, Hartmut (2010): Polarisierung der Einkommen: Die Mittelschicht verliert. Wochenbericht des DIW Berlin Nr. 24/2010 vom 16.06.2010, S.2-8.

[684] Fromm spricht von dem „Verlust des Selbstgefühls des heutigen Menschen“ Fromm (1999) Bd. IV, S.103.

Eine der, lange Zeit von Zeitgenossen unterschätzten, Existenz und psychische Verfassung prägenden Hintergrundbedingungen kann in weltweiten Veränderungen gesehen werden, die zur Dominanz und teilautonomen Entwicklung der Finanzwirtschaft führten.

Infolgedessen kommt es zur Marginalisierung der relativen Bedeutung unmittelbar physisch-materieller Lebensgrundlagen: Nicht der Arbeitseinsatz, z. B. eines Entwicklungsingenieurs, nicht die Leistung seiner Kollegen, beantworten die wöchentlich neu aufgeworfene Existenzfrage, ‚Wer kauft den Kredit mit dem unsere Firma weiter lebt?'

Der Automobilzulieferer war von einem Hedgefonds erworben worden. Die Kosten des Kaufs wurden zum größten Teil aus einer Kreditaufnahme des übernommenen Unternehmens finanziert. Bei steigenden Zinsen und kurzen Kreditlaufzeiten geriet dies Modell schnell zum alles überschattenden Belastungsfaktor für Firma wie Beschäftigte. Am Ende wurde der Kredit wöchentlich am Markt gehandelt. Wöchentlich standen somit die Insolvenz und der Arbeitsplatzverlust aller Beschäftigten als eine durch eigenes Handeln nicht beeinflussbare Entwicklung ins Haus.

Die Abspaltung der Finanzwirtschaft von der Realwirtschaft wird durch die Virtualisierung, Vergrößerung und Beschleunigung von Finanzströmen noch potenziert. Inzwischen dominiert die Geldwirtschaft die Realwirtschaft.[685]

3.3 Ungenügenheitserleben und generalisierte Lebensunsicherheit. Risiken von Globalisierung und Beschleunigung

Verstehbarkeit, Handhabbarkeit und Sinnhaftigkeit sind wesentliche Bausteine zum kohärenten Erleben und Bearbeiten von Stressoren.[686] Mit der fortschreitenden weltweiten Vernetzung sind die Voraussetzungen für ein kohärent erlebtes Arbeitsleben einem rasanten Wandel unterworfen.

Die veränderten Produktions-, Liefer-, Absatz- und Finanzierungsverhältnisse verlängerten vielfach die Zusammenhangsketten. Zeit und Raum erfuhren eine ex-

---

[685] 1970 betrug das Verhältnis Geldmenge zur Summe der Güter und Geldleistungen 100:95; Im Jahre 2010 lag es bei 100:5. Im computergestützten Hochfrequenzhandel werden an der New Yorker Börse bis zu 40000 Transaktionen pro Sekunde [!] abgewickelt.
[686] Antonovsky (1992).

treme Verdichtung.[687] So wuchs z. B. im Zuge intensivierter Warenaustauschbe-
ziehungen der internationale Handel weltweit von 1970 bis 2003 um das
23fache.[688] Neue Abhängigkeiten wurden geformt. Im Zusammenspiel globaler
Fertigungsbeziehungen und Lieferketten ersetzen Verkettungssachzwänge die ‚Logik der Angemessenheit' durch eine ‚Logik der Folgerichtigkeit'.[689]*Arbeitsverdichtung* entsteht als Folge der Verdichtung von Raum und Zeit, dem Einsatz neuer
‚zeitsparender' Technologien, einem verschärften Konkurrenz- und Termindruck.[690]
Diese Verdichtung der Arbeit findet ihren konzeptionellen Ausdruck im „Null-
Puffer-Prinzip" der lean production.[691]

Entgrenzung der Arbeitszeit
Sogenannte ‚Vertrauensarbeitszeiten' und Arbeitsverhältnisse ohne jegliche ver-
traglich vereinbarte Arbeitszeit haben im Bereich der Fach- und Führungskräfte
stark zugenommen.692

All diese mit der Globalisierung und Beschleunigung verbundenen Entwicklungs-
tendenzen treiben den Wandel zunehmend schneller voran und schaffen zugleich
bei den Mitgliedern im Wohlstand bisher etablierter Gesellschaften, mit dem Gefühl weltweiter Konkurrenz, Instabilität und persönlichem Ungenügenheitserleben,
die Voraussetzungen für eine zunehmend virulente *generalisierte Lebensunsicherheit.*[693]

Kehrt man vor diesem Hintergrund zur Gruppenkohäsion am Arbeitsplatz zurück,
wird klar, wie sie sehr diese einerseits von außen bedingt ihre Bedeutung verändert,
andererseits als eine „Wirklichkeit eigener Art"[694] als Erzeugnis einer Gruppe wir-

---

[687] Als Sichworte seien hier nur genannt: die ‚just in time Produktion', Transportkettenunterbre-
chungen, virtuelle Vernetzung und lokale Beliebigkeit. Zur verstärkten internationalen Arbeitsteilung siehe Levitt, Theodore (1983): „The globalization of markets",. Harvard Business Review, 61.
Jg., Nr. 3, S. 92.
[688] Lachmann, Werner (2006⁵): Volkswirtschaftslehre Bd.1; Grundlagen.Berlin, S.281.
[689] March & Olsen (1989): Rediscovering Institutions: The Organizational Basis of Politics. New
York, zit. n. Schimank, Uwe (2002): Organisationen: Akteurkonstellationen – korporative Akteure –
Sozialsysteme. In: Allmendinger, Jutta; Hinz, Thomas: Organisationssoziologie, Sonderheft der
KZfSS Nr.42, Wiesbaden, S.29-54, S.50.
[690] Wüstner (2006) S.162.
[691] Aust (1999) S.20.
[692] Ihr Anteil stieg in Westdeutschland von 12,1 (1984) auf 16,9% (1998), in Ostdeutschland auf
21,8% aller hoch qualifizierten Angestellten. Wagner (2000): SOEP, zit. n. Brödner (2002) S.8,
Tabelle 1.
[693] Kuhn sprach noch von einer „generalisierte[n] Arbeitsplatzunsicherheit" Kuhn (2000) S.95f.
[694] Maus, Heinz: Emile Durkheim. In: Bernsdorf, Wilhelm (1959): Internationales Soziologen Lexikon. S.130- 132, S.130.

kungsmächtig für den Einzelnen, und hier insbesondere seine Gesundheit, sein kann. Hier können sich belastende Einflüsse ebenso ergeben wie Puffer, die Arbeitsüberlastung wie auch Belastungen makroökonomischer und sozialer Art abfedern. Soziale Solidarität findet sich in Form der „organischen Solidarität" hochdifferenzierter moderner Gesellschaften.[695] Sah Durkheim noch, dass jeder auf jeden angewiesen und deshalb zum Einsatz seiner Fähigkeiten zur Hebung des Ganzen verpflichtet sei, so scheint eine derartige Sicht heute in einer fragmentierenden Gesellschaft[696] zunehmend weniger Befürworter zu finden.

Im Arbeitsleben ziehen der Verlust von Reziprozität und Beständigkeit wohl Flexibilität im Erwerbsverlauf aber auch Anomietendenzen nach sich. In Japan häuften sich angesichts der letzten Wirtschaftskrise die Selbstmorde, in Deutschland u. a. westeuropäischen Staaten werden Radikalisierungstendenzen in Teilen der im Land aufgewachsenen dritten Zuwanderergeneration beobachtet. Das verbindende Netz gemeinsamer Arbeits- und Entlohnungserfahrungen ist löchrig geworden und droht zu zerreißen.

Mit dem Ende der Ost-West-Teilung Europas kam die Aufweichung restriktiver, doch stabilisierender Staatsgrenzen. 1989 fiel nicht nur die Mauer zur DDR, sondern wurden Bürger aus den Staaten des ehemaligen Ostblocks zu potentiellen Wanderarbeitern. Von großen Teilen der Öffentlichkeit anfangs weitgehend unbemerkt, begann ein Wettlauf um Dumpinglöhne und die Vermeidung von Sozialstandards.

In einem in westlichen Gegenwartsgesellschaften weitgehend erreichten Wohlstand, einer weit voran geschrittenen Automatisierung und einer hohen Produktivität wird das Zurückgehen der bezahlten existenzsichernden Arbeit als Bedrohung empfunden und zunehmend zur – oft noch verkannten – brisanten politischen Gestaltungsaufgabe. Es ist eine Gestaltungsaufgabe, der aufgrund des ihr inhärenten sozialen Kapitals, der mit ihr verbundenen Existenzängste oder Bindungskräfte, erhebliche pathogene und salutogene Bedeutung zu kommt.

---

[695] Durkheim, Emile (1977): Über die Teilung der sozialen Arbeit. Frankfurt a.M., S.7ff. Original: De la division du travail social. Paris 1930.
[696] Baumann (2009).

3.4 Gesundheit als kollektive Herausforderung

International besteht relative Einigkeit darüber, dass nicht vom Gesundheitswesen, sondern den sozialen, wirtschaftlichen und kulturellen Lebensbedingungen die wichtigsten Einflüsse auf die Gesundheit der Bevölkerung ausgehen. Dies gilt auch in hochentwickelten Gesellschaften.[697] Historisch betrachtet, trugen Bedingungsveränderungen in den letzten rund 150 Jahren mehr zur Senkung von Morbidität und Mortalität bei, als krankheitsbezogene Interventionen.[698] Somit können gesundheitsfördernde Verhältnisse auch als kollektives Gut betrachtet werden, bei dem weder die Bereitstellung noch ihre Nutzung allein oder auch nur vorwiegend exklusiv individuell zu erlangen sind. Individuelles Gesundheitsverhalten wie auch die gesundheitswirksamen Verhältnisse werden wesentlich geprägt von kollektiven Werthaltungen. Stellenwert der und Zugang zur Gesundheit beruhen auf Wertentscheidungen, auf dem Welt- und Menschenbild das wir uns machen.[699] Für ein neues umfassendes, salutogen ausgerichtetes Gesundheitskonzept, welches über die Reparatur von bereits eingetretenen Gesundheitsschäden weit hinausgeht, bedarf es einer Reevaluierung unserer Bedürfnisse und möglicherweise einer Redefinition vorherrschender Wertehierarchien.

4. Die gesunde Organisation – zwischen Mensch und Umwelt

Plädoyer für zukünftige Betrachtungen zu einem Erweiterten Betrieblichen Gesundheitsmanagement

4.1 Reboundeffekte zwischen Organisation und Umwelt

Organisationen stehen in Wechselwirkung mit ihrer Umwelt. Sie sind nicht nur Erwartungen ausgesetzt, sondern bilden mit ihren Verhaltensweisen, Standards, Ziel- und Prozessdefinitionen einen Teil gesellschaftlicher Entwicklung. In salu-

---

[697] Möbus, S.; Bödeker, W. (2000): Wer ist krank, wer ist gesund? In: Brundtland, G.H. (Hg.) (2000): Grundrecht Gesundheit. Vision: Mehr Lebensqualität für alle. New York, Frankfurt a.M. S.208-230, S.215.

[698] Colgrove, James (2002): The McKeown Thesis: A Historical Controversy and Its Enduring Influence. May 2002, Vol 92, No. 5; American Journal of Public Health 725-729.

[699] Bischof, Marco (2008): Was ist Salutogenese? Das neue Gesundheitsverständnis in der komplementären Gesundheitskultur. Kurskontakte.
http://www.kurskontakte.de/article/show/article_483e67db41ee8.html

togenetischer Perspektive ist vor allem die Frage nach Sinn, Handhabbarkeit und Verstehbarkeit des organisationalen Handelns bedeutsam.

Firmen sind es gewohnt, Fassaden zu errichten. Werden sie an dieser Außendarstellung gemessen, resultieren daraus z. T. Handlungszwänge und innere Widersprüche. Es gilt als lernende Organisation die Wechselwirkungen von Außendarstellung und Binnenwirkung im Hinblick auf ihre gesundheitlichen Auswirkungen zu erkennen.[700] Weiterhin gilt, die kritische Reflektion der durch die Außenwirkung angestoßenen Resonanzen, als notwendigen Bestandteil des BGM im Allgemeinen und des Stressursachenmanagements im Speziellen, zu integrieren. Salutogene Organisationen sind auch Vertrauensorganisationen.[701]

Unter dem Einfluß sich verschärfender Umweltprobleme und eines wachsenden Umweltbewußtseins werden Fragen nach der Zukunftsfähigkeit und der Nachhaltigkeit von Unternehmenszwecken und Verfahrensweisen virulenter werden. So wie im Zyklus menschlichen Lebens der absehbare Tod oder andere existenzbedrohende Krisen zu Neubewertungen und Umorientierungen führen können, wird die spürbare Endlichkeit der Umwelt Erde, Fragen nach den Bestimmungsgründen organisationalen Handelns verschärfen. Die erlebte Naturzerstörung, die Zunahme zivilisationsbedingter Krankheiten und die Folgen eines sich abzeichnenden Klimawandels führen zu Ängsten. Sie werfen Fragen nach der Vereinbarkeit von kurzfristigem Erfolg und langfristigem Überleben auf. Gegenüber ihren Mitarbeitern wird es für Unternehmen auf Dauer nicht genügen, in Form einer legitimierenden Fassade ihre Umwelt zu beruhigen. Sie werden – wollen sie nicht zu Defätismus und Anomie beitragen – nicht umhin können, auch ihren Mitarbeitern eine tragfähige, sinnerhaltende Perspektive zu eröffnen.[702]

4.2 Ziele und Zielkonflikte: Profit, Legitimität und Gesundheit

Unternehmen sind im allgemeinen gewinnorientiert.[703] BGM zielt in der Regel auf die systematische Erfassung möglichst aller gesundheitsrelevanter Faktoren im Betrieb, häufig mit dem Ziel neue betriebliche oder überbetriebliche Standards zu

---

[700] Westermayer, Gerhard (1996): Der Aufbau von Vertrauensorganisationen durch betriebliche Gesundheitsförderung. Zu den fünf Prinzipien der lernenden Organisation siehe Ders. S.16.
[701] Westermayer (1996).
[702] Zur „Nachhaltigkeit durch reflexive Arbeitsgestaltung" siehe Brödner (2002) S.25ff.
[703] Zur grundsätzlichen Gewinnorientierung und Gesundheit siehe Kuhn (2000).

formulieren und für verbindlich zu erklären. Diese Normierungen sind überpersönlicher Natur. Sie fließen ein in berufliche Rollenerwartungen, z. B. der gesundheitsbewußte Vorgesetzte. Im Rahmen des BGM und anderer betrieblicher Prozesse laufen vielfache Kontrollbemühungen.[704] Zugleich aber können Sensitivität, Authentizität und Selbstoffenbarung als wichtige Gesundheitsfaktoren gelten und, wie Sidney W. Jourard 1974 als Vertreter der humanistischen Psychologie provozierend schrieb, ‚Normalität‘ als etwas Ungesundes. Denn der normale Lebensstil und die normale Persönlichkeit basieren „auf der Erfüllung von sozialen Rollen und der Verteidigung ungesunder Werte und führen zu mangelnder Authentizität, Verlust an Ich-Kraft, Selbstentfremdung, verminderter Abwehrkraft und schließlich zu körperlicher und psychischer Krankheit".[705]

Vergleicht man z. B. die in der „Ressourcenaktivierung"[706], oder im „Autonomietraining" von Grossarth-Maticek, verfolgte Stärkung der autonomen Selbstregulation im körperlichen, seelischen und sozialen Bereich mit dem Erlernen bedürfnisbefriedigender Verhaltensweisen werden – trotz grundsätzlich gemeinsamem Gesundheitsförderungsanspruch – potentielle Konfliktlinien zum datensammelnden, Organisationsprozesse steuernden und Organsiationsrollen mit festlegenden BGM offenbar.

Die Ressourcenaktivierung erfordert individuelle Offenheit und Kreativität.[707] Paßt der Beschäftigte in seinen gesundheitsbezogenen Selbstaktualisierungen nicht in die Organisation und räumt das BGM den subjektiven Sichtweisen und Rezepten für Gesunderhaltung und –werdung keinen ausreichenden Raum ein, dann wird die Organisation zur ärgerlichen Tatsache[708] und letztendlich die Organisation zur ungesunden Tatsache.

---

[704] Siehe z. B. die allgemeinen Grundsätze der Integration des betrieblichen Gesundheitsmanagements (BGM) in die Organisationsentwicklung (OE) und ihre praktische Umsetzung bei Brandenburg, Uwe; Nieder, Peter (2009²):Betriebliches Fehlzeiten-Management: Instrumente und Praxisbeispiele, Wiesbaden, S.39ff.. ebenso wie neu entstehende Zertifizierungsangebote für Betriebliches Gesundheitsmanagement, die sich an der DIN ISO 9001 und ISO 14001 orientieren, wie der Social Capital Health Standard (SCOHS) u.a.
[705] Sidney W. Jourard (1974): Healthy Personality, New York, zit. n. Marco Bischoff (2008): Was ist Salutogenese? Kurskontakte 157, Juni/Juli 2008, S.18-20, S.19.
[706] K. Grawe, zit. n. Brucks, zit. n. Brucks, Ursula (1998): Die Bedingungen für Veränderungen erkennen: Salutogenese in der Praxis. In: Brucks, U.; Wahl ,W-B; Schüffel, W. (1998) S.37-47, S.44.
[707] Brucks (1998) S.45.
[708] In Anlehnung an Dahrendorfs Diktum von der Gesellschaft als ärgerliche Tatsache. Dahrendorf (1977).

Es gilt, die Gesundheitspotentiale von Organisation *und* Individuum zu nutzen, Spannungsverhältnisse auszuhalten, auszuhandeln und bestmöglich zu lösen, indem Zielkonflikte[709] transparent und damit verhandelbar gemacht werden. Der hier prinzipiell als salutogene Ressource nachgewiesene Handlungs- und Entscheidungsspielraum ist um „die *erlebte Verhandlungsautonomie als organisationale Ressource*"[710] zu erweitern. D. h. die „individuelle und kollektive Kontrolle von Beschäftigten über ihre Arbeits- und Beschäftigungsbedingungen" sind so zu sichern.[711] Politisch ist die Demokratie als wesentliche Voraussetzung für Innovation und Wohlstand im Westen weitgehend anerkannt. In Unternehmen scheint die Umsetzung dieser Erkenntnis in eine gelebte „organisationale Demokratie" mit dezidiert salutogener Ausrichtung vielfach noch ausgesprochen ausbaufähig.[712]

Die gesundheitliche Nachhaltigkeit ist durch eine „reflexive Arbeitsgestaltung" zu fördern.[713] So sind z. B. im Bereich der Zielvereinbarungen partizipative Techniken, statt Vorgaben durch Vorgesetzte, zu bevorzugen. Vorbereitend oder begleitend sind eine Förderung der kompetenten Selbst- und Ressourceneinschätzung sowie der selbständigen (Mit-)Entwicklung von Zielindikatoren von Gruppen und Einzelpersonen vorzunehmen.[714] Denn realistische Zielvereinbarungen setzen eine kompetente Selbst- und Ressourceneinschätzung voraus. Die lernende salutogene Organisation setzt auf Partizipation, auf das Menschenbild eines mit gestaltenden Mitarbeiters.

4.3 Die reziproke Organisation:
Sinn erschließen, Verstehbarkeit fördern, Handhabbarkeit sichern

Um *Handhabbarkeit* und Einfluß von Organisation, Management und Beschäftigten auf wesentliche Merkmale der Arbeitsbedingungen zu erhalten, bedarf es schützender Schichten zwischen Umwelt, Organisation und Organisationsmitglied. Der Kunde hat keinen Durchgriff auf den Beschäftigten, der Investor nicht auf das

---

[709] So sind mögliche Widersprüche von Selbsterhalt und Systemerhalt aufzudecken und zu lösen.
[710] Hüttges & Moldaschl (2009) S.7. Zur individuellen und kollektiven Handlungsregulation siehe auch Ulich & Wülser (2004) S.174ff. Hervorhebung durch JR.
[711] Hüttges & Moldaschl (2009) S.1, z. B. Arbeitszeiten mit gestalten, Zusammensetzung von Projektteams mit bestimmen.
[712] Hüttges & Moldaschl (2009) S.8.
[713] Brödner (2002) S.25ff.
[714] Vor oder begleitend zum Partizipativen Produktionsmanagement wird ein Zielsetzungstraining empfohlen. Rosenstiel (2007⁶) S.97. Zum generellen „Empowerment" siehe Marmot (2006) S.2090f.

Tagesgeschäft, nicht jede Handlung darf zur Existenzfrage für den Handelnden werden. Verlässliche Rahmenbedingungen, auch Arbeitsverträge, informelle Kontrakte und vertrauensvolle Beziehungen schaffen Grundlagen dafür erfolgreich zu handeln, auch schwierige Aufgaben zu handhaben. Vertrauen ist eine zentrale Koordinationsressource.[715] Erst die Trennung von innen und außen, bei aller notwendigen und erstrebenswerten Anpassungsfähigkeit, erlaubt als Einheit zu handeln und langfristig zu überleben. Eigenwelt und Eigensinn stellen existentielle Bestandteile einer salutogenen Organisation dar.

Organisatorisch geschaffene Handlungsspielräume eröffnen individuelle Regulationschancen. Um diese adäquat nutzen zu können, sind die Regulationskompetenzen von Beschäftigten zu stärken. Da für die Nutzung und Ressourcenwirkung von Handlungsspielräumen der Persönlichkeitstypus mit entscheidend ist, wie z. B. eine vorhandene Selbstüberforderungsneigung[716], ist dieser bei der Generierung von Maßnahmen des betrieblichen Gesundheitsmanagements zu berücksichtigen. Die Work-Life-Balance ist sowohl in den organisationalen Anreizsystemen als auch bei der Weiterentwicklung von Fähigkeiten und Fertigkeiten der Beschäftigten zu fördern. Die Risiken von anhaltender Überforderung, Arbeitssucht und Burnout sind individuell bewußt zu machen und in der gelebten Firmenkultur sollte ihnen aktiv begegnet werden.

Vertrauen entsteht aus positiven Erfahrungen. Diese können vor allem im direkten Umgang miteinander gewonnen werden. Mit dem Vertrauen gehen Gefühle von Ruhe, Sicherheit[717] und Handhabbarkeitserwartungen einher. Kohäsive Arbeitsgruppen bilden dafür eine gute Basis.

---

[715] Wiesenthal, Helmut, (2000): Markt, Organisation und Gemeinschaft als 'zweitbeste' Verfahren sozialer Koordination. In: Werle, Raymund; Schimank, Uwe (Hg.): Gesellschaftliche Komplexität und kollektive Handlungsfähigkeit. Frankfurt, New York, S.44-73. Zit. n. Ders. (1999) http://www.hwiesenthal.de/downloads/mgo.pdf (10.06.2010) S.3, S.10.

[716] Die lebensdrohlichen Folgen fortgesetzter Überforderung in der speziellen Variante des Präsentismus (Anwesenheit am Arbeitplatz trotz Krankheit) konnten Kivimäki et al. nachweisen. Kivimäki et al. (2005): Working while Ill as a Risk Factor for Serious Coronary Events: The Whitehall II study. American Journal of Public Health Vol. 95, No.1, S.98-102.

[717] Kassebaum, Ulf Bernd (2004): Interpersonelles Vertrauen: Entwicklung eines Inventars zur Erfassung spezifischer Aspekte des Konstrukts. Dissertation Universität Hamburg, S.21f.

VI. Zusammenfassung

Gesundheit ist ein Balanceakt. Ständig ist sie neu auszutarieren. Nach der mit der Aufklärung einsetzenden „Entzauberung der Welt"[718] folgt ·in der Gegenwart des 21. Jahrhunderts die Entzauberung der Rationalität und des *allein* Vernunft gesteuerten Individuums, des ,homo oeconomicus'. Als Modell weiterhin benutzt, werden die wahr genommenen Beschränkungen zahlreicher und als Basis für die alltagspraktische Bewährung schmerzhaft unvollständig. Dennoch fällt es schwer, einen gleichermaßen handhabbaren wie überzeugenden Modellersatz zu finden.

Der homo oecomomicus[719] als Nutzenmaximierer mit unendlichen Bedürfnissen verträgt sich nicht unbedingt mit dem Bild eines um Ausgleich bemühten und – folgt man Antonovsky – permanent den Gesundheitszustand balancierenden Menschen. Emotionen, verzerrte Kognitionen, zurückliegende Erfahrungen prägen Bedürfnisse und Verhalten, und so auch die Gesundheit. Hinzu kommen die mit der Vernetzung der Welt und den Lockerungen der Bindungswirkung von Tradition und Gemeinschaft zahlreicher werdenden unintendierten Folgen absichtsvollen Handelns.

Das gesundheitskompetente Individuum trägt individuelle Verantwortung für sein Gesundheitsverhalten und ist dennoch nur begrenzt Herr seiner Gesundheit. In den Vorgaben der Arbeits- und Lebenswelt stoßen rein individuelle Versuche der persönlichen Gesundheitsoptimierung an ihre Grenzen. Arbeitsorganisationen können diese Grenzen erweitern:

Systematische schriftliche Befragungen am Arbeitsplatz sind ein rationales Werkzeug, um theoretische Einsichten zu schaffen. Sie können Beschäftigten und Arbeitgebern die Augen öffnen, neue Begriffe formen und eine Brücke sein, um der Berücksichtigung psychosozialer Faktoren am Arbeitsplatz Legitimität zu verschaf-

---

[718] Weber, Max (1994): Wissenschaft als Beruf. Max-Weber-Gesamtausgabe, Tübingen, I, Bd. 17, (Original München 1917/1919) S.1-23, S.9.
[719] Albert, Hans (1977): Individuelles Handeln und soziale Steuerung. In: Lenk, Hans (Hg.): Handlungstheorien. München, S. 177-225, S.190f.

fen und, letztendlich, ein Mittel darstellen, die Arbeitsbedingungen einer großen Zahl von Beschäftigten und die Produktivität von Unternehmen zu verbessern.[720]

Hier wurde, nach einem Überblick über verschiedene gesundheitsbildende Faktoren, die sich vor allem aus dem Salutogenese Modell von Antonovsky ergeben, ein spezifisches psychosoziales Gesundheitsmodell aus Kohäsion, Entscheidungsspielraum und Arbeitsüberlastung entworfen und anhand von Daten aus der Mitarbeiterbefragung eines Automobilwerks geprüft. Das Untersuchungsziel bestand darin, mithilfe dieses Demand-Control-Cohesion Modells, wesentliche Beziehungen zwischen psychosozialen Arbeitsbedingungen und der Gesundheit der Beschäftigten aufzuklären.

Mittels multipler linearer Regressionen wurden die Direkteffekte, die Moderatoreffekte und die Interaktionseffekte von Arbeitsüberlastung, Entscheidungsspielräumen und Gruppenzusammenhalt auf die physische Gesundheit überprüft.

Ergebnisse

Direkteffekte
Die Gesundheitsressourcen Handlungs- und Entscheidungsspielraum sowie die Gruppenkohäsion zeigten jeweils einen positiven, die Arbeitsüberlastung hingegen einen negativen Direkteffekt auf die Gesundheit.

Moderatoreffekte
Beschäftigte, die ihre Arbeitsbelastung als hoch empfanden und ihre Handlungs- und Entscheidungsspielräume als niedrig, beschrieben mehr körperliche Beschwerden als Personen mit großer Arbeitsbelastung und großen Entscheidungsspielräumen. Das heißt die Handlungs- und Enscheidungsspielräume wirkten als Belastungsmoderator. Ein Effekt der Gruppenkohäsion, der die Auswirkungen der Arbeitsüberlastung auf die Gesundheit aller Mitarbeiter moderiert hätte, ließ sich hier statistisch signifikant nicht nachweisen.

Interaktionseffekte
Ebenso stellte die Interaktion der Gruppenkohäsion mit dem Entscheidungsspielraum für die Gesamtheit der Beschäftigten bei der Moderierung der Arbeitsüberlas-

---

[720] Kristensen, Tage Søndergård (2010): A questionnaire is more than a questionnaire. Scandinavian Journal of Public Health, Vol. 38; S.149-155.

tung keine nachweisbar gesundheitsbedeutsame Größe dar. Erst im Zusammenspiel mit großen Handlungs- und Entscheidungsspielräumen, entfaltete die Gruppenkohäsion ihre volle, nachweisbar signifikante positive Gesundheitswirksamkeit.

Folgerungen

Um die körperlichen Beschwerden bestmöglich zu senken, genügt es nicht, allein die psychische Arbeitsbelastung zu verringern oder den Entscheidungsspielraum zu erhöhen, sondern dazu gehört das Gefühl eines unterstützenden Gruppenzusammenhaltes. Die Verwendung des dreidimensionalen Modells liefert ein plastisches Bild struktureller Charakteristika des Arbeitslebens, die Chancen für das Vermeiden von körperlichen Beschwerden eröffnen.

Handlungs- und Entscheidungsspielräume erlauben dem Arbeitenden, seine Ressourcen, für ihn passend, optimal einzusetzen. Wachsende Freiheitsgrade bedeuten aber auch zunehmende Entscheidungs- und Abwägungsprozesse, steigenden Rückkoppelungsbedarf. Soziale Kohäsion erscheint prinzipiell geeignet, die aus der Autonomie potentiell erwachsende individuelle Unsicherheit am Arbeitsplatz zu reduzieren, Verhaltens- und Entscheidungssicherheit zu fördern.

Der Handlungsspielraum kann als notwendige Regulationsvoraussetzung für erlebte instrumentelle Unterstützung und als förderliche Voraussetzung für emotional antizipierte Unterstützung und Zusammenhalt betrachtet werden. Weitere Voraussetzungen für erfolgreiche salutogene Regulationsprozesse sind individuelle Kenntnis, Gelegenheit und Motivation.

Denn *Organisationen und Arbeitsgruppen sind Stressvermittler*. Arbeitskollegen bilden Bezugsgruppen, die das Denken, Fühlen und Handeln mit bestimmen. Um arbeitsbezogene Belastungen zu bewältigen, sind Arbeitskollegen häufig die naheliegenden Anderen – potentielle Stressbewältigungshelfer mit den notwendigen Fertigkeiten, Werkzeugen und Kenntnissen. Sie stellen wichtige Träger arbeitsstressmoderierender sozialer Beziehungen dar.

Mehr Gruppenarbeit kann aufgrund der notwendigen, zeitintensiven Abstimmungsprozesse ein Mehr an Belastungen nach sich ziehen. Zudem können Gruppendenken und Gruppendruck zu ungesunden Fehlwahrnehmungen führen. Dennoch ist, alles in allem, Isolation als ein Risikofaktor erster Ordnung anzusehen,[721] Gruppenkohäsion hingegen in der Regel als Gesundheitsfaktor.

Begreift man **Autonomie** als Situationskontrolle[722], stellt das Anforderungs-Kontroll-Kohäsions-Modell eine spezifische Konstellation für die Stressmoderation dar. Mit der im Rahmen des Lean Managements auftretenden Tendenz zur Zuweisung von (Teil-) Autonomie und der **Individualisierung der Erfolgsverantwortung** steigen Erfolgs-, Leistungs- und Zeitdruck. Handlungsspielräume vom Typus kontrollierter Autonomie sind unter bestimmten Bedingungen ebenso geeignet, die salutogenen Wirkungen der Gruppenkohäsion auszuhebeln, wie intensivierte, bis in private Verrichtungen reichende, äußere Kontrolltendenzen. Die Individualisierungstendenzen der Arbeitsbelastung wie auch der Selbstinszenierung gehen einher mit der Tendenz zu einem Verlust an Kommunikationstiefe und –authentizität. Burnout stellt so, insbesondere in Verbindung mit Selbstüberforderungsneigungen, eine mögliche Folge des anhaltenden Zustandes kontrollierter Autonomie dar.

Zielunsicherheiten, Regulationshindernisse und Regulationsüberforderungen[723] begünstigen psychischen Stress, da zielbezogenes Handeln erschwert wird. Hier kann die Stressbewältigung mit Hilfe der Gruppenkohäsion greifen. Folgt man einem bewertungsorientierten Stressmodell, dann werden im Kreislauf von kognitiven Analysen und kognitiv-emotionalen Bewertungen, von wahrgenommener Situation und antizipierten Bewältigungsmöglichkeiten, die persönlichen und sozial verfügbaren Bewältigungsressourcen bewertet. Hierbei sind, sowohl bei der Einschätzung der Bewältigungsmöglichkeiten als auch bei der Situationserfassung und Deutung, die Leistungen der Gruppe relevant. Diese bietet Chancen für Handlungsorientierung, Situations- und Selbstdeutung. **Soziale Kohäsion kann die Grundlage für instrumentelle, informationelle, emotionale und bestimmungsleistende Wirkungen der Arbeitsgruppe bilden.** Jeder diese Faktoren kann Auswirkungen auf die individuelle Bewältigung von Arbeitsüberlastungssituationen haben – ist potentiell stressmindernd.

Folgerungen für die Forschung
Konzeptionell wären zukünftig möglichst auch **objektive Arbeitsbelastungsmaße** zu erfassen, um einen möglichen Bias zwischen einerseits der wahrgenommenen Arbeitsbelastung und den gesundheitsbeeinflussenden Faktoren und andererseits

---

[721] Badura (1999) S.28.
[722] Udris & Frese (1999) S.437f.
[723] Schmitt (2006) S.24.

der subjektiven Gesundheit zu kontrollieren. Denn eine ausgeprägte Gruppenkohäsion kann zur Unterschätzung der Arbeitsbelastung führen.

Soziale Kohäsion als Gesundheitsdeterminante ins Modell aufzunehmen, hat hier nicht uneingeschränk zum Nachweis eines Interaktionseffekts geführt. So dass anstelle der bisher im internationalen Rahmen dominierenden sozialen Unterstützung[724] zukünftig vielleicht die Wirkung der Kohäsion am Arbeitsplatz unter Einbeziehung objektiver Arbeitsbelastungsmaße weiter untersucht werden sollte. Das Demand-Control-Cohesion Modell bietet eine größere Wirkungsbreite im betrieblichen Gesundheitsgeschehen. Darüber hinaus lässt es eine verbesserte Anschlussfähigkeit für innerbetriebliche Vorgänge an die – vor allem auf Gemeindeebene stattfindenden – Untersuchungen und Diskussionen zum sozialen Kapital und sozialem Zusammenhalt erwarten. Für das Betriebliche Gesundheitsmanagement bietet es zukünftig die Option eines wirkmächtigen Faktors, der zwischen den Messgrößen, konkrete soziale Unterstützung' und betriebsweites ,soziales Kapital' angesiedelt ist. Da Kohäsion nicht automatisch ausschließlich positiv auf die Gesundheit wirken muss, ist an eine Differenzierung der Dimensionen von Kohäsion zu denken. Hierzu könnten positive, die hier erfasst wurden, wie auch negative Bestandteile gehören, wie z. B. belastende emotionale Nähe oder Fehlbestimmungen aufgrund von verengendem Gruppendenken. Damit wäre die Option verbunden, sowohl die unmittelbar als gesundheitsförderlich erlebten Anteile als auch die indirekt und zeitversetzt schädigenden Anteile erfassen und bewerten zu können.

Historische Bedingtheit des Demand-Control-Support (Cohesion) Modells
Die Interdependenz der Arbeit innerhalb und zwischen Organisationen wächst ebenso wie die Unsicherheit bei der Arbeit.[725] Technische Entwicklungen und politische Ereignisse haben zur Vergrößerung von Interdependenzketten beigetragen. Diese sind nicht immer geeignet, die Chancen für das Selbstwirksamkeitserleben bei der Arbeit zu erhöhen.

Mit der zahlreichen modernen Arbeitsformen inhärenten Tendenz, positive Emotionen zu konstruieren und zugleich ,negative' Emotionen zu unterdrücken, kann

---

[724]Soziale Unterstützung dominiert bisher die Studien bei den um soziale Ressourcen erweiterten Demand-Control Modellen. Siehe auch Haly, Martha Knox (2009): A Review of Contemporary Research on the Relationship Between Occupational Stress and Social Support: Where Are We Now? Australian and New Zealand Journal of Organisational Psychology. Volume 2, Issue 1, August 2009, S.44-63.
[725]Grant, A. M., & Parker, S. K. (2009). Redesigning work design theories: The rise of relational and proactive perspectives. Academy of Management Annals, 3, S.59f.

eine Bedeutungsverschiebung von Gruppenkohäsion und Selbstmanagement einhergehen. Angesichts des skizzierten Wandels der Arbeit sollte zukünftig Autonomie als Konstrukt modifiziert werden und auch **überfordernde Handlungsspielräume erfassen**. Große Autonomie kann auch große Unsicherheit bedeuten. Hier können nur stichwortartige Anregungen gegeben werden. So wären Ziel-, Mittel- und Rollenunklarheiten zusätzlich aufzunehmen.

Die Art der Kontrollüberzeugung, d. h. den locus of control, mit zu berücksichtigen, könnte sich als wichtiges Filterelement für die Gesundheitswirksamkeit von Handlungs- und Entscheidungsspielräumen erweisen. Reifungseffekte von Gesellschaften und Organisationen sind nicht auszuschliessen. Gerade wenn Forschung zur Betrieblichen Gesundheitsförderung Wirkung zeigt, werden sich auch hierdurch die Rahmenbedingungen für das Gesundheitsgeschehen am Arbeitsplatz[726] verändern.

Kulturübergreifende Vergleiche sind wünschenswert, setzen aber eine verstärkte Auseinandersetzung mit meist unbeachteten Hintergrundvariablen, wie z. B. dem Stellenwert der Arbeit in der jeweiligen Gesellschaft, voraus. Hier könnte, neben den Risiken und Ressourcen der außerbetrieblichen Lebenswelt, eine weitere Ursache für die Heterogenität der Befunde in internationalen Forschungssurveys liegen.

Kurzfristiges Befinden und langfristige Effekte
Für Längsschnittuntersuchungen wären die theoretischen Erwartungen bezüglich der zeitlichen Entwicklung von Belastungsexposition, Wahrnehmung körperlicher Symptome und langfristigen gesundheitlichen Folgen zu spezifizieren.

Folgerungen für die Praxis des Betrieblichen Gesundheitsmanagements
Gruppenkohäsion kann eine bedeutsame Gesundheitsressource darstellen, ohne dass soziale Unterstützung vorliegt. Für die Praxis könnte es – neben der Förderung der Kohäsion – hilfreich sein, diese Differenz zu messen und zu ermitteln, worin die soziotechnischen Regulationshemmnisse bestehen, um deren Reduktion voran-

---

[726] Siehe Kristensen (2010). Inzwischen gibt es z. B. Automobilhersteller, die planen, die psychische Belastung am Arbeitsplatz regelmäßig im Rahmen der Gefährdungsbeurteilung zu erfassen. Braun, Perry (2009): Verfahren für die Beurteilung psychischer Belastungen. Vortrag, 3. Workshop im Rahmen des Forschungsprojekts: Werkstatt Gute Arbeit: Gesundheit und Gute Arbeit – kein Schönwetterthema. 27./28.Oktober 2009 in Sprockhövel. http://www.gefaehrdungsbeurteilung-forschung.de/braun_sprockhoevel.pdf (09.10.2010)

zutreiben. Mit anderen Worten, dies wäre ein Weg, das Potential, welches in Form sozialer Kohäsion vorhanden ist, zusätzlich in größerem Maße in konkrete soziale Unterstützung umzusetzen.

Selbstwahrnehmung

Autonomie wirkt bislang noch eher salutogen als pathogen. Zukünftig wird der Frage der Befähigung der Beschäftigten, eigene körperliche und psychische Grenzen wahrzunehmen und gesundheitliche Interessen durchzusetzen, verstärkt Aufmerksamkeit zu schenken sein.[727]

Arbeitsüberlastung

stellt einen Stressor dar, der durch Handlungs- und Entscheidungsspielräume sowie die Gruppenkohäsion teilweise gepuffert werden kann. Dennoch hat dies seine Grenzen. Arbeitsüberlastung ist ein gesundheitsbeeinträchtigender Faktor. Bei fortwährender Exposition sind anhaltende Gesundheitsschäden zu erwarten.

Insgesamt zeigte sich, dass schon niederschwellige körperliche Beschwerden frühzeitig wahrnehmbar sind und diese, systematisch erfasst, ein vielversprechendes Instrument zur Früherkennung von Belastungssituationen und soziotechnischen Regulationshemmnissen darstellen. Zugleich können sie als Indikator für erfolgreiche organisationale, technische und soziale Hilfen dienen. Das heißt, sie bieten die Option, im Rahmen eines betrieblichen Gesundheitsmonitoring, die Wirkung und Entwicklung pathogener und salutogener Faktoren regelmäßig zu beobachten, zu analysieren und, darauf aufbauend, zielgenau zu intervenieren.

---

[727] Gernot Böhme (2003): Die Sorge um sich – Prävention als Lebenspraxis. In: Höfling, Siegfried ; Gieseke, Otto (Hg.) (2003): Gesundheit im Alltag. S.148-161.

VII. Ausblick

Forschungsperspektiven

Große belastende Lebensereignisse wurden in dieser Studie, wie in den meisten anderen arbeitsplatzbezogenen Studien, nicht erfaßt. Geht man von einem umfassenden psychosozialen transaktionalen Stressmodell aus, sollten zukünftig große belastende Lebensereignisse als eine wesentliche Hintergrundvariable mit berücksichtigt werden.[728] Für den Test wissenschaftlicher Hypothesen können sie einen gravierenden Confounder darstellen. Dabei verspricht die Kontrolle kollektiver schwerer Lebensereignisse[729] als Hintergrundvariable besonderen Forschungsertrag. Prägen doch neue Unsicherheiten seit der letzten Dekade des 20. Jahrhunderts die Arbeitsrealität und haben sich derartige, anhaltende existentielle Unsicherheiten bereits als gesteigerte Morbiditäts- und Mortalitätsrisiken nachweisen lassen.[730]

Folgerungen für die weitere betriebliche Entwicklung

Gesundheitsmonitoring kann eine vorausschauende Betriebsanalyse ermöglichen und ist als Konzept vielleicht besser geeignet, als die Vorstellung von einem stets wirkenden Gesundheitscontrolling, welches die Assoziation zu finanziellen Kennzahlen nahe legt. Weiche Faktoren lassen sich messen, und sollten systematisch gemessen werden. In ihrer Erfassung sind sie jedoch stärker als z. B. Finanzkennzahlen an die Mitwirkung der Beschäftigten gebunden. Dauerhafte und tragfähige Gesundheitsförderung ist nur mit den Mitarbeiter, und nicht gegen sie, zu erreichen.

Zeit- und Ergebnishorizont erweitern: Gute Mitarbeiterführung
Zukünftig werden Prozesse und Ergebnisse – zumindest in salutogen ausgerichteten Unternehmen – auch daran gemessen werden, wie sie die Ressource ‚Mitarbeiter‘ nachhaltig gesund erhalten. Gute Führung verhindert, dass Mitarbeiter de-

---

[728] Siehe dazu die Ansätze von Rugulies, Reiner et al. (2004): The psychosocial work environment and musculoskeletal disorders: Design of a comprehensive interviewer-administered questionnaire. American Journal of Industrial Medicine, Vol 45, 5, S.428-439.
[729] Wie z. B. einer akuten Arbeitsplatzunsicherheit.
[730] Vahtera et al. (2004).

motiviert oder verschlissen werden. Sie erreicht kurzfristige betriebswirtschaftliche Ziele und behält dabei die langfristige Motivation, Bindung und Funktionsfähigkeit der Belegschaft im Auge.

Verständigung wird als Schlüsselfrage an Bedeutung weiter zu nehmen. Denn die wachsende Arbeitsteilung – fachlich, räumlich, interkulturell – läßt Selbstverständliches seltener und den Abstimmungsbedarf größer werden.

Gesundheit kommunizieren und entscheiden im Rahmen von Komplexität und Unsicherheit

Die Beschleunigung und Entgrenzung moderner Produktionsverhältnisse, mit dem Abbau und Verlust schützender Schichten, lassen den Bedarf an Orientierung und Vergewisserung steigen. Wenn Management vor allem die Produktion kommunikativer Störungen bedeutet[731], dann kann dies auf das Betriebliche Gesundheitsmanagement angewendet, zuerst die Herstellung störender Nachrichten über den Gesundheitszustand der Belegschaft und der Organisation mit sich bringen. Dies bedeutet, Daten in Zusammenhänge zu stellen, zu erklären, Transparenz zu schaffen, Konflikte, auch Zielkonflikte, aufzuzeigen. Statt einer Einbahnstrassenkommunikation werden Zuhören und Offenheit dazu zählen. Der exponentiell steigende Erklärungs- und Deutungsbedarf verlangt überzeugende Bezüge aufzuzeigen, auch paradoxe Stakeholder Interessen wahr zu nehmen und kooperativ Lösungen zu entwickeln.[732]

Empowerment

Dazu kann auch gehören, dem Deutungsbedarf von individuellen Gesundheitslagen zu begegnen: ‚Was ist mein Anteil, was kann ich tun? Was trägt die Organisation, was die Gesellschaft bei? Was kann ich erwarten und unternehmen?' Infolgedessen sind die informationellen und kognitiven Voraussetzungen zu schaffen, um gezielt Einfluss auf die Rahmenbedingungen eigener Gesundheit nehmen zu können.

Der Mensch mit seiner eigenen Lebensvorgeschichte, individuellen Erbanlage, Sozialisations- und Bewältigungserfahrungen bedarf *wiederkehrender intersubjektiver Verständigungsversuche* über Befinden, Ängste, Bedürfnisse und Lösungen. Salutogene Betriebe bedürfen ‚mündiger Beschäftigte', die nicht nur in Mitverantwortung, sondern auch Mitgestaltung einbezogen werden. Soziales Kapital entsteht aus

---

[731] Bernhard Fischer-Appelt: Schärfen statt Glätten. In der Krise müssen Manager Kante zeigen und den Wandel erklären. Die Zeit Nr. 9, v. 25.02.2010, S.24.
[732] Fischer-Appelt (2010).

positiven Erfahrungen – auch aus konstruktiven Konflikten. Es beruht auf Kommunikation, Vertrauen *und* Gerechtigkeit.

Zur organisationalen Stressbewältigungskompetenz zählt, kollektive und individuelle Handlungsregulationen zu ermöglichen, organisational durch die hier untersuchten Handlungsspielräume und Voraussetzungen zur Ausbildung von Gruppenkohäsion. Hierbei können ergänzende teambasierte Interventionen soziale Kompetenzen gezielt ausbauen und so psychische Sicherheit und den Aufbau eines stabilen sozialen Kontextes fördern,[733] der dann selbständig weiter entwickelt werden kann.

Selbstwahrnehmung und Ressourceneinschätzung fördern

Realistische Zielvereinbarungen setzen eine kompetente Selbst- und Ressourceneinschätzung voraus. Die lernende salutogene Organisation setzt auf das Menschenbild eines mit gestaltenden Mitarbeiters. Erlebte Mitgestaltungskompetenz wird zur organisationalen Ressource und im Rahmen zunehmender Zielvereinbarungsprozesse zur conditio sine qua non für die Gesundheitsgestaltung und Burnout Prophylaxe.

Gesundheitsförderung durch Arbeitsgestaltung

Neben den materiellen Lebensgrundlagen in Form von geldwerten Leistungen und Weiterbildung wird der Selbstvergewißerung und der Resonanz wie Ordnung gebenden Funktion von betrieblichen Organisationen und Arbeitsgruppen steigende Bedeutung zu kommen. Hier – in der Förderung salutogener Arbeits- und Lebensbedingungen – können im Wettbewerb um das sich verknappende Erwerbspersonenpotential entscheidende Vorteile gewonnen werden.

Ähnliches gilt für die Gestaltung der äußeren Beziehungen der Organisation, die Kundenerwartungen, Lieferantenbeziehungen, Verfahrensweisen, ihre Selbstdarstellung sowie die Produktkommunikation und -entwicklung. Für Betriebe und ihre Interessenvertretungen bedeutet dies, *Gesundheit auch als äußere Gestaltungsaufgabe* zu begreifen – Einfluss zu nehmen, und zu überlegen, inwieweit und an welchen Stellgrößen sie selbst die Entstehungsfaktoren von Gesundheit in ihrem Umfeld positiv beeinflussen, vielleicht sogar *salutogene Produktionsketten,* im besten Sinne doppelte Wertschöpfungsketten, formen können.

---

[733] Badura et al. (2010): Fehlzeiten-Report 2009, S.144.

Darüberhinaus werden die Unternehmensziele und eingesetzten Mittel sich zunehmend Fragen nach ihrer Legitimität und ihrem Beitrag zur gesellschaftlichen und ökologischen Systemerhaltung und Erneuerung ausgesetzt sehen. Erste Ansätze sehen wir in Fragen nach Sozialstandards oder Umweltbilanzen. Das Konzept der Work-Life-Balance könnte eine Erweiterung zur Life-Work-Community-Balance erfahren.

Ebenso wie es bei Menschen unterschiedliche Lebensorientierungen und psychische Dispositionen gibt, wird dies auch bei Firmen und anderen Erwerbsorganisationen der Fall sein. Für die Zukunft ist zu erwarten, dass eine zunehmende Polarisierung von nachhaltigen Unternehmen und verzehrenden Unternehmen entsteht. Es wird nicht mehr genügen, ein wenig Nachhaltigkeit – sei es im Umweltschutz sei es im Gesundheitsmanagement – nach außen als Marketingmaßnahme zu präsentieren und nach innen weiter wie bisher zu wirtschaften. Unternehmenskonzepte werden nur überzeugen, wenn sie in die aktuellen und sich gerade neu formierenden gesellschaftlichen Legitimitätsvorstellungen passen. Kurzfristige Renditeerwartungen der Kapitaleigner werden dabei weiterhin eine wichtige, aber bei weitem weder die einzige, noch zwingend die wichtigste Rolle spielen. Für den langfristigen unternehmerischen Erfolg wird die Vereinung von Profitabilität sowie sozialer und ökologischer Nachhaltigkeit von zunehmend existentieller Bedeutung sein.

Salutogene Wende: Gesundheit als kollektive Herausforderung
Individuelles Gesundheitsverhalten, wie auch die gesundheitswirksamen Verhältnisse, werden wesentlich geprägt von kollektiven Werthaltungen. Stellenwert der und Zugang zur Gesundheit beruhen auf Wertentscheidungen, auf dem Welt- und Menschenbild, das wir uns machen. Für ein neues umfassendes, salutogen ausgerichtetes Gesundheitskonzept, welches über die Reparatur von bereits eingetretenen Gesundheitsschäden weit hinausgeht, bedarf es einer Reevaluierung unserer Bedürfnisse und möglicherweise einer Neudefinition vorherrschender Wertehierarchien.

VIII. Literaturverzeichnis

Albert, Hans (1977): Individuelles Handeln und soziale Steuerung. In: Lenk, Hans (Hg.): Handlungstheorien, München, S.177-225.

Aldana, Steven G. (2001): Financial Impact of Health Promotion Programs. A Comprehensive Review of the Literature. American Journal of Health Promotion, Vol. 15, No. 5, S.296-320.

Andersen, Hanfried H.; Mühlbacher, Axel C. (2005): Die Evaluation von Prävention und Gesundheitsförderung. Prävention – Zeitschrift für Gesundheitsförderung, 28. Jg., 03/2005, S.78-83.

Antonovksy, Aaron (1979): Health, Stress and Coping, San Francisco, Washington, London.

Antonovsky, Aaron (1992): Can attitudes contribute to health? Advances, Vol. 8, No. 4, S.33-49.

Antonovsky, Aaron (1997): Salutogenese: Zur Entmystifizierung der Gesundheit. Tübingen. Dt. erweiterte Ausgabe von Alexa Franke. (Original: Unraveling the Mystery of Health – How People Manage Stress and Stay Well. San Francisco 1987).

Ariëns, Geertje A.M.; Mechelen, Willem van; Bongers, Paulien M.; Bouter, Lex M.; Wal, Gerrit van der (2001): Psychosocial risk factors for neck pain: A systematic review. American Journal of Industrial Medicine, Volume 39, Issue 2, S.180–193.

Assmann, Jan (2005[5)]: Das kulturelle Gedächtnis. Schrift, Erinnerung und die politische Identität in frühen Hochkulturen. München.

Auchter, Thomas; Strauss, Laura Viviana (2003[2)]: Kleines Wörterbuch der Psychoanalyse. Göttingen.

Aust, Birgit (1999): Gesundheitsförderung in der Arbeitswelt. Umsetzung streßtheoretischer Erkenntnisse in eine Intervention bei Busfahrern. Medizinsoziologie, Band 11. Münster. Zugleich Dissertation Universität Bielefeld.

Bachmann, Nicole (1998) Die Entstehung von sozialen Ressourcen abhängig von Individuum und Kontext. Münster u. a.O. Zugleich Dissertation Universität Zürich.

Backhaus, Klaus; Erichson, Bernd; Plinke, Wulff ; Weiber, Rolf (2008): Mulitvariate Analysemethoden. Eine anwendungsorientierte Einführung. Berlin, Heidelberg, 12. vollständig überarbeitete Auflage.

Badura, Bernhard; Pfaff, Holger (1989): Stress ein Modernisierungsrisiko? Kölner Zeitschrift für Soziologie und Sozialpsychologie, Jg. 41, S.644-668.

Badura, Bernhard (1990): Interaktionsstress. Zum Problem der Gefühlsregulierung in der modernen Gesellschaft. Zeitschrift für Soziologie, Jg. 19, Heft 5, S.317-328.

Badura, B.; Ritter, W.; Scherf, M. (1999): Betriebliches Gesundheitsmanagement – Ein Leitfaden für die Praxis. Berlin.

Badura, B.; Schröder, H.; Klose, J. (Hg.) (2010): Fehlzeiten-Report 2009: Schwerpunktthema Arbeit und Psyche: Belastungen reduzieren – Wohlbefinden fördern. Berlin.

Bakker, Arnold B.; Veldhoven, Marc van; Xanthopoulou, Despoina (2010): Beyond the Demand-Control Model. Thriving on High Job Demands and Resources. Journal of Personnel Psychology, Volume 9, Number 1, S.3-16.

Ball, Chris (2008): Burnout. Claims Focus, 1/2008, S.4-6.

Baltes-Götz, Bernhard (2009): Moderatoranalyse per multipler Regression mit SPSS. Trier. http://www.uni-trier.de/fileadmin/urt/doku/modreg/modreg.pdf (vom 01.03.2009).

Bamberg, E. (2000). Psychische Belastungen am Arbeitsplatz: Begriffe und Konzepte. In: Badura, B.; Litsch, M.; & Vetter, C. (Hg.), Fehlzeiten-Report 1999. Berlin, S.45-57.

Bamberg, Eva (2004): Stress bei der Arbeit. Zeitschrift Arbeit, S.264-277.

Bauman, Zygmunt (2009): Gemeinschaften. Auf der Suche nach Sicherheit in einer bedrohlichen Welt. Frankfurt am Main. (Original: Community. Seeking Safety in an Insecure World. Cambridge 2001.)

Beck, Ulrich, 1986: Risikogesellschaft. Auf dem Weg in eine andere Moderne. Frankfurt a.M.

Beck, David; Bonn, Verena; Westermayer, Gerhard (2005): Betriebliche Gesundheit: Ziele, Gegenstandsbereiche und Diagnose. Sozialwissenschaften und Berufspraxis, Jg. 28, 1, S.18-32. http://nbn-resolving.de/urn:nbn:de:0168-ssoar-38435.

Bengel, Jürgen; Strittmatter, Regine; Willmann, Hildegard (1998): Was erhält Menschen gesund?: Antonovskys Modell der Salutogenese – Diskussionsstand und Stellenwert; eine Expertise. Im Auftrag der Bundeszentrale für Gesundheitliche Aufklärung (BZgA), Köln. Forschung und Praxis der Gesundheitsförderung, Bd. 6.

Bengel, Jürgen; Strittmatter, Regine; Willmann, Hildegard (2001): Was erhält Menschen gesund? Antonovskys Modell der Salutogenese – Diskussionsstand und Stellenwert. Bundeszentrale für gesundheitliche Aufklärung (BZgA). Köln. Erweiterte Neuauflage.

Betriebsverfassungsgesetz § 87.1.7. Mitbestimmung Gesundheitsschutz; § 87.1.13 Mitbestimmung über Grundsätze von Gruppenarbeit.

Bettge, Susanne (2004): Schutzfaktoren für die psychische Gesundheit von Kindern und Jugendlichen. Charakterisierung, Klassifizierung und Operationalisierung. Dissertation FU Berlin.

Bischof, Marco (2008): Was ist Salutogenese? Das neue Gesundheitsverständnis in der komplementären Gesundheitskultur. Kurskontakte.

http://www.kurskontakte.de/article/show/article_483e67db41ee8.html (05.05.2010).

Blau, Peter Michael (2009[13]): Exchange and power in social life. New York. (Original 1964).

Böhme, Gernot (2003): Die Sorge um sich – Prävention als Lebenspraxis. In: Höfling, Siegfried; Gieseke, Otto (Hg.): Gesundheit im Alltag, München, S.148-161.

Bonde, J.P. (2008): Psychosocial factors at work and risk of depression: a systematic review of the epidemiological evidence. Occupational and Environmental Medicine, Vol. 65, S.438-445.

Bortz, Jürgen (2005): Statistik für Sozial- und Humanwissenschaftler. Heidelberg, sechste, vollständig überarbeitete und aktualisierte Auflage.

Bosma, Hans u. a. (1998): Two Alternative Job Stress Models and the Risk of Coronary Heart Disease. American Journal of Public Health, Vol. 88, S.68-74.

Bortz, Jürgen (2005): Statistik für Sozial- und Humanwissenschaftler. Heidelberg, sechste, vollständig überarbeitete und aktualisierte Auflage,

Brambor, Thomas; Clark, William R.; Golder, Matt, (2005): Understanding Interaction Models: Improving Empirical Analysis, in: Political Analysis 14, S.63-82. doi:10.1093/pan/mpi014.

Brandenburg, Uwe; Nieder, Peter (2009[2]): Betriebliches Fehlzeiten-Management: Instrumente und Praxisbeispiele. Wiesbaden.

Braun, Perry (2009): Verfahren für die Beurteilung psychischer Belastungen. Vortrag. 3. Workshop im Rahmen des Forschungsprojekts: Werkstatt Gute Arbeit: Gesundheit und Gute Arbeit – kein Schönwetterthema. 27./28.Oktober 2009 in Sprockhövel. http://www.gefaehrdungsbeurteilung-forschung.de/braun_sprockhoevel.pdf (09.10.2010)

Breucker, Gregor (2001): Qualitätssicherung betrieblicher Gesundheitsförderung. In: Pfaff, Holger; Slesina, Wolfgang (Hg.): Effektive betriebliche Gesundheitsförderung: Konzepte und methodische Ansätze zur Evaluation und Qualitätssicherung. Weinheim und München, S.127-144.

Brodbeck, Felix C.; Frey, Dieter (1999): Gruppenprozesse. In: Hoyos, Carl Graf; Frey, Dieter (Hg): Arbeits- und Organisationspsychologie, Weinheim, Bd. I, S.358-372.

Brödner, Peter (2002): Flexibilität, Arbeitsbelastung und nachhaltige Arbeitsgestaltung. In: Brödner, P.; Knuth, M. (Hg.): Nachhaltige Arbeitsgestaltung. Trendreports zur Entwicklung und Nutzung von Humanressourcen. München. 34 S. https://www.tu-chemnitz.de/wirtschaft/bwl9/NAR/download/Broed-NachhaltAG.pdf (06.05.2010).

Brosius, Felix (2008): SPSS 16. Das mitp-Standardwerk Heidelberg.

Brucks, Ursula (1998): Salutogenese – der nächstmögliche Schritt in der Entwicklung medizinischen Denkens? In: Schüffel, Wolfram; Brucks, Ursula; Johnen, Rolf; Köllner, Volker; Lambrecht, Friedhelm; Schnyder, Ulrich (Hg.): Handbuch der Salutogenese, Konzept und Praxis, Wiesbaden, S.23-36.

Brucks, Ursula (1998): Die Bedingungen für Veränderungen erkennen: Salutogenese in der Praxis. In: Schüffel, Wolfram et al. (Hg.): Handbuch der Salutogenese, Konzept und Praxis, Wiesbaden, S.37-47.

Brucks, U.; Plesner, M.; Schmidt, C. (2004): Psychische Belastungen in der Dienstleistungsbranche. In: Psychische Belastung in der Dienstleistungsbranche – am Beispiel Einzelhandel. Workshop am 1. Oktober 2003 in Dresden, Schriftenreihe der BAUA, Tb137, Dortmund, Berlin, Dresden, S.77-95.

Buber, Martin (1923): Ich und Du. Heidelberg.

Buchwald, Petra; Hobfoll, Stevan E. (2004). Burnout aus ressourcentheoretischer Perspektive. Psychologie in Erziehung und Unterricht, 51, S.247-257.

Bühler, Caroline (2005): Vom Verblassen beruflicher Identität: Fallanalysen zu Selbstbildern und Arbeitsethiken junger Erwerbstätiger. Zürich. Schriften zur sozialen Frage 2. Zugleich Dissertation Universität Bern, 2004.

Bundesministerium für Familie, Frauen, Senioren und Jugend (Bericht der Sachverständigenkommission) (2005): Fünfter Bericht zur Lage der älteren Generation in Deutschland. Potenziale des Alters in Wirtschaft und Gesellschaft – Der Beitrag älterer Menschen zum Zusammenhalt der Generationen. Berlin.

Bundeszentrale für politische Bildung (2010): Das Parlament. Themenausgabe Logistik. Nr. 15-16/2010, vom 12.04.2010. http://www.bpb.de/publikationen/Q0FM3E,0,Logistik.html (04.05.2010).

Burisch, Matthias (2006): Das Burnout Syndrom. Heidelberg.

Burke, Ronald J. (2000): Workaholism in organizations: concepts, results and future research directions. International Journal of Management Reviews, 2, S.1-16.

Burke, Ronald J.; Matthiesen, Stig Berge; Pallesen, Stale (2006): Workaholism, organizational life and well-being of Norwegian nursing staff. Career Development International, Vol. 11, No. 5, S.463-477.

Büschges, Günter; Abraham, Martin (1997): Organisationen als Gegenstand der Alltagserfahrung. In: dies.: Einführung in die Organisationssoziologie, Stuttgart, S.17-48.

Camus, Albert (1992): Der Mythos von Sisyphos. Ein Versuch über das Absurde. Hamburg. (Original: Paris 1942).

Caplan, Gerald (1974): Support systems and community mental health: Lectures on concept development. Pasadena.

Carlson, Neil R. (2004[8]): Physiologische Psychologie. München u. a.O.

Chan, Joseph Ho-Pong To; Chan, Elaine (2006): Reconsidering Social Cohesion: Devellopping a Definition and analytical Framework for Empirical Research. Social Indicators Research, 75, S.273–302.

Chandola, Tarani; Brunner, Eric; Marmot, Michael (2006): Chronic stress at work and the metabolic syndrome: prospective study. British Medical Journal, February 14, 2006.

Christ, Oliver (2004): Die Überprüfung der transaktionalen Stresstheorie im Lehramtsreferendariat. Dissertation Universität Marburg.

Cialdini, Robert B. (2006[4]): Die Psychologie des Überzeugens. Bern.

Coan, James A. et al. (2006): Lending a Hand. Social Regulation of the Neural Response to Threat. Psychological Science, S.1032-1039.

Cobb, S. (1976): Social Support as a Moderator of Life Stress. Psychosomatic Medicine, Vol. 38, Issue 5, S.300-314.

Cohen, Don; Prusak, Laurence (2001): In good company. How social capital makes organizations work. Boston.

Colgrove, James (2002): The McKeown Thesis: A Historical Controversy and Its Enduring Influence. American Journal of Public Health, May 2002, Vol. 92, No. 5, S.725-729.

Craes, Ulrike; Mezger, Erika (Hg.) unter wiss. Leitung von Badura, Bernhard (2000): Erfolgreich durch Gesundheitsmanagement. Beispiele aus der Arbeitswelt. Gütersloh.

Dahrendorf, Ralf (1977[15]): Homo Sociologicus. Ein Versuch zur Geschichte, Bedeutung und Kritik der Kategorie der sozialen Rolle. Opladen.

Daimler Chrysler (2004): Praxishandbuch. Maßnahmen zur Fehlzeitenreduzierung. Werk Hamburg.

DiMaggio, Paul J.; Powell, Walter W. (1983): The Iron Cage Revisited: Institutional Isomorphism and Collective Rationality in Organizational Fields. In: American Sociological Review, 48, H. 2, S.147-160.

Ditzen Beate; Nater, Urs M. (2006): Rezension zu Schulz, P., Schlotz, W. ; Becker, P. (2004): Trierer Inventar zum chronischen Stress (TICS). Göttingen. Zeitschrift für Klinische Psychologie und Psychotherapie, 35, 3, S.240-242.

Doef, Margot van der; Maes, Stan (1999): The Job Demand-Control (-Support) Model and psychological well-being: a review of 20 years of empirical research. Work & Stress, 1999, Vol. 13, No. 2, S.87-114.

Donat Elisabeth, Spicker Ingrid (2005): Sozialkapital in Organisationen im Kontext betrieblicher Gesundheitsförderung in der mobilen Pflege und Betreuung. Wien. http://www.equal-blickwechsel.at/doc/PS-Workingpaper-2006-01-30.pdf (30.03.2007).

Douglas, Evan J. and Morris, Robyn J. (2006): „Workaholic, or Just Hard Worker?" Career Development International, Vol. 11, Issue 5, S.394-417.

Driller, Elke (2008): Burnout in helfenden Berufen – am Beispiel pädagogisch tätiger Mitarbeiter der Behindertenhilfe. Berlin. Zugleich Dissertation Universität Köln.

Durkheim, Emile (1977): Über die Teilung der sozialen Arbeit. Frankfurt a.M. (Original: De la division du travail social. Paris 1930).

Dyaram L.; Kamalanabhan T. J. (2005): Unearthed: the other side of group cohesiveness. Journal of Social Sciences, 10, 3, S.185-190.

Eberstein, Benita von (1995): Rheuma und Psyche. Zu Risiken und Nebenwirkungen der modernen Arbeitswelt. Veröffentlichungsreihe der Arbeitsgruppe Public Health, Wissenschaftszentrum Berlin für Sozialforschung. Berlin.

Edimansyah Bin Abdin (2008): Assessing and managing risk of occupational stress in male automotive assembly workers in Malaysia. Dissertation USM, Kota Bharu, Kelantan/Malaysia, S.XXII.

Eid, Michael; Gollwitzer, Mario; Schmitt, Manfred (2010): Statistik und Forschungsmethoden. Lehrbuch. Weinheim u. a.O. http://www.beltz.de/fileadmin/beltz/downloads/OnlinematerialienPVU/Statistik_und_Forschungsmethoden/18_Kapitel%2018_Antworten.pdf. (vom 12.07.2011)

Elias, Norbert (1978): Über den Prozess der Zivilisation: Wandlungen der Gesellschaft. Entwurf zu einer Theorie der Zivilisation. Stuttgart. (Original 1939).

Faltermaier, Toni (2000): Die Salutogenese als Forschungsprogramm und Praxis-perspektive. Anmerkungen zu Stand, Problemen und Entwicklungschancen. In: Wydler, Hans; Kolip, Petra; Abel, Thomas (Hg.): Salutogenese und Kohä-renzgefühl, Weinheim, München, S.185-196.

Faust Volker: Das Burnout-Syndrom und seine Folgen. Erschöpft – verbittert – aus-gebrannt. http://www.psychosoziale-gesundheit.net/psychiatrie/burnout.htm (10.01.2007).

Festinger, Leon (1978): Theorie der kognitiven Dissonanz. Bern, Stuttgart, Wien. (Original: A Theory of Cognitive Dissonance. Stanford 1957).

Fiedler, Rolf; Muthny, Fritz A. (2004): Persönlichkeit und Verhaltensstile, in: Strauß et al., S.241-254.

Fischer, Lorenz; Wiswede, Günter (1997): Grundlagen der Sozialpsychologie. München, Wien.

Fischer, Lorenz; Wiswede, Günter (2002[2]): Grundlagen der Sozialpsychologie. Überarbeitete und erweiterte Auflage, München, Wien.

Fischer-Appelt, Bernhard (2010): Schärfen statt Glätten. In der Krise müssen Ma-nager Kante zeigen und den Wandel erklären. Die Zeit, Nr. 9, 25.02.2010, S.24.

Fockenbrock, Dieter; Terpitz, Katrin (2011): Welche Kompetenzen Manager künf-tig brauchen. DIE ZEIT, Nr.2, vom 11.1.2011.

Formanek, Berthold M. (2000): Geschlechtsunterschiede in Symptomwahrneh-mung und Gesundheitsverhalten in einer repräsentativen Erwachsenenpopu-lation. Dissertation TU München.

Franke, Alexa (1997): Zum Stand der konzeptionellen und empirischen Entwick-lung des Salutogenesekonzepts. In: Antonovsky (1997).

Frankl, Viktor E. (1979[2]): Der Wille zum Sinn: Ausgewählte Vorträge über Lo-gotherapie. Bern, Stuttgart, Wien.

Frese, Michael (1999): Social Support as a Moderator of the Relationship Between Work Stressors and Psychological Dysfunctioning: A Longitudinal Study With Objective Measures. Journal of Occupational Health Psychology, Volume 4, Issue 3, July 1999, S.179-192.

Friedrichs, Jürgen (1998): Einleitung: "Im Flugsand der Individualisierung"? S. 7-11, in: Ders. (Hg.): Die Individualisierungs-These. Opladen.

Frieling, E.; Gösel, Ch. (2003): Betriebliche Gesundheitspolitik – Wo besteht in der deutschen Wirtschaft besonderer Handlungsbedarf? Expertise für die Expertenkommision <Betriebliche Gesundheitspolitik> der Bertelsmann Stiftung und der Hans-Böckler-Stiftung, Kassel. Unveröffentlichtes Manuskript.

Fritz, Sigrun (2004): Mehrebenen-Evaluation von Maßnahmen der betrieblichen Gesundheitsförderung. Dissertation Universität Dresden. http://nbn-resolving.de/urn:nbn:de:swb:14-1105957070484-14649

Fromm, Erich (1999): Gesamtausgabe in zwölf Bänden, herausgegeben von Rainer Funk, Bd. IV, Gesellschaftstheorie. Stuttgart.

Fuchs, Reinhard (2003): Sport, Gesundheit und Public Health. Göttingen u. a.O.

Fydrich, T., Sommer, G.; Brähler, E. (2007). Fragebogen zur Sozialen Unterstützung (F-SozU). Manual. Göttingen.

Fydrich, Thomas; Sommer, Gert; Tydecks, Stefan, Brähler, Elmar (2009): Fragebogen zur Sozialen Unterstützung – (F-SozU): Normierung der Kurzform (K-14). Zeitschrift für Medizinische Psychologie, 18, S. 43-48.

Gabler Verlag (Hg.): Gabler Wirtschaftslexikon. Wiesbaden. http://wirtschaftslexikon.gabler.de

Garson, G. David (2008): Logistic Regression, from Statnotes: Topics in Multivariate Analysis. http://www2.chass.ncsu.edu/garson/pa765/logistic.htm (09.01.2008).

Gatignon, Hubert und Joachim Vosgerau (2005). Moderating Effects: The Myth of Mean Centering, Working Paper, INSEAD, Fontainebleau Cedex.

Geffken, Rolf (2010): Prekarisierung der Normalarbeit: Zielvereinbarungen. Ohne Ort.

Geißler, Harald (2003): Dimensionen und Qualitätsebenen psychischer Nahrung. In: Geißler, Harald; Sattelberger, Thomas: Management wertvoller Beziehungen, S.94-104.

Gerrig, Richard J.; Zimbardo, Philip G.: (2008[18]): Psychologie. Aktualisierte Auflage München u. a.O.

Gerst, Detlef (2006): Von der direkten Kontrolle zur indirekten Steuerung: Eine empirische Untersuchung der Arbeitsfolgen teilautonomer Gruppenarbeit. München u. a.O. Zugleich Dissertation Universität Göttingen, 2005.

Geyer, Siegfried (1998): Antonovsky's sense of coherence – ein gut geprüftes und empirisch bestätigtes Konzept? In: Wydler, Hans; Kolip, Petra; Abel, Thomas (2000): Salutogenese und Kohärenzgefühl, Weinheim, München, S.71-84.

Gimeno, David; Benavides Fernando G.; Amick, Benjamin C.; Benach Joan; Martínez José Miguel (2004): Psychosocial factors and work related sickness absence among permanent and non-permanent employees. Journal of Epidemiology and Community Health, 58, S.870-876.

Goebel, Jan; Gornig, Martin; Häußermann, Hartmut (2010): Polarisierung der Einkommen: Die Mittelschicht verliert. Wochenbericht des DIW Berlin, Nr. 24, vom 16.06.2010, S.2-8.

Goffman, Erving (2008[3]): Wir alle spielen Theater. Die Selbstdarstellung im Alltag. Zürich. (Original: The Presentation of Self in Everyday Life. New York, 1959).

Grant, Adam M; Parker, Sharon K. (2009): Redesigning work design theories: The rise of relational and proactive perspectives. Academy of Management Annals, 3, S.317-375. Forthcoming.
http://iwp.dept.shef.ac.uk/files/docs/GrantParker_WorkDesign-Annals.pdf

Griffiths, Mark (2005): Workaholism is still a useful construct. Addiction Research and Theory. April 2005, 13, 2, S.97-100.

Gröben, Ferdinand (2002): Gesundheitsförderung in der Automobilindustrie. Hemmende und fördernde Faktoren. Eine Bilanz. Karlsruhe.

Gukenbiehl, Hermann L. (1995[4]): Systemtheorien. In: Schäfers, Bernhard (Hg.): Grundbegriffe der Soziologie, Opladen, S.316-323.

Habermas (1985): Hegels Begriff der Moderne. In: Habermas: Der philosophische Diskurs der Moderne, Zwölf Vorlesungen, Frankfurt am Main, S.34-58.

Hacker, Winfried (2005[2]): Allgemeine Arbeitspsychologie. Psychische Regulation von Wissens-, Denk- und körperlicher Arbeit. 2., überarbeitete und ergänzte Auflage, Bern.

Hackman, Richard J. (2002): Ein alternativer Blick auf Gruppen in Organisationen. In: Allmendinger, Jutta; Hinz, Thomas (Hg.): rganisationssoziologie, Sonderheft 42/2002 der Kölner Zeitschrift für Soziologie und Sozialpsychologie, Wiesbaden, S.245-259.

Hajek, Göran (1999): Protestantische Arbeitsethik und Herzinfarkt: eine theoretische und empirische Untersuchung von Zusammenhängen zwischen säkularisierter protestantischer Arbeitsethik, Arbeits- und Lebensbedingungen in modernen westlichen Industriegesellschaften und Herz-Kreislauf-Erkrankungen. Lengerich u. a.O.

Haly, Martha Knox (2009): A Review of Contemporary Research on the Relationship Between Occupational Stress and Social Support: Where Are We Now? Australian and New Zealand Journal of Organisational Psychology, Volume 2, Issue 1, August 2009, S.44-63.

Hasse, Raimund; Krücken, Georg (2009): Neo-institutionalistische Theorie. In: Kneer, Georg; Schroer, Markus (Hg.): Handbuch Soziologische Theorien, Wiesbaden, S.237-252.

Haug, Sonja (1997): Soziales Kapital. Ein kritischer Überblick über den aktuellen Forschungsstand. Mannheim.

Häusser, Jan Alexander; Mojzisch, Andreas; Niesel, Miriam; Schulz-Hardt, Stefan (2010): 'Ten years on: A review of recent research on the Job Demand-Control (-Support) model and psychological well-being', Work & Stress, 24, 1, S.1-35. (Online publication date: 30 March 2010).

Heide, Holger (2000): Individuelle und sozialökonomische Dimensionen von Arbeitssucht. Vortrag gehalten auf der Fachtagung "SUCHT 2000" der Deutschen Hauptstelle gegen die Suchtgefahren in Karlsruhe, 13.-15. Nov. 2000. http://www.wiwi.uni-bremen.de/seari/beitragtext3heide.htm (03.08.2006)

Heide, Holger: Arbeitsgesellschaft und Arbeitssucht. Die Abschaffung der Muße und ihre Wiederaneignung. http://www.wiwi.uni-bremen.de/seari/ heidearbeitsgesellschaft.htm (24.01.2007)

Helliwell, F. (2006): Well-Being, Social Capital and Public Policy: What's New? The Economic Journal, 116, 510, C34–C45.

Helmbrecht, Michael (2005): Erosion des ,Sozialkapitals'?: Eine kritische Diskussion der Thesen Robert D. Putnams. Bielefeld.

Himanen, Pekka (2001): Die Hacker-Ethik und der Geist des Informations-Zeitalters. München.

Hinderk M. Emrich; Christian Eggers (2001): Sucht als Lebensform: Zur Sozialanthropologie des Süchtigseins. Psychiatrische Praxis, Band 28, Heft 2, S.55-59.

Hochschild, Arlie Russell (2006): Das gekaufte Herz. Zur Kommerzialisierung der Gefühle. Frankfurt a.M., New York.

Hofmann, Irmgard (2008): Schattenarbeit. Die Arbeit mit und an den eigenen Gefühlen. http://www.irmgard-hofmann.de/doku.php?id=schattenarbeit&Doku Wiki=u0uu9hq k24iat5p60up9jk8i06.

Hollederer, A. (2007): Betriebliche Gesundheitsförderung in Deutschland – Ergebnisse des IAB-Betriebspanels 2002 und 2004. Gesundheitswesen, 2007, 69, 2, S.63-76.

Hollmann S.; Klimmer F.; Schmidt K.H.; Kylian H. (1999): Validation of a questionnaire for assessing physical work load. Scandinavian Journal of Work Environment & Health, April 1999, 25, 2, S.105-114.

Hollmann, Sven (2000): Erweiterungen des Demands-Control-Modells von Karasek: Das Zusammenwirken von Handlungsspielraum, Stress und körperlicher Belastung in der Altenpflege; eine Längsschnittstudie zu Wirkungen auf gesundheitliche Beeinträchtigungen und Fehlzeiten. Osnabrück. Zugleich Dissertation Universität Dortmund, 1999.

Hollmann, S.; Heuer, H.; Schmidt, K.-H.; Jäger, M.; Luttmann, A. (2000): Handlungsspielräume bei der Arbeit: ein Schutzfaktor für Muskel-Skelett-Beschwerden bei psychischen und körperlichen Belastungen? In: Bolt, H.M., Griefahn, B., Heuer, H. und Laurig, W. (Hg.): Arbeitsphysiologie heute, Dortmund, Bd. 2, S.79-89.

Holtgrave, David R.; Richard Crosby (2006): Is social capital a protective factor against obesity and diabetes? Findings from an exploratory study. Annals of epidemiology, 16, 5, S.406-408.

Holz, Melanie; Zapf, Dieter; Dormann, Christian (2004): Soziale Stressoren in der Arbeitswelt: Kollegen, Vorgesetzte und Kunden. Zeitschrift Arbeit, Jg. 13, Heft 3, S.278-291.

Homans, George Caspar (1972[6]): Theorie der sozialen Gruppe. Opladen. (Original 1950: The human group. New York.)

Hoppe, Annette; Binkowski, Sven (2006): Untersuchung von Technikstressoren unter Zugrundelegung des handlungsregulierenden Ansatzes – Eine Studie zur Arbeitsplatz- und Prozessoptimierung von technisch hochkomplexen Arbeitsplätzen. In: BTU – Forum der Forschung, 10. Jahrgang, Dezember 2006, Heft 17, S.147-152.

House, James S.; Landis, Karl; Umberson, Debra (1988): Social relationships and health. Science, Vol 241, Issue 4865, S.540-545.

Humphrey; Nahrgang; Morgeson (2007): Integrating Motivational, Social, and Contextual Work Design Features: A Meta-Analytic Summary and Theoretical Extension of the Work Design Literature – Metaanalyse. Journal of Applied Psychology, 2007, Vol. 92, No. 5, 1332–1356.

Hupfeld, Jörg (1999): Logistische Regression – eine Einführung. Bern. http://www.soz.psy.unibe.ch/team/pdf/hupfeld/Hupfeld1999c.pdf (01.02.2008).

Hüttges, Annett; Moldaschl, Manfred (2009): Innovation und Gesundheit bei flexibilisierter Wissensarbeit – unüberwindbarer Widerspruch oder eine Frage der Verhandlungsautonomie? Wirtschaftspsychologie, Heft 4, S.1-10.

Inglehart, Ronald (1995): Kultureller Umbruch. Wertwandel in der westlichen Welt. Frankfurt, New York.

International Organization for Standardization (ISO): DIN EN ISO 10075: Ergonomische Grundlagen bezüglich psychischer Arbeitsbelastung.

Islam M.K.; Merlo J; Kawachi I.; Lindström M.; Gerdtham U.G. (2006): Social Capital and Health: Does Egalitarism matter? A literature review. International Journal for Equity in Health, 5, 3.

Jaccard, J., Blanton, H. & Dodge, T. (2005). Peer influences on risk behavior: An analysis of the effects of a close friend. Developmental Psychology, 41, 135-147.

Jaccard, James; Turrisi, Robert (2003²) Interaction effects in multiple regression. Newbury Park.

Janis, Irving L. (1972): Victims of groupthink: A psychological study of foreign-policy decisions and fiascoes. Oxford.

Janßen, Christian (1999): Lebensstil oder Schicht? Ein Vergleich zweier Konzepte im Hinblick auf ihre Bedeutung für die subjektive Gesundheit unter besonderer Berücksichtigung der gesundheitlichen Kontrollüberzeugungen. Berlin.

Janßen, C., Crispin, A., Weitkunat, R.; Abel, T. (1999): Lebensstile und Gesundheit – Eine empirische Studie zum Verständnis spezifischer Verhaltensmuster bei Erwachsenen im zweiten und dritten Lebensabschnitt. In: Public-Health-

Forschungsverbünde in der Deutschen Gesellschaft für Public-Health (Hg.): Public-Health-Forschung in Deutschland. Bern, S.171-179.

Johansson, Jan A. (1995): The impact of decision latitude, psychological load and social support at work on musculoskeletal symptoms. European Journal of Public Health, Vol. 5, No. 3, S.169-174.

Johnen, Rolf. (1998): Das Sprechen des Körpers als Ressource für Gesundheit: das Unterrichtsprojekt ‚Subjektive Anatomie'. In: Schüffel, Wolfram; Brucks, Ursula; Johnen, Rolf; Köllner V.; Lamprecht F.; Schnyder U. (Hg.): Handbuch der Salutogenese, Wiesbaden, S.221-232.

Johnson, Jeffrey V.; Hall, Ellen M. (1988): Job strain, workplace social support, and cardiovascular disease: A cross sectional study of a random sample of the Swedish working population. American Journal of Public Health, 78, S.1336-1342.

Johnson, Jeffrey V. (1995): The Psychosocial Work Environment of Physicians: The Impact of Demands and Resources on Job Dissatisfaction and Psychiatric Distress in a Longitudinal Study of Johns Hopkins Medical School Graduates. Journal of Occupational & Environmental Medicine, September 1995, Volume 37, Issue 9, S.1151-1159.

Jonge, Jan de; Kompier, Michael A. J. (1997): A Critical Examination of the Demand-Control-Support Model from a Work Psychological Perspective. International Journal of Stress Management, Vol. 4, No. 4, S.235-258.

Jonge, Jan de; Reuvers, Mariëlle M.E.N.; Houtmanc, Irene L.; Bongers, Paulien M.; Kompier, Michael A.J. (2000): Linear and Nonlinear Relations Between Psychosocial Job Characteristics, Subjective Outcomes, and Sickness Absence: Baseline Results From SMASH. Journal of Occupational Health Psychology, April 2000, 5, 2, S.256-268.

Jonge, Jan de; Dormann, Christian (2006): Stressors, Resources, and Strain at Work: A Longitudinal Test of the Triple-Match Principle. Journal of Applied Psychology, Volume 91, Issue 6, November 2006, S.1359-1374.

Kanner, Allen D.; Coyne, James C.; Schaefer, Catherine; Lazarus, Richard S. (1981): Comparison of two modes of stress measurement: Daily hassles and uplifts versus major life events. Journal of Behavioral Medicine, Volume 4, Number 1, S. 1-39.

Karasek, Robert A. Jr. (1979): Job Demands, Job Decision Latitude, and Mental Strain: Implications for Job Redesign. Administrative Science Quarterly, June 1979, Volume 24, S.285-308.

Karasek R.; Baker D.; Marxer F.; Ahlbom A.; Theorell T. (1981): Job decision latitude, job demands, and cardiovascular disease: a prospective study of Swedish men. American Journal of Public Health, Vol. 71, 7, S.694-705.

Kassebaum, Ulf Bernd (2004): Interpersonelles Vertrauen: Entwicklung eines Inventars zur Erfassung spezifischer Aspekte des Konstrukts. Dissertation Universität Hamburg.

Kastner, Michael (2006): Prävention in der Arbeitswelt. Psychotherapeut, S.440-451.

Kawachi I.; Kennedy B.P.; Lochner K.; Prothrow-Stith D. (1997): Social capital, income inequality, and mortality. American Journal of Public Health, Band 87, Heft 9, S.1491-1498.

Kawachi I.; Kennedy B.P.; Glass R. (1999): Social capital and self-rated health: a contextual analysis. American Journal of Public Health, Vol. 89, 8, S.1187-1193.

Kawachi, Ichiro (2006) Commentary: Social capital and health: making the connections one step at a time. International Journal of Epidemiology, Vol.35, No. 4, S.989-993.

Kenny, David A. (2011): Moderator Variables. August 8. http://davidakenny.net/cm/moderation.htm (28.09.2011).

Kivimäki, Mika; Head, Jenny ; Ferrie, Jane E.; Hemingway, Harry, Shipley, Martin J.; Vahtera, Jussi; Marmot, Michael G. (2005): Working while Ill as a Risk

Factor for Serious Coronary Events: The Whitehall II study. American Journal of Public Health, Vol. 95, No. 1, S.98-102.

Keil, Annelie (1997): „Jeder Schritt wagt den Fall' – Unsicherheit als anthropologisches Prinzip. www.uni-oldenburg.de/ARGE/97/keil.html (21.09.2006).

Klages, Helmut; Gensicke, Thomas (2006): Wertesynthese – funktional oder dysfunktional. In: Kölner Zeitschrift für Soziologie- und Sozialpsychologie, 58, S.332-351.

Kocyba, Hermann; Voswinkel, Stephan (2008): Krankheitsverleugnung – Das Janusgesicht sinkender Fehlzeiten. GESIS: Industrie- und Betriebssoziologie (2008) S.11-S.23. (Original: WSI Mitteilungen 60, 3/2007 S.131-137.)

Köhler, T.; Janßen, C.; Plath, S.-C.; Steinhausen, S.; Pfaff, H. (2009): Determinanten der betrieblichen Gesundheitsförderung in der Versicherungsbranche: Ergebnisse einer Vollerhebung bei deutschen Versicherungen im Jahr 2006. Gesundheitswesen; 71(11), S.722-731.

Kouvonen, Anne; Kivimäki, Mika; Vahtera Jussi; Oksanen, Tuula; Elovainio, Marko; Cox, Tom; Virtanen, Marianna; Pentti, Jaana; Cox Sara J.; Wilkinson Richard G. (2006): Psychometric evaluation of a short measure of social capital at work. BMC Public Health, 2006, 6, S.251. Published online 2006 October 13. doi: 10.1186/1471-2458-6-251.

Kristensen, Tage Søndergård (1995): The demand-control-support model: Methodological challenges for future research. Stress Medicine, Vol. 11, No. 1, S.17-26.

Kristensen, Tage Søndergård (2010): A questionnaire is more than a questionnaire. Scandinavian Journal of Public Health, Vol. 38, S.149-155.

Kroll, L., E.; Lampert, T. (2007): Sozialkapital und Gesundheit in Deutschland. Das Gesundheitswesen, 69, 3, S.120-127.

Kuhn, Joseph (2000): Die betriebliche Gesundheitsförderung am Scheideweg: zur Dialektik einer Erfolgsgeschichte. Prävention – Zeitschrift für Gesundheitsförderung, 3/2000, S.95-96.

192

Kuhn, Joseph (2005): Gesundheit, Krankheit und Public Health. Prävention – Zeitschrift für Gesundheitsförderung, 01/2005, S.1-4.

Kumari, Meena; Head, Jenny; Marmot, Michael (2004): Prospective Study of Social and Other Risk Factors for Incidence of Type 2 Diabetes in the Whitehall II Study. Archives of International Medicine 164, S.1873-1880.

Lacher, Michael (2000): Gruppenarbeit in der Automobilindustrie – Zwischen Teilautonomie und Neuorientierung. Arbeit, Heft 4, Jg. 9, S.133-141.

Lachmann, Werner (2006[5]): Volkswirtschaftslehre Bd.1; Grundlagen. Überarbeitete und erweiterte Auflage. Berlin.

Ladwig, K.-H.; Marten-Mittag; B.; Baumert, J. (2005): Psychosoziale Belastungsfaktoren als Risiko für das Auftreten einer koronaren Herzerkrankung – Eine Bestandsaufnahme unter besonderer Berücksichtigung der KORA-Forschungsplattform. Gesundheitswesen, 67, S.86-93.

Lampert, Thomas; Mielck, Andreas (2008): Gesundheit und soziale Ungleichheit. Eine Herausforderung für Forschung und Politik. Gesundheit – Gesellschaft – Wissenschaft (GGW) Jg. 8, Heft 2 (April): S.7–16.

Lange, A.H. de; Taris T.W.; Kompier M.A.J.; Houtman I.L.D.; Bongers P.M. (2002): Effects of stable and changing demand-control histories on worker health. Scandinavian Journal of Work Environment & Health, Vol. 28, No. 2, S.94-108.

Lange, Annet H. de;, Taris, T.W., Kompier, M.A.J., Houtman, I.L.D., Bongers, P. M. (2003): „The Very Best of the Millennium". Longitudinal Research and the Demand-Control-Support Model. American Journal of Industrial Medicine, Vol. 8, No. 4, S.282-305.

Larsman, Pernilla (2006): On the relation between psychosocial work environment and musculosceletal symptoms. A structural equation modelling approach. Dissertation Universität Göteborg.

Larsman P.; Hanse J.J. (2009): The impact of decision latitude, psychological load and social support at work on the development of neck, shoulder and low back symptoms among female human service organization workers. International Journal of Industrial Ergonomics, 39, 2, S.442-446.

Lazarus, Richard S. (1966): Psychological stress and the coping process. New York.

Lazarus, Richard S.; Folkman, Susan (1984): Stress, Appraisal, and Coping, New York.

Lazarus, Richard S.; Folkman, Susan. (1987): Transactional theory and research on emotions and coping. European Journal of Personality, September 1987, Volume 1, Issue 3, S.141-169.

Lazarus, Richard S. (1990): Emotion and Adaptation. In: Pervin L. A: Handbook of Personality: Theory and Research, S.609-637.

Lazarus, Richard S. (1993): Coping Theory and Research: Past, Present, and Future. Psychosomatic Medicine, 55, S.234-247.

Lazarus, Richard S.; Folkman, Susan (1996): Stress, appraisal, and coping. 9. Auflage (Original New York, 1984), New York.

Lazarus, Richard S. (1998): Fifty Years of the Research and Theory of R.S. Lazarus: An Analysis of Historical and Perennial Issues. Mahwah, New Jersey.

Lazarus, Richard S. (1999): Stress and Emotion: A new Synthesis, New York.

Leipold, Bernhard (2004): Bewältigungsverhalten und Persönlichkeitswachstum pflegender Angehöriger. Dissertation FU Berlin.

Leiter, Michael; Maslach, Christina (2007): Burnout erfolgreich vermeiden. Wien.

Leppert, Karena; Gunzelmann,Thomas; Schumacher Jörg; Strauß, Bernhard; Brähler, Elmar (2005): Resilienz als protektives Persönlichkeitsmerkmal im Alter. Psychotherapie, Psychosomatik, medizinische Psychologie, Band 55, Heft 8, S.365-369.

Lexikon zur Soziologie (1995[3]). Hsg. von Fuchs-Heinritz, Werner; Lautmann, Rüdiger; Rammstedt, Otthein; Wienold, Hanns. 3., völlig neu bearbeitete und erweiterte Auflage. Opladen.

Liebig, Stefan (2002): Gerechtigkeit in Organisationen. Theoretische Überlegungen und empirische Ergebnisse zu einer Theorie korporativer Gerechtigkeit. In: Allmendinger, Jutta; Hinz, Thomas (Hg.): Organisationssoziologie, Kölner Zeitschrift für Soziologie und Sozialpsychologie, Sonderheft 42, S.151-187.

Lochner, K.; Kawachi, I.; Kennedy, B. (1999): Social Capital: A guide to its measurement. Health & Place, 5, S.259-270.

Luckmann, Thomas (1978): Kommunikation und die Reflexivität der Sozialwissenschaften. In: Zimmermann, Jörg (Hg.): Sprache und Welterfahrung, München, S.177-191.

Luhmann, Niklas (1984): Soziale Systeme. Grundriß einer allgemeinen Theorie. Frankfurt a.M.

Luhmann, Niklas (2005[4]): Soziologische Aufklärung 3. Soziales System, Gesellschaft, Organisation. Wiesbaden.

Maes, Jürgen; Schmitt, Manfred (2001): Protestantische-Ethik-Skala (PES) Messeigenschaften und Konstruktvalidität. http://www.gerechtigkeitsforschung.de/berichte/beri146.pdf (10.01.2007).

Maier, Jürgen; Maier, Michaela; Rattinger, Hans (2000): Methoden der sozialwissenschaftlichen Datenanalyse. München.

Maier, S.F. and Seligman, Martin E.P. (1976). Learned helplessness: Theory and evidence. Journal of Experimental Psychology: General, 105, S.3-46.

Marmot, Michael; Bosma, H.; Hemingway, H.; Brunner, E.; Stansfeld, S. (1997): Contribution of job control and other risk factors to social variations in coronary heart disease incidence. The Lancet, July 1997, Volume 350, Issue 9073, S.235-239.

Marmot, Michael (2000): Multilevel Approaches to Understanding Social Determinants. In: Berkman, Lisa F.; Kawachi, Ichiro (Hg.): Social Epidemiology, Oxford, S.349-367.

Marmot, Michael (2004): The Status Syndrome: How Social Standing Affects Our Health and Longevity. London.

Marmot, Michael (2006): Health in an unequal world. The Lancet, 368, S.2081-2094.

Marmot, M.G., Wilkinson, R.G. (Hg.) (2006[2]): Social determinants of health. Oxford.

Martikainen P., Valkonen T. (1996): Excess mortality of unemployed men and women during a period of rapidly increasing unemployment. The Lancet, 348, S.909-912.

Marwinski, Kathrin; Buchwald, Petra (2010): Burnout und Ressourcenverluste. Eine Studie bei Lehrkräften des Berufskollegs. http://www.petra-buchwald.de/MarwinskiBuchwald-HP.pdf (20.09.2010).

Matiaske, Wenzel (1999): Soziales Kapital in Organisationen. Eine tauschtheoretische Studie. München, Mering. Zugleich Habilitation TU Berlin 1998.

Matys, Thomas (2006): Macht, Kontrolle und Entscheidungen in Organisationen. Wiesbaden.

McMillan, Lynley H.W.; O'Driscoll, Michael P., Marsh, Nigel V.; Brady Elizabeth C. (2001): Understanding Workaholism: Data Synthesis, Theoretical Critique, and Future Design Strategies. International Journal of Stress Management, Volume 8, Number 2, April 2001, S.69-91.

McMillan, Lynley H.W.; O'Driscoll, Michael P. (2004): Workaholism and health: Implications for Organizations. Journal of Organizational Change Management, Vol. 17, Issue 5, S.509-519.

Meckel-Haupt, Astrid (2001): Ein Beitrag zu Validierung des deutschsprachigen SOC-Fragebogens von Aaron Antonovsky. Dissertation Universität Düsseldorf.

Meißner, Ulrike Emma (2005): Die ‚Droge' Arbeit. Unternehmen als ‚Dealer' und als Risikoträger. Personalwirtschaftliche Risiken der Arbeitssucht. Ohne Ort.

Melchior, M; Niedhammer, I; Berkman, LF; Goldberg, M (2003): Do psychosocial work factors and social relations exert independent effects on sickness absence? A six year prospective study of the GAZEL cohort. Journal of Epidemiology and Community Health, 2003, 57, S.285-293.

Mentzel, Gerhard (1977): Politisch Tätige als arbeitssüchtige Patienten. Die Neue Gesellschaft, Frankfurter Hefte, 34, Nr. 3, S.261-264.

Mentzel, Gerhard (1979): Über die Arbeitssucht. In: Zeitschrift für Psychosomatische Medizin und Psychoanalyse, Jg. 25, S.115-127.

Merton, Robert K. (1995): Thomas Theorem und Matthew Effekt. Social Forces, 74, 2, S.379-424.

Mielck, A. (2000): Soziale Ungleichheit, Bern.

Mielck, A.; Bloomfield, K. (2001): Verringerung der Einkommens-Ungleichheit und Verstärkung des sozialen Kapitals: Neue Aufgaben der sozial-epidemiologischen Forschung. Das Gesundheitswesen, Vol.63, No.1, S.18-23.

Mielck, A., Janßen, C. (2008) Ein Modell zur Erklärung der gesundheitlichen Ungleichheit. Public Health Forum, 59.

Moldaschl, Manfred (2005): Das soziale Kapital von Arbeitsgruppen und die Nebenfolgen seiner Verwertung. Gruppendynamik und Organisationsberatung, Jg. 36, Heft 2, S.221-239.

Moody, James; White, Douglas R. (2003): Structural Cohesion and Embeddedness: A Hierarchical Concept of Social Groups. American Sociological Review, Vol. 68, No. 1, February 2003, S.103-127.

Mullen, Brian; Copper, Carolyn (1994): The relation between group cohesiveness and performance: An integration. Psychological Bulletin, Vol. 115, 2, March, S.210-227.

Müller, Dirk (2007): Moderatoren und Mediatoren in Regressionen. In: Albers, Sönke; Klapper, Daniel; Konradt, Udo; Walter, Achim; Wolf, Joachim (Hg.): Methodik der empirischen Forschung, Wiesbaden, S.245-260.

Myrtek, Michael (2000): Das Typ-A-Verhaltensmuster und Hostility als eigenständiges Risiko der koronaren Herzkrankheit. Frankfurt a. M.

Naidoo, Jennie; Wills, Jane (2003): Lehrbuch der Gesundheitsförderung. (Original Edinburgh u. a.O. 2000^2).

Nugent, Paul D.; Abolafia, Mitchel Y. (2006): The creation of trust through interaction and exchange – The role of consideration in organizations. Group & Organization Management 31, 6, S.628-650.

Oates, Wayne Edward (1971): Confessions of a workaholic; the facts about work addiction. New York.

OECD (2001): The Well-being of Nations: The Role of Human and Social Capital. http://www.oecd.org/dataoecd/36/40/33703702.pdf (24.09.2010).

Ohr, Dieter (2010): Lineare Regression: Modellannahmen und Regressionsdiagnostik. In: Wolf, Christof; Best, Henning (Hg.): Handbuch der sozialwissenschaftlichen Datenanalyse, S.639-676.

Parsons, Talcott (1968): Sozialstruktur und Persönlichkeit. Frankfurt a. M.

Pfaff, Holger (1989): Stressbewältigung und soziale Unterstützung: zur sozialen Regulierung individuellen Wohlbefindens. Weinheim. Zugleich Dissertation TU Berlin 1988.

Pfaff, Holger; Bentz, Joachim (2000), Intervention und Evaluation im Daimler Chrysler Werk Berlin: Das Change Assesment Inventar (CAI) als Evaluationsinstrument des Gesundheitsmanagements. In: Badura, B.; Litsch, M.; Vetter, C. (Hg.): Fehlzeiten-Report 2000, S.176-190.

Pfaff; Holger; Bentz, Joachim (2000): Psychosoziale Zielvariablen als Basis eines modernen Arbeitsschutz- und Gesundheitsmanagements: Entwicklung und Anwendung. In: Schäcke, G.; Lüth, P. (Hg.): Arbeitsmedizin im Wandel – bewährte Strategien und Herausforderungen, Fulda, S.310-318.

Pfaff, Holger; Bentz, Joachim (2001): Lernbasiertes Gesundheitsmanagement. In: Pfaff, Holger; Slesina, Wolfgang (Hg.): Effektive betriebliche Gesundheitsförderung, Konzepte und methodische Ansätze zur Evaluation und Qualitätssicherung, Weinheim und München, S.181-197.

Pfaff, H.; Pühlhofer, F.; Brinkmann, A.; Lütticke, J.; Nitzsche, A.; Steffen, P.; Stoll, A.; Richter, P. (2004): Der Mitarbeiterkennzahlenbogen (MIKE). Kompendium valider Kennzahlen – Kennzahlenbuch. Veröffentlichungsreihe der Abteilung Medizinische Soziologie des Instituts für Arbeitsmedizin, Sozialmedizin und Sozialhygiene der Universität zu Köln.

Pingsten, Anne (1999): Grundformen der Salutogenese bei Thomas Manns Felix Krull. Dissertation Universität Würzburg.

Plath, Sven Christoph (2007): Gesundheitsmanagement in deutschen Banken; Verbreitung, Bedingungen und Wirkungen – Ergebnisse einer Repräsentativerhebung. Dissertation Universität Köln.

Pollack, C.E.; Knesebeck, O. von dem (2004): Social Capital and health among the aged: comparisons between the United States and Germany. Health Place, 10, 4, S.383-391.

Popitz, Heinrich (1968): Über die Präventivwirkung des Nichtwissens. Dunkelziffer, Norm und Strafe. Tübingen.

Popitz, Heinrich (2004): Prozesse der Machtbildung. In: Ders.: Phänomene der Macht. Tübingen, S.185-231.

Poppelreuter, Stefan (2002): Die Bedeutung der Arbeitssucht: Definition und Möglichkeiten ihrer Behandlung. http://www.addiction.de/fileadmin/ user_upload/pdf/beitraege/PoppelrS2002I.pdf (13.12.2006).

Popper, Karl Raimund (1973): Objektive Erkenntnis. Ein evolutionärer Entwurf. Hamburg.

Porter, Gayle (2004): Work, work ethic, work excess. Journal of Organizational Change Management; Vol. 17, Issue 5, S.424-439.

Preisendörfer, Peter (2005). Organisationssoziologie. Grundlagen, Theorien und Problemstellungen. Wiesbaden.

Preußner, Irene (2004): Betriebliche Gesundheitsförderung durch Partizipation: Eine qualitative Studie zu den individuellen Voraussetzungen für eine Beteiligung an Gesundheitszirkeln. Dissertation Universität Hamburg. http://www2.sub.uni-hamburg.de/opus/volltexte/2004/2102/pdf/Dissertation.pdf

Priester, Klaus (1998): Betriebliche Gesundheitsförderung: Voraussetzungen – Konzepte – Erfahrungen. Frankfurt am Main.

Putnam, Robert (1995): „Bowling Alone: America's Declining Social Capital", Journal of Democracy, Vol. 6, No. 1, S.65-78.

Putnam, Robert (2000): Bowling Alone: The Collapse and Revival of American Community, New York.

Putnam, Robert (2001): Social Capital Measurement and Consequences, ISUMA – Canadian Journal of Policy Research, Vol. 2, No. 1, S.41-51.

Quaas, Wolfgang; Kubitscheck, Steffen; Thiele, Lars (1997): Betriebliche Gesundheitsförderung durch Arbeitsgestaltung und Unternehmenskultur. Zeitschrift für Gesundheitswissenschaft, 5. Jg., H.3, S.208-238.

Rapoport, Anatol; Chammah, Albert M. (1970[2]): Prisoners Dilemma: A study in conflict and cooperation. Ann Arbor.

Regehr, Cheryl; Millar, Danielle (2007): Situation Critical: High Demand, Low Control, and Low Support in Paramedic Organizations. Traumatology, Vol. 13, No. 1, S.49-S.58.

Reme S.E; Eriksen H.R.; Ursin H. (2008): Cognitive activation theory of stress – how are individual experiences mediated into biological systems? SJWEH, Suppl. 2008, 6, S.177-183.

Requena F. (2003): Social capital, satisfaction and quality of life in the workplace. Social Indicators research, 61, 3, S.331-360.

Rhoades; Linda; Eisenberger, Robert (2002): Perceived Organizational Support: A Review of the Literature. Journal of Applied Psychology, Vol. 87, No. 4, S.698-714.

Richter, Antje (2005): Risiko und Resilienz. In: Kindergartenpädagogik – Online Handbuch. München. http://www.kindergartenpaedagogik.de/1286.pd

Richter, Peter; Rudolf, Matthias; Schmidt, Christian Frank (1996): FABA, Fragebogen zur Analyse belastungsrelevanter Anforderungsbewältigung. Selbsteinschätzungsverfahren zur Erfassung belastungsrelevanter Anforderungsbewältigungen. Frankfurt.

Richter, Peter; Hacker, Winfried (1998): Belastung und Beanspruchung. Stress, Ermüdung und Burnout im Arbeitsleben. Heidelberg.

Riemer, Kai (2005): Sozialkapital und Kooperation. Zur Rolle von Sozialkapital im Management zwischenbetrieblicher Kooperationsbeziehungen, Tübingen.

Rosenstiel, Lutz von; Molt, Walter; Rüttinger, Bruno (1977[3]): Organisationspsychologie. Stuttgart.

Rosenstiel, Lutz von (2007[6]): Grundlagen der Organisationspsychologie. Stuttgart.

Roßteutscher, Sigrid (2005): Wertsynthese: Kein unsinniges Konzept, sondern traurige Realität. Replik zur Kritik von Helmut Thomé. Kölner Zeitschrift für Sozialforschung und Sozialpsychologie 57, 2, 2005, S.333-341.

Rugulies, Reiner; Siegrist, Johannes (2002): Soziologische Aspekte der Entstehung und des Verlaufs der koronaren Herzkrankheit: soziale Ungleichverteilung der Erkrankung und chronische Distress-Erfahrungen im Erwerbsleben. Statuskonferenz Psychokardiologie, Bd. 4, Frankfurt a. M.

Rugulies, Reiner; Braff, Jeffrey; Frank, John W. et al. (2004): The psychosocial work environment and musculoskeletal disorders: Design of a comprehensive interviewer-administered questionnaire. American Journal of Industrial Medicine, 45, 5, S.428-439.

Rüllich, Kathrin (2007): Gesundheitsrelevantes Verhalten und beanspruchende Arbeitsbelastungen bei Polizeibeamten/innen im Reviereinsatzdienst der Polizeidirektion Halle des Landes Sachsen-Anhalt. Dissertation Universität Halle-Wittenberg.

Saastamoinen, Peppiina; Laaksonen, Mikko; Leino-Arjas, Päivi, Lahelma Eero (2009): Psychosocial risk factors of pain among employees. European Journal of Pain, 13, 1, S.102-108.

Sack, Manfred; Lamprecht, Friedhelm (1998): Forschungsaspekte zum ‚Sense of Coherence'. In: Schüffel, Wolfram; Brucks, Ursula; Johnen, Rolf; u. a.: Handbuch der Salutogenese, Konzept und Praxis, Wiesbaden, S.325-336.

Schaaf, Anne Wilson; Fassel, Diane (1988): The Addictive Organization. San Francisco.

Schachter, Stanley; Ellertson, Norris; McBride, Dorothy; Gregory, Doris (1951): An Experimental Study of Cohesiveness and Productivity. Human Relations, S.229-238.

Schaefer, Catherine; Coyne, James C.; Lazarus, Richard S. (1981): The health-related functions of social support. Journal of Behavioral Medicine, Volume 4, Number 4, S.381-406.

Schäfer, Christoph (2009): Didaktik der Erinnerung. Münster.

Schäfer, Ellen (2006): Betriebliche Kompetenzentwicklung. Einführung und Evaluation systematischer Kompetenzentwicklungskonzepte. Dissertation Universität Kassel.

Schäfers, Bernhard (2008[7]): Die soziale Gruppe. In: Korte, Hermann; Schäfers, Bernhard (Hg.): Einführung in Hauptbegriffe der Soziologie: Einführungskurs Soziologie. Wiesbaden.

Schaufeli, W.; Enzmann, D. (1998). The Burnout Companion to Study and Practice. London.

Schaufeli, Wilmar B.; Salanova Marisa (2007): Efficacy or inefficacy, that's the question: Burnout and work engagement, and their relationships with efficacy beliefs. Anxiety, Stress & Coping, Volume 20, Issue 2, June 2007, S.177-196.

Schichterich, Wolfgang (2004): Entwicklung zur Handlungskompetenz durch Supervision in der Automobilindustrie. Zeitschrift für Organisationsberatung, Supervision, Coaching, Volume 11, Number 3, September 2004, S.253-266.

Schiffer, Eckhard (2001): Wie Gesundheit entsteht. Salutogenese: Schatzsuche statt Fehlerfahndung. Weinheim und Basel.

Schimank, Uwe (2002): Organisationen: Akteurkonstellationen – korporative Akteure – Sozialsysteme. In: Allmendinger, Jutta; Hinz, Thomas: Organisationssoziologie, Sonderheft der Kölner Zeitschrift für Sozialforschung und Sozialpsychologie Nr.42, Wiesbaden, S.29-54

Schmitt, Liane (2006): Kompetenzabhängiges Belastungserleben in Dienstleistungsberufen – Die Entwicklung eines Modells der Zusammenhänge zwischen empfundenen Belastungen und beruflichen Kompetenzen. Dissertation Universität Mannheim.

Schnall, Peter L.; Pieper, Carl; Schwartz, Joseph E.; Karasek, Robert A.; Schlussel, Yvette; Devereux, Richard B.; Ganau, Antonello; Alderman, Michael; Warren, Katherine; Pickering, Thomas G. (1990): The Relationship Between 'Job Strain,' Workplace Diastolic Blood Pressure, and Left Ventricular Mass Index. Results of a Case-Control Study. JAMA, 1990, 263, 14, S.1929-1935.

Schneider, Christian (2001): Skala für Arbeitssucht. Dissertation, Universität Würzburg.

Schneider, Christian; Bühler, Karl-Ernst (2001): Arbeitssucht. Deutsches Ärzteblatt, 2001, 98: A 463–465, [Heft 8].

Schneider, Mark A. (2006): The Theory Primer: A Sociological Guide. Lanham/ Maryland.

Schröer, Norbert (2002): Quasi-ideales Zeichensystem und Perspektivität – Zur intersubjektiven Konstitution sprachlicher Zeichensysteme in der Protosoziologie Thomas Luckmanns. Schweizerische Zeitschrift für Soziologie, 28, 1, S.105-118.

Schüler, Julia; Dietz, Franziska (2004): Kurzlehrbuch Medizinische Psychologie. Stuttgart.

Schulz, P.; Schlotz, W.; Becker, P. (2004). Trierer Inventar zum chronischen Stress (TICS). Göttingen. Zeitschrift für Klinische Psychologie und Psychotherapie, 35, 3, S.240-242.

Schulz, Peter (2005): Stress- und Copingtheorien. In: Schwarzer, Ralf (Hg.): Enzyklopädie der Psychologie. Gesundheitspsychologie. Göttingen u. a.O.

Schulze, Beate; Rössler, Wulf (2006): Burn-out-Syndrom: Diagnose und Therapie in der klinischen Praxis. Leading Opinions, Neurologie und Psychiatrie, 2006, 6, 4, S.23–25.http://neurologie-psychiatrie.universimed.com/artikel/ burn-out-syndrom-diagnose-und-therapie-der-klinischen-praxis

Schulz-Nieswandt, Frank (2006): Sozialpolitik und Alter. Stuttgart.

Schulz-Nieswandt, Frank (2006): Der vernetzte Egoist. Überlegungen zur anthropologischen Basis der Sozialpolitik im sozialen Wandel. In: Robertson-von Trotha, Caroline Y. (Hg.): Vernetztes Leben. Soziale und digitale Strukturen. Karlsruhe, S.125-139.
http://digbib.ubka.uni-karlsruhe.de/volltexte/documents/2940

Schumacher, Jörg; Brähler, Elmar: Begriffsklärungen. In: Strauß, Bernhard; Berger, Uwe; Troschke, Jürgen von; Brähler, Elmar (2004): Lehrbuch Medizinische Psychologie und Medizinische Soziologie. Göttingen u. a.O.

Schumacher, J.; Leppert, K.; Gunzelmann, Th.; Strauß, B.; Brähler, E. (2005). Die Resilienzskala – Ein Fragebogen zur Erfassung der psychischen Widerstandsfähigkeit als Personmerkmal. Zeitschrift für Klinische Psychologie, Psychiatrie und Psychotherapie, 53, S.16-39.

Schumpeter, Joseph A. (1993[7]): Kapitalismus, Sozialismus und Demokratie. Tübingen, Basel. (Original: Capitalism, Socialism, Democracy, New York 1942; dt. Bern 1950).

Schütz, Alfred (1981[2]): Der sinnhafte Aufbau der sozialen Welt. Eine Einleitung in die verstehende Soziologie. Frankfurt a.M.

Schwartz, Friedrich Wilhelm; Badura, Bernhard; Leidl, Reiner; Raspe, Heiner; Siegrist, Johannes (Hg.) (2003[2])): Das Public Health Buch. Gesundheit und Gesundheitswesen. München, Jena.

Schwarz, Reinhold (1994): Die Krebspersönlichkeit – Mythos und klinische Realität. Stuttgart, New York.

Schwarz, Reinhold (2004): Die ‚Krebspersönlichkeit' – Mythen und Forschungsresultate, Psychoneuro 30, 4, S.201-209.

Schwarz, Reinhold (2006): Psychosoziale Aspekte onkologischer Erkrankungen. „Der Einfluss der Psyche ist sekundär." Ärzteblatt, Januar 2006, S.26.

Schwarzer, Ralf (1994): Psychologie des Gesundheitsverhaltens. Göttingen u. a.O.

Seligman, Martin E.P. (1979): Erlernte Hilflosigkeit. München.

Seligman, Martin E.P. (1991): Pessimisten küsst man nicht. München.

Selye, Hans (1950): Stress and the general adaptation syndrome. British Medical Journal, S.1383-1392.

Selye, Hans (1975): Confusion and controversy in the stress field. Journal of Human Stress, June 1975, 1, 2, S.37-44.
http://www.ncbi.nlm.nih.gov/pubmed/1235113 (27.08.2010).

Selye, Hans (1976): Forty years of stress research: principal remaining problems and misconceptions. Canadian Medical Association Journal, July 3, Vol. 115, S.53-56.

Selye, Hans: The Nature of Stress. In: Aelred C. Fonder: The Best of Basal Facts 1976-1987, o.J., S.629-640.
http://www.icnr.com/articles/thenatureofstress.html

Semmer, Norbert, K.; Zapf, Dieter (2004): Gesundheitsbezogene Interventionen in Organisationen. In: Schuler, Heinz (Hg.): Organisationspsychologie – Gruppe und Organisation, Göttingen u. a.O., S.773-844.

Siegrist, Johannes (1996) Soziale Krisen und Gesundheit: eine Theorie der Gesundheitsförderung am Beispiel von Herz-Kreislauf-Risiken im Erwerbsleben. Göttingen u. a.O.

Siegrist, Johannes (1996): Adverse Health Effects of High-Effort/Low-Reward Conditions. Journal of Occupational Health Psychology, Volume 1, Issue 1, S.27-41.

Siegrist, Johannes (2002): Soziales Kapital und Gesundheit. Gesundheitswesen, 64, S.189-192.

Siegrist, Johannes (2005): Social reciprocity and health: New scientific evidence and policy implications. Psychoneuroendocrinology, Volume 30, Issue 10, November 2005, S.1033-1038.

Siegrist, Johannes (2005) Medizinische Soziologie. 6. neu bearbeitete und erweiterte. Auflage, München, Jena.

Smith, Craig A.; Lazarus, Richard S. (1990): Emotion and Adaptation. In: Pervin L.A: Handbook of Personality: Theory and Research. New York, S.609-637.

Snir, Raphael; Harpaz, Itzhak; Burke, Ronald (2006): Workaholism in organizations: new research directions. Career Development International, Vol. 11, No. 5, S.369-373.

Snyder, M. (1981³): Impression management. The self in social interaction. In: Wrightsman, L.S; Deaux, K. (Hg.): Social psychology in the eighties. Monterey.

Staudinger, Ursula M. (2000): Viele Gründe sprechen dagegen, und trotzdem geht es vielen Menschen gut: Das Paradox des subjektiven Wohlbefindens. Psychologische Rundschau, 51, 4, S.185-197.

Statistisches Bundesamt (DESTATIS) (2010): Pressemitteilung Nr.333 vom 21.09.2010. http://www.destatis.de/jetspeed/portal/cms/Sites/destatis/Internet/DE/Presse/pm/2010/09/PD10__333__132,templateId=renderPrint.psml (21.09.2010).

Strauß, Bernhard; Berger, Uwe; Troschke, Jürgen von; Brähler, Elmar (2004): Lehrbuch Medizinische Psychologie und Medizinische Soziologie. Göttingen u. a.O.

Swissburnout (o.J.).: http://www.swissburnout.ch/Burnout-definieren?lang=de (12.02.2010).

Taris, Toon W. (2006): Bricks without clay: On urban myths in occupational health psychology. Work & Stress, 20, 2, S.99-104.

Terpe, Silvia (1999): Die Schaffung sozialer Wirklichkeit durch emotionale Mechanismen. Der Hallesche Graureiher, 99-6. Halle und Wittenberg.

Thoits, Peggy (1995): Stress, Coping, and Social Support Processes – Where Are We – What Next? Journal of Health and Social Behaviour, (Extra Issue), S.53-79.

Thun, Friedemann Schulz von (1998): Miteinander reden 1. Störungen und Klärungen. Allgemeine Psychologie der Kommunikation. Reinbek bei Hamburg. Einmalige Sonderausgabe.

Thun, Friedemann Schulz von (2007¹⁶): Miteinander reden 3. Das ‚innere Team' und situationsgerechte Kommunikation. Reinbek bei Hamburg.

Treibel, Annette (2006[7]): Einführung in soziologische Theorien der Gegenwart. Wiesbaden.

Trojan, Alf (2008): Stadtentwicklungsstrategie. Magdeburg. http://www.sgw.hs-magdeburg.de/sommerakademie/2008/workshops/ protokoll/Trojan-Stadtentwicklungsstrategie.pdf (07.05.2010).

Türk, Klaus; Lemke, Thomas; Bruch, Michael (2006[2]): Organisationen in der modernen Gesellschaft. Wiesbaden.

Udris, Ivars; Semmer, Michael (1999): Belastung und Beanspruchung. In: Hoyos, Carl Graf; Frey, Dieter (Hg.): Arbeits- und Organisationspsychologie, Bd. I. Weinheim.

Udris, Ivars; Rimann, Martin (2000): Kohärenzgefühl. In: Wydler, Hans; Kolip, Petra; Abel, Thomas (Hg.): Salutogenese und Kohärenzgefühl, Weinheim, München, S.129-148.

Ulich, Eberhard; Wülser, Marc (2004): Gesundheitsmanagement in Unternehmen. Arbeitspsychologische Perspektiven. Wiesbaden.

Universität Göttingen (2009): http://www.psych.uni-goettingen.de/institute/ testothek/web-testothek/show_all.html?test_id=474 (03.04.2009).

Vahtera, Jussi; Kivimäki, Mika; Pentti, Jaana; Linna, Anne; Virtanen, Marianna; Virtanen, Pekka; Ferrie, Jane E. (2004): Organisational downsizing, sickness absence, and mortality: 10-town prospective cohort study. British Medical Journal, March 06, o.S.

Vangelisti, Anita L. (2009): Challenges in conceptualizing social support. Journal of social and personal relationships. Vol. 26, No. 1, S.39-51.

Vanroelen; Christophe; Levecque, Katia; Louckx, Fred (2009): Psychosocial working conditions and self-reported health in a representative sample of wage-earners: a test of the different hypotheses of the Demand-Control-Support-Model. International Archives of Occupational and Environmental Health, 82, S.329-342.

Yperen, N.W. van; Hagedoorn, M. (2003): Do high job demands increase intrinsic motivation or fatigue or both? The role of job control and job social support, Academy of Management Journal, 46, S.339-348.

Veenstra, Gerry (2001): Social Capital & Health; ISUMA – Canadian Journal of Policy Research, Vol. 2, No. 1, S.72-81.

Vester, Heinz-Günther (2009): Kompendium der Soziologie I: Grundbegriffe. Wiesbaden.

Voß, Günther; Pongratz, Hans G. (1998): Der Arbeitskraftunternehmer. Eine neue Grundform der "Ware Arbeitskraft"? Kölner Zeitschrift für Soziologie und Sozialpsychologie, 50, S.131-158.

Walgenbach, Peter (2004): Organisationstheorien. In: Schuler, H. (Hg.): Enzyklopädie der Psychologie, Bd. 4, Organisationspsychologie: Gruppe und Organisation, Göttingen u. a.O., S.605-652.

Waller, Heike (2002³): Gesundheitswissenschaft: eine Einführung in Grundlagen und Praxis von Public Health. 3. überarbeitete und erweiterte Auflage. Stuttgart.

Wallston, Kenneth A.; Strudler Wallston, Barbara; DeVellis, Robert (1978): Scales Development of the Multidimensional Health Locus of Control (MHLC). Health Education & Behavior, Vol. 6, No. 1., 1 January 1978, S.160-170.

Walter, Uta (2007): Qualitätsentwicklung durch Standardisierung – am Beispiel des Betrieblichen Gesundheitsmanagements. Dissertation Universität Bielefeld.

Watson, George W.; Scott, Dow; Bishop, James; Turnbeaugh, Treasa. (2005): Dimensions Of Interpersonal Relationships And Safety In The Steel Industry. Journal of Business & Psychology, Vol. 19, Issue 3, S.303-318.

Weber, Max (1904/1905): Die protestantische Ethik und der Geist des Kapitalismus. Archiv für Sozialwissenschaft und Sozialpolitik, 20 (1904), S.1-54; 21 (1905), S.1-110.

Weber, Max (1994): Wissenschaft als Beruf. Max-Weber-Gesamtausgabe, Tübingen, I, Bd. 17, S.1-23. (Original München 1917/1919).

Weede, Erich (1992): Mensch und Gesellschaft. Soziologie aus der Perspektive des methodischen Individualismus. Tübingen.

Weizsäcker, Christine von; Weizsäcker, Ernst Ulrich von (1984): „Fehlerfreundlichkeit". In: Kornwachs, Klaus (Hg.): Offenheit – Zeitlichkeit – Komplexität. Frankfurt a. M., S.167-201.

Wendt, Claus; Wolf, Christof (Hg.) (2006): Soziologie der Gesundheit. Sonderheft 46 der Kölner Zeitschrift für Soziologie und Sozialpsychologie. Wiesbaden.

Westermayer, Gerhard (1996): Der Aufbau von Vertrauensorganisationen durch betriebliche Gesundheitsförderung. Berlin.

Westermayer, Gerhard; Stein Bertolt A. (2006): Produktivitätsfaktor Betriebliche Gesundheit. Göttingen u. a.O.

WHO (1946): Constitution of the World Health Organisation. http://www.who.int/governance/eb/who_constitution_en.pdf

Wieland, Rainer; Baggen, Robert (1999): Bewertung und Gestaltung der Arbeit auf der Grundlage psychophysiologischer Beanspruchungsanalysen. Wuppertaler Psychologische Berichte, Heft 1, S.2-19.

Wiesenthal, Helmut (1999): Markt, Organisation und Gemeinschaft als 'zweitbeste' Verfahren sozialer Koordination. http://www.hwiesenthal.de/downloads/mgo.pdf (10.06.2010). Zugleich Ders. (2000). In: Werle, Raymund; Schimank, Uwe (Hg.): Gesellschaftliche Komplexität und kollektive Handlungsfähigkeit. Frankfurt, New York.

Wittig-Goetz, Ulla; Richter, Peter; Hacker, Winfried (1998): Belastung und Beanspruchung. Stress, Ermüdung und Burnout im Arbeitsleben. Heidelberg.

Wolf, Christof (2003): Soziale Ungleichheit, Gesundheitsverhalten und Gesundheit: eine soziologische Analyse für Personen im mittleren Erwachsenenalter. Habilitationsschrift, Universität zu Köln.

Wustmann, Corina (2005): Die Blickrichtung der neueren Resilienzforschung. http://bildungplus.forumbildung.de/templates/imfokus_inhalt.php?artid=459 (10.01.2007).

Wüstner, Kerstin (2006): Arbeitswelt und Organisation. Ein interdisziplinärer Ansatz. Wiesbaden.

Wydler, Hans; Kolip, Petra; Abel, Thomas (Hg.) (2000): Salutogenese und Kohärenzgefühl. Weinheim, München.

Zerssen, D. v.; Koeller, D. M. (1975): Die Beschwerdenliste. Weinheim. (Beltz Test Gesellschaft mbH).

Zimmermann, Gunter E. (1995): Organisation. In: Schäfers, Bernhard (Hg.): Grundbegriffe der Soziologie, Opladen, S.234-236.

Zohar, Dov (2006): On the vicissitudes of the study of workaholism: a construct at a crossroad. Career Development International Volume 11, Issue 5, S. 478-482.

IX. Vorabveröffentlichungen

Ruckenbiel, Jan; Pfaff, Holger: Arbeitsfreude, Arbeitsproduktivität und Gesundheit. Zusammenhänge und Beobachtungen aus einem Werk der Automobilindustrie. Vortrag auf dem 2. Nationalen Präventionskongress, 24. – 27.10.2007 in Dresden.

Ruckenbiel, Jan; Pfaff, Holger (2009): Arbeitsanforderungen und Entscheidungsspielräume als Frühindikator für gesundheitliche Risiken und salutogene Chancen. Eine Gesundheitsstudie in der Automobilindustrie. Postervortrag auf dem 31. Internationalen Kongress für Arbeitsschutz und Arbeitsmedizin (A&A), 3.-6. November 2009 in Düsseldorf.

X. Anhang

1. Korrelationsmatrix

2. Gesundheitspotentiale

3. Zerssens Beschwerdenliste (Graphik)

1. Korrelationsmatrix

Korrelationen

		v1	v2	v3	v4	v5	v6	v2xv3	v2xv4	v3xv4	v2xv3 xv4
v1	A	1	,327	-,301	-,246	-,015	,081	-,109	-,074	,038	,187
	B		,000	,000	,000	,573	,002	,000	,005	,151	,000
	N	1514	1486	1492	1487	1504	1509	1471	1464	1469	1450
v2	A	,327	1	-,217	-,162	-,036	,137	-,126	-,091	,066	,316
	B	,000		,000	,000	,138	,000	,000	,000	,007	,000
	N	1486	1716	1694	1684	1701	1706	1694	1684	1663	1663
v3	A	-,301	-,217	1	,356	,112	,058	,088	,068	-,081	-,218
	B	,000	,000		,000	,000	,017	,000	,006	,001	,000
	N	1492	1694	1731	1690	1711	1718	1694	1663	1690	1663
V4	A	-,246	-,162	,356	1	,071	,119	,067	,033	-,053	-,273
	B	,000	,000	,000		,003	,000	,007	,177	,029	,000
	N	1487	1684	1690	1718	1704	1708	1663	1684	1690	1663
V5	A	-,015	-,036	,112	,071	1	,041	-,007	,007	,000	-,013
	B	,573	,138	,000	,003		,081	,776	,784	,994	,587
	N	1504	1701	1711	1704	1772	1767	1679	1672	1676	1651
V6	A	,081	,137	,058	,119	,041	1	-,034	,014	-,051	-,025
	B	,002	,000	,017	,000	,081		,169	,560	,037	,318
	N	1509	1706	1718	1708	1767	1779	1684	1675	1680	1654
V2xv3	A	-,109	-,126	,088	,067	-,007	-,034	1	,355	-,196	-,260
	B	,000	,000	,000	,007	,776	,169		,000	,000	,000
	N	1471	1694	1694	1663	1679	1684	1694	1663	1663	1663
V2xv4	A	-,074	-,091	,068	,033	,007	,014	,355	1	-,276	-,195
	B	,005	,000	,006	,177	,784	,560	,000		,000	,000
	N	1464	1684	1663	1684	1672	1675	1663	1684	1663	1663
V3xv4	A	,038	,066	-,081	-,053	,000	-,051	-,196	-,276	1	,187
	B	,151	,007	,001	,029	,994	,037	,000	,000		,000
	N	1469	1663	1690	1690	1676	1680	1663	1663	1690	1663
V2xv3xv 4	A	,187	,316	-,218	-,273	-,013	-,025	-,260	-,195	,187	1
	B	,000	,000	,000	,000	,587	,318	,000	,000	,000	
	N	1450	1663	1663	1663	1651	1654	1663	1663	1663	1663

Tabelle 10.1: Korrelationsmatrix

A = Korrelation nach Pearson; B = Signifikanz (2-seitig); N = Zahl gültiger Fälle.
V1 = Beschwerdenliste Zerssen ; V2 = Arbeitsüberlastung; V3 = Autonomie; V4 = Kohäsion; V5 = Geschlecht;V6 = Alter.
Interaktionsterme: v2xv3 = Arbeitsüberlastung x Autonomie.
v2xv4 = Arbeitsüberlastung x Kohäsion.
v2xv3xv4 = Arbeitsüberlastung x Autonomie x Kohäsion.

Gesundheitspotentiale

Personale	Soziale	Organisationale

Kognitive Kontrollüberzeugungen
 	
– Kohärenzerleben
– Optimismus
– Selbstkonzept
– - Kontaktfähigkeit
– - Selbstwertgefühl
	Signifikante Andere
	
	– Vorgesetzte
	– Arbeitskollegen
	– Lebenspartner
	– Familie
	– Freunde
	Soziale Unterstützung
		(Motivations-)potential der Aufgaben
		Handlungsspielraum
		Aufgabenvielfalt
		Vollständigkeit der Aufgaben
		Bedeutung
		Behinderungsfreiheit der Arbeit
		Qualifikationspotential:
		  – Arbeitsimmanente Kompetenzentwicklung
		Partizipationsmöglichkeiten
		  – Information
		  – Aktive Teilhabe
		  – Arbeitsplatzmitgestaltung
		Wachstumsanreize
		  – Förderung persönlicher Weiterentwicklung
		Offenheit der Diskussionkultur

Abb. 10.1: Gesundheitspotentiale und Gesundheitsressourcen bei der Stressbewältigung

Fortsetzung von Abbildung 10.1 auf der folgenden Seite

Personale	Soziale	Organisationale
Handlungsmuster	**Soziales Klima**	**Organisationskultur**
– Positive Selbstinstruktion	– Fehlerkultur	Gemeinsame Werte,
– Situationskontrollbemühungen	**Soziale Kompetenz** von Arbeitsgruppen	Überzeugungen & Regeln
	– Kommunikation	– Gemeinsame Ziele
– Copingstile	– Kooperation	– Zielklarheit
– Aktiv/passiv	– Teamarbeit	– Wertehierarchie
– Physiologische Reaktionen aktiv steuern	– Konstruktives Feedback, inbes. Durch Vorgesetzte	– Erfolgskriterienklarheit
		– Rollenklarheit
Distanzierungsfähigkeit	**Unterstüzende Arbeitsathmosphäre**	Sinngebung
– Ja & Nein sagen können		Kohärenz
	– Interpersonelles Vertrauen	Gerechtigkeit bei
– Abschalten können – Stimuli ausblenden können	– Teamgeist	Aufgabenverteilung, Lohn & Lob
	– Gruppenkohäsion	Bedeutsamkeit
– Andere Lebensinhalte haben	– Soziale Unterstützung	**Resonanz**
	‚Schwächen Akzeptanz' &	Berechenbarkeit & Sicherheit
Hilfe suchen & annehmen	Förderung individuellen Wachstums	Transparenz → Handhabbarkeit & Verstehbarkeit
Qualifikation	Kreativität	**Organisationale Prozesse**
Leistungsfähigkeit		Partizipation
Motivation	Veränderungskompetenz von	Kreativität
Wert & Nachfrage auf Arbeitsmarkt	Arbeitsgruppen	Innovationnsfähigkeit
Flexibilität: Räumlich, Finanziell, Fachlich		Stabilität
		Ergebnissicherung
Finanzielle Ressourcen		
Reizwahrnehmung		**Äußere Potentiale**
Kognitive Stimulusbewertung		Unternehmensimage
Kognitive Kompetenz: Stimulus, Situation & eigene Person		Stellung auf dem Markt
reflektieren können		Vernetzung in der Branche
		Unterstützung

Realistische Zielsetzungen, Ziel-Anpassungen vornehmen können		– in der sozialen Umwelt – in der politischen Umwelt – in der wirtschaftlichen Umwelt Physische Umgebung
		Zukunftsfähigkeit

Fortsetzung Abb. 10.1: Gesundheitspotentiale und Gesundheitsressourcen bei der Stressbewältigung

	Aktive Instrumentelle Hilfe	Aktive Emotionale Hilfe	Potentielle instrumentelle und emotionale Hilfen	Potentielle negative Stimulusverstärker
A) **Wahrnehmung**	Problem sichtbar machen, identifizieren	Andere denken mit	Wissen, dass andere einen mitbedenken: ‚keiner wird zurückgelassen'	Problem verschärfen, Behindern, überwachen, verurteilen, sanktionieren
B) **1. Bewertung**			Zielklärung und Zielklarheit	
C) **Bewältigungshandeln**	Praktisch helfen z. B. Infos oder Instrumente liefern, Arbeit kurzfristig abnehmen, entlasten	Zuhören, Verständnis zeigen, Zuspruch,	Siehe links	Infos vorenthalten, ausschließen, gezeigte Schwächen ausnutzen, Ellenbogenathmosphäre
D) **2. Bewertung**	Aspekte aufzeigen, versachlichen, zukünftige Lösungsmöglichkeiten mit durchdenken, neu beleuchten Situationsveränderung unterstützen	Ablenkung, Relativierung		Fehlende Handlungsspielräume
E) **Körperliche Stressreaktion**	Entspannung fördern	Entspannung fördern	Aussicht auf Entspannung oder Rückgang der Belastung	

Abb. 10.2 Einwirkungen Dritter auf Stresswahrnehmung und Stressentstehung

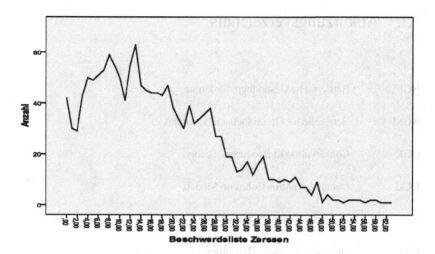

Graphik 4: Zerssens Beschwerdenliste

XI. Abkürzungsverzeichnis

BGF   Betriebliche Gesundheitsförderung

BGM   Betriebliches Gesundheitsmanagement

COR   Conservation of Resources Theory

DCC   Demand-Control-Cohesion Modell

DCS   Demand-Control-Support Modell

GRR   General Resistance Resources

ICD 10   International Statistical Classification of Diseases and Related
            Health Problems 10th Revision (ICD-10) der WHO

SOC   Sence of Coherence

TAV   Typ A Verhalten

VIF   Variance Inflation Factor

WHO   World Health Organization

Karin E. Sauer, Jeanette Elsässer

Burnout in sozialen Berufen

*Öffentliche Wahrnehmung, persönliche
Betroffenheit, professioneller Umgang*

Perspektiven Sozialer Arbeit in Theorie
und Praxis, Bd. 2
2013, 90 S., br.,
ISBN 978-3-86226-225-0, € 18,80

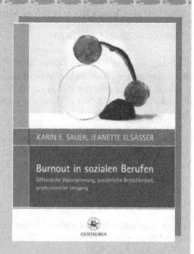

Das Buch nähert sich dem bislang wenig differenziert betrachteten Begriff
Burnout aus interdisziplinärer Perspektive. Burnout wird dabei als aktuelle
Problemstellung der sozialpädagogischen Praxis diskutiert. Vor diesem Hintergrund wird eine qualitative Studie mit einer Sozialpädagogin analysiert, die
nach der Behandlung ihrer eigenen Burnout-Symptomatik in der Burnout-
Prävention tätig wurde. Daraus werden Handlungsempfehlungen entwickelt, die
unter Berücksichtigung inhaltlicher, organisatorischer, personeller, sowie struktureller Aspekte in der Sozialen Arbeit umgesetzt werden können.

*Prof. Dr. Karin E. Sauer, Diplom-Pädagogin ist Dozentin für Sozialarbeitswis-
senschaft und Methoden der Sozialen Arbeit. Jeanette Elsässer, Bachelor of
Arts (Soziale Arbeit) hatte als Studienschwerpunkt Soziale Arbeit mit Menschen
mit Behinderung.*

www.centaurus-verlag.de

Centaurus Buchtipps

Mathias Brungs, Vanessa Kolb
Zeitarbeit als Chance für arbeitslose Menschen?
Perspektiven Sozialer Arbeit in Theorie und Praxis, Bd. 1, 2013, 90 S.,
ISBN978-3-86226-216-8, € **18,80**

Wiltrud Dümmler, Winfried Sennekamp
Recovery im psychiatrischen Wohnheim
Chancen und Grenzen des Konzepts bei Menschen mit einer schizophrenen Erkrankung
Perspektiven Sozialer Arbeit in Theorie und Praxis, Bd. 3, 2013, 90 S.,
ISBN 978-3-86226-226-7, € **18,80**

David Wenzel, Irmtraud Beerlage, Silke Springer
Motivation und Haltekraft im Ehrenamt
Die Bedeutung von Organisationsmerkmalen für Engagement, Wohlbefinden und Verbleib
in Freiwilliger Feuerwehr und THW
Soziologische Studien, Bd. 39, 2012, 190 S.,
ISBN 978-3-86226-123-9, € **22,80**

„[...]gut unterfütterte[n] und nachvollziehbar hergeleitete[n] Handlungsempfehlungen[...]"
Harmut Bargfrede. Rezension vom 17.09.2012, in: www.socialnet.de Rezensionen, ISSN 2190-9245.

Sebastian Niekrens
Sucht im Alter
Möglichkeiten der Intervention aus sozialarbeiterischer Perspektive
Soziologische Studien, Bd. 40, 2012, 100 S.,
ISBN 978-3-86226-141-3, € **18,80**

„Die Schrift »Sucht im Alter« eignet sich als erster Einstieg in das vielfach verdeckte Problem der
Suchtabhängigkeit im Alter."
Kurt Witterstätter. Rezension vom 15.04.2012, in: www.socialnet.de Rezensionen, ISSN 2190-9245.

Esther Ruiz Ben (Hrsg.)
Internationale Arbeitsräume
Unsicherheiten und Herausforderungen
Soziologische Studien, Bd. 36, 2010, 276 S.,
ISBN 978-3-86226-018-8, € **25,00**

Werner Haisch, Hermann Kolbe
Individuelle Dienstleistung und betriebliche Organisation
Das System des POB&A/GBM in Pflege und Sozialen Diensten
Reihe Pädagogik, Bd. 47, 2013, 250 S.,
ISBN 978-3-86226-223-6, € **25,80**

Rasoul Tanghatar
Stress
Psychosomatisches Wohlbefinden erlangen
Centaurus Paper Apps, Bd. 19, 2012, 70 S.,
ISBN 978-3-86226-147-5, € **5,80**

Informationen und weitere Titel unter **www.centaurus-verlag.de**